ディープティシュ
マッサージ療法

第2版

ジェフリー・A・シマンセク 著
Jeffrey A. Simancek

橙花 美樹 翻訳

ELSEVIER
MOSBY

DEEP TISSUE MASSAGE TREATMENT, Second Edition

Copyright © 2013 by Mosby, an imprint of Elsevier Inc.
Copyright © 2006 by Mosby, Inc., an affiliate of Elsevier Inc.

Japanese edition is published by GAIABOOKS INC. This edition of **Deep Tissue Massage Treatment, second edition** by **Jeffrey A. Simancek** (ISBN: 978-0-323-07759-0) is published by arrangement with Elsevier Inc through Elsevier Japan KK.

『ディープティシュー・マッサージ療法 第2版』（ジェフリー・A・シマンセク 著、ISBN 978-0-323-07759-0）の日本語版はエルゼビア・ジャパン株式会社を通じてエルゼビア社との契約により刊行されました。

All rights reserved. No part of this publication may be reproduced or transmitted in any form or by any means, electronic or mechanical, including photocopy, recording, or any information storage and retrieval system, without permission in writing from the publisher.

Details on how to seek permission, further information about the Publisher's permissions policies and our arrangements with organizations such as the Copyright Clearance Center and the Copyright Licensing Agency, can be found at our website: www.elsevier.com/permissions.

This book and the individual contributions contained in it are protected under copyright by the Publisher (other than as may be noted herein).

注 意

この分野では知識と実践方法がつねに変化しています。新たな研究と経験を通して理解が広がるにつれ、研究手法もプロフェッショナルな活用法も治療的アプローチも変わります。

プラクティショナーおよび研究者の方は、ここに記載されているどんな情報も手法も、ご自身の知識と経験に照らしてご判断のうえ、ご自身の安全とご自身が責任を負うべき他人の安全に十分に留意して用いるようにしてください。

記載されている医薬品に関しては、商品の 1)使用説明書、または 2)製造会社が発行する最新の情報により、使用量、使用方法、使用期間、禁忌症状などを確認したうえで用いるようにしてください。自身の経験・知識をもとに、患者一人ひとりに対して診断を下し、医薬品の使用量を決め、最適な施術をし、適切で安全な予防策を講じることはプラクティショナーとしての責任です。

ここに記載されている手法、商品、指示、考え方の採用による人の怪我や物の損傷に対し、出版社、著者、寄稿者、編集者は、いかなる法律上の責任も負いません。

Vice President: Linda Duncan
Executive Content Strategist: Kellie White
Senior Content Development Specialist: Jennifer Watrous
Content Coordinator: Emily Thomson
Publishing Services Manager: Julie Eddy
Project Manager: Jan Waters
Design Direction: Amy Buxton

DEEP TISSUE MASSAGE TREATMENT

SECOND EDITION

深部組織に働きかけ
根本から痛みを緩和する

「疑問は知識から生まれ、知識は疑問から生まれる。今の知識に甘んじることは、たいてい確かなものに対し耳をふさぐことを意味する。私たちは過去に得た知識を忘れ続け、時間をかけて身につけた教養から自分を解放しなければならない。古い考えを捨て、新しい考えを受け入れなければならない。私たちは学びながら、決して小さくはない努力と熱意により得たものを手放していかなければならない」

セオドア・アロイス・バックリー

　米マッサージセラピー協会の2010年度「業界データ」によれば、マッサージセラピストの77%がサービスの一環としてディープティシュー・マッサージを提供している。ディープティシュー・マッサージの実践法をカリキュラムに取り入れているスクールも多い。本書はそうした現状を踏まえ、ディープティシュー・マッサージとは何か、マッサージセラピストはそれをどのようにサービスに取り入れるべきか、などの疑問に答えるために執筆した。

　本書は内容のまったく異なる2つのパートからなる。最初の4章では、ディープティシュー・マッサージの歴史的・理論的背景を解説する。マッサージセラピストがテクニックを効果的に用いるためには、用いる以前に、それをなぜ、どのように用いるのかを理解しておく必要があるからだ。5章以降では、体の各部の基本的な解剖学と各部に起こりやすい症状について解説し、前半で紹介したいくつかのテクニックを含む施術手順の例を示す。

　現在出版されているディープティシュー・マッサージの解説書の多くは、テクニックの用い方の解説が中心であり、テクニックを用いる理論的背景にあまり触れていない。そこで本書は、マッサージセラピストが体に加える「力」について考察し、アセスメントの用い方や、セッションに用いるほかのマッサージスタイルの簡単な歴史についても解説することにした。

　この新版は数度の加筆改訂を経て完成した。1章には、ディープティシュー・マッサージの効果と用い方について、旧版よりさらに詳しい情報を載せている。2章にも、アセスメントを行ううえで役立つ文書の作成方法など、旧版にはなかった情報を追加した。3章には、マッサージスタイルに関して、旧版を改定した内容と新た

な情報を載せた。4章のツールとテクニックに関する情報は、セラピストのストレスや怪我を防ぐために追加した部分である。5章以降は、旧版にも載せていた疾患について説明を追加し、症状別でなく体の部位別に章を分けた。体が全体としてどのように機能し、特定の症状にどのように関わるかを理解していただくために解剖学も概説し、情報の視覚化のために各章に解剖図も載せている。施術の手順の解説にあたっては、ウェブサイトEvolveからの画像を採用した。

　本書はオフィスやマッサージルームや家庭で重要な情報源として役立てていただけることだろう。コピーして用いることのできる各種の記録フォームやトリガーポイントと関連痛パターンの早見表など、さまざまなツールも付録として提供している。

　本書はElsevier Evolveのサイト（http://evolve.elsevier.com/Simancek/deeptissuemassage/）と合わせて活用することもできる（※英語版のみの特典）。このサイトには指導者のためのマニュアル、200問からなる「ExamView test bank」、画像コレクション、ダウンロードのできる各種フォームが用意されている。各種症状に関する動画もあり、家庭からでも職場からでも、必要なときにいつでも利用することができる。

　ディープティシュー・マッサージ療法は慢性的に縮んだ筋肉に働きかける多様で実用的なアプローチである。姿勢筋はつねに酷使され、ストレスにさらされている。こうした深部組織を緩めると体が軽く快適になる。ディープティシュー・マッサージを適切に用いることで、受ける人のストレスと緊張と痛みを和らげることができるのである。よいマッサージセッションのためには、解剖学や生理学、キネシオロジーの知識が重要である。セラピストは働きかける部位に適切な角度で手を当て、適切なテクニックを用いることで、ストレスと過度な負担から自分を守ることができる。筋肉には一層ずつ働きかけていき、決して組織に無理な力を加えてはならない。体が緩むのを根気よく待ってから、より深い組織に進んでいく必要がある。本書を活用して実践を続け、テクニックを調整していけば、クライアントの痛みやストレスをより深く癒すことができるようになるに違いない。

目次

深部組織に働きかけ根本から痛みを緩和する　iv

1章　理論　2

- 理論的なアプローチ　3
- 体に加える力　4
- 緊張と不快の性質　7
- 感情とディープティシュー・マッサージ　10
- ディープティシュー・マッサージのアプローチ　10
- ディープティシュー・マッサージの効果　11
- まとめ　11

2章　アセスメント　12

- アセスメント　12
- 姿勢アセスメント　13
- 姿勢の歪みと補償　16
- 歩行サイクル　19
- 歩行分析　20
- 機能アセスメント　22
- キネティック・チェーン・プロトコル　23
- 関節可動域　24

3章　一般的なアプローチ　26

- 基本のスウェディッシュ・マッサージ　27
- ストラクチュラル・ボディーワーク　32
- 筋筋膜アプローチ　33
- トリガーポイント・セラピー　34
- フリクション・テクニック　35
- ストレッチ　36
- すべてを組み合わせる　37

4章　ツールとテクニック　38

- ディープティシュー・マッサージの原則　39
- ディープティシュー・マッサージのツール　40

5章　頭部と頸部　46

- 頭痛　50
- 顎関節症　52
- 斜頸　58
- むち打ち　63
- 胸郭出口症候群　68

6章　肩部　80

　肩鎖関節損傷　82
　癒着性関節包炎　83
　ローテーターカフ損傷　87

7章　腕部と手部　102

　神経侵害　104
　腕の筋肉　105
　上顆炎：腱炎または腱症　107
　手根管症候群　112

8章　背部と腹部　116

　胸部から骨盤部までの解剖学　117
　姿勢の歪み　120
　腰痛　130
　腹痛　131
　姿勢に働きかける　132

9章　股関節と大腿部　134

　股関節と大腿部の筋肉　135
　大腿部の筋肉　138
　股関節のバランスを整える　140

10章　下腿部　158

　下腿と足の解剖学　158
　足首の捻挫と挫傷　158
　シンスプリント　161
　足底筋膜炎　172

付録

A. 初回用クライアントの健康履歴　176
B. 初回聴取情報フォーム　177
C. 初回聴取フォーム　178
D. 健康履歴更新　179
E. 個人情報更新　180
F. アセスメントシート　181
G. 治療プラン　183
H. 初回アセスメント　184
I. ボディマップ　185
J. HIPAAフォーム　187
K. SOAP記録　189
L. SOAP記録（簡易版）　190
M. SOAP記録（詳細版）　191
N. セッション記録　192
O. APIE記録　193
P. 体の構造　194
Q. トリガーポイントと関連痛パターン　204
R. 危険部位　206

用語解説　208
参考文献　214
索引　215
著者について　223
校閲者一覧　224

1章 理論

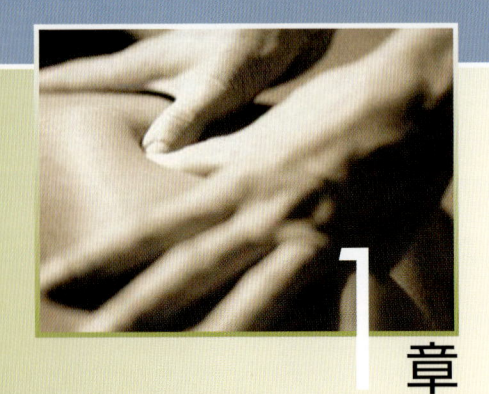

概 要
理論的なアプローチ
体に加える力
　コンプレッション
　テンション
　トーション
　シアー
　ベンド
緊張と不快の性質
感情とディープティシュー・マッサージ
ディープティシュー・マッサージのアプローチ
ディープティシュー・マッサージの効果
まとめ

キーワード
ベンド
コンプレッション
ディープティシュー
重力
恒常性
機械的な力
マッサージスタイル
ペイン-スパズム・サイクル
シアー
ストレス
ストレッサー
引っ張り力
テンション
トーション

目 的
1　ディープティシュー・マッサージの定義を考える
2　ディープティシュー（深部組織）の意味を理解する
3　体の組織に加える力の種類を知る
4　緊張のしくみを理解する

　　ィープティシュー・マッサージ療法はマッサージのプロがクライアントからよく依頼されるサービスの一つである。そのため、多くのマッサージセラピストがこのマッサージスタイルをサービスメニューに取り入れている。しかし、**ディープティシュー（深部組織）・マッサージ**は誤って解釈されていることが多く、これを受けたいというクライアントは必ずしも本当にディープティシュー・マッサージを希望しているわけではなく、単に圧の強いマッサージを希望していることもある。クライアントはディープティシュー・マッサージという言葉から、痛みを与えるマッサージ、強いマッサージを連想しやすく、場合によっては侵襲性のあるマッサージを連想することもあるようだ。この連想が完全な間違いとは言えないものの、ディープティシュー・マッサージのよいセッションは、痛みや不快を生じさせるものではない。ディープティシュー・マッサージを受けたあと、少し時間を経て筋肉痛が起こることはある。しかし、それはどんな種類のマッサージについても言えることだ。マッサージスクールの多くは、ディープティシュー・マッサージは組織の深い層に働きかけるために強い圧を用いるテクニックだと教えているが、そうしたスクールはたいてい、ディープティシュー・マッサージのテクニックの多様性を見落としている。

本書ではディープティシュー・マッサージの用い方一般と体の深部組織に働きかける方法を探っていく。そのために前半では力、緊張の性質、痛み、ディープティシュー・マッサージの効果について考察する。また、姿勢と機能と歩行のアセスメントの重要性についてと、ディープティシュー・マッサージを行ううえで重要な一般の**マッサージスタイル**について学び、最後に、ディープティシュー・マッサージで用いるツールとテクニックを見ていく。後半では体を部位に分け、各部位に起こりやすい症状のうち、ディープティシュー・マッサージが有効であるものに働きかける方法を学ぶ。

理論的なアプローチ

　ディープティシュー・マッサージは、マッサージスタイルの一つとして考えるのであれば、筋骨格系の深部の層に起因する筋肉のトラブルに働きかけるマッサージスタイルである。とはいえ、ディープティシュー・マッサージはマッサージスタイルと捉えるべきではない。そうではなく、セッションの効果を高めるために、治療マッサージの多用なテクニックを組み合わせる方法と捉えるべきだろう。ディープティシュー・マッサージはセラピストが特定の筋骨格系の不調に働きかける目的で、各自が持つツールと才能を用いるための態度であり、意図であり、方法なのである（図1-1）。

　ディープティシュー・マッサージは筋骨格系に働きかける多様で効果の高い方法の一つである。このマッサージでは、体の表層から深層までのあらゆる層に働きかけるため

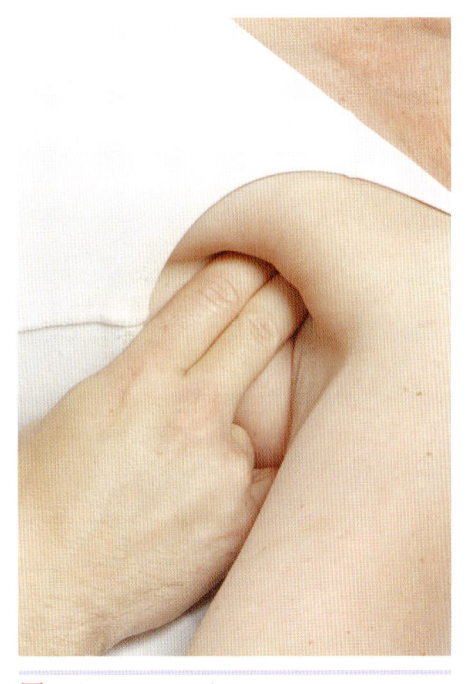

図1-1 ■ ディープティシュー・マッサージ

に、スウェディッシュマッサージやセラピューティック・タッチ、神経筋テクニック、筋筋膜テクニック、ストラクチュラル・インテグレーションなどのテクニックを組み合わせて用いる。これらを組み合わせて用いることで、体に表層から一層ずつ働きかけていき、対象の筋肉に到達することができるのである。ディープティシュー・マッサージが効果的なのは、目的を明確にしたアプローチだからであり、目的の達成に必要なテクニックを用いるからである。解剖学、生理学、キネシオロジーの知識はディープティシュー・マッサージを行ううえできわめて重要である。

体に加える力

　キネシオロジーと病理学の知識は、クライアントの体に現れている筋肉の痛みとホールディング（抑制）パターンの原因を理解するうえで重要である。また、体に加わる力の性質について知っておくと、痛みの軽減と**恒常性**の回復に有効なテクニックを選ぶうえで役立つ。体に加わる力には大きく分けて、「場の力」と「機械的な力」の2種類がある。場の力とは磁力や電力など、私たちがほとんどコントロールすることのできない力のことである。いっぽう**機械的な力**とは抵抗力や重力など、私たちがある程度コントロールできる力のことである。機械的な力は体の損傷の原因にもなるが、体に加えることで痛みのもとになっている拘束や緊張を取り除く手段ともなる。体に加えるのに適した機械的な力には、以下に述べるコンプレッション、テンション、トーション、シアー、ベンドなどがある。

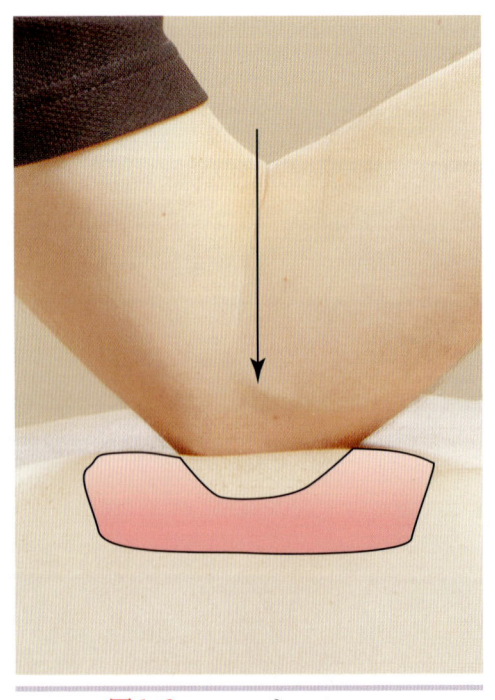

コンプレッション

　コンプレッションは2つ以上の構造が押し合う力である。この力はほとんどのマッ

図1-2 ■ コンプレッション

サージ・ストロークに伴って生じるだけでなく、日常的にも、怪我をしたときにも生じている。コンプレッションは体によい影響をもたらすことも悪い影響をもたらすこともある（図1-2）。

体の構造の多くはコンプレッションの悪い影響を受けやすい。神経はよく、骨と筋肉の間で、または筋肉と筋肉の間で無理なコンプレッションを受けている。また脊椎骨は立っているときや姿勢を悪くしているときにつねにコンプレッションを受けている。構造が骨と筋肉の間や骨と骨の間で押されているとしても、通るべき道が狭くなったことにより締めつけられているとしても、結果として生じるのは麻痺や痛み、さらには変性につながる圧縮性の障害である。

コンプレッションは、よい効果をもたらす手段として用いることもできる。虚血圧迫というコンプレッションは、血管を広げて局所的な血行を促すために用いられる。直接静圧というコンプレッションは、筋肉の解放や局所的な凝りの解放を促すために、ゾーンセラピーやリフレクソロジー、トリガーポイント・セラピー、指圧などでよく用いられる。

テンション

テンションは**ストレス**と同義で用いられることもあるが、その場合には、体に影響をもたらす力以外の意味も含んでいる。力としてのテンション、つまり引っ張り力について言えば、私たちはその力を一日じゅう、どんな動きをするときにも受けている。引っ張り力は、物体の両端が互いに反対の方向に引かれたときに生じる（図1-3）。

この力は伸びる動き全般に伴って生じる。捻挫は体に急激に大きな引っ張り力が加わった例である。体の部位が急に極端に伸ばされると、靱帯、腱、筋肉、骨の損傷につながる。

しかしテンションも適切に加えれば、病気や怪我の予防やリハビリテーション、健康全般の促進に役立つ。関節可動域の両端でこの力を用いると、筋肉の伸びる力を促すことができる。静止ストレッチ、ポスト・アイソメトリック・リラクセーション（PIR）、逆制止法、プロプリオセプティブ・ニューロマスキュラー・ファシリテーション（PNF）などは、引っ張り力を用いて機能向上と関節可動域拡大をはかるためのテクニックである。

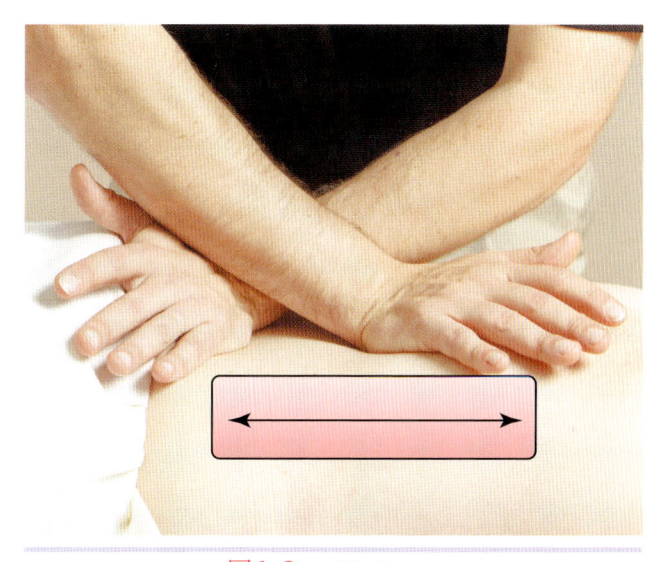

図1-3 ■ テンション

トーション

トーションは対象を捻じる力である。この力はたいてい、物体の一方の端のある方向への動きと反対の端の静止状態または反対の方向への動きに伴って生じる（図1-4A）。この動きが生じているときは、テンションとコンプレッションの両方が、体の特定の部位に同時に加わっている（図1-4B）。

捻じる力は、骨などの柔軟でない構造に加わると、らせん骨折などの原因になる。また膝などの関節に加わると、半月板損傷や靱帯断裂の原因になる。

トーションも適度な強さで用いれば、効果的なテクニックとなる。ニーディング（揉むテクニック）でも、筋肉組織を緩めるためによくトーションを用いる。

シアー

シアーは日常の動作で頻繁に生じている力である。箱を持ち上げるためにしゃがむ動作にも、下り坂を歩く動作にも、スポーツの多くにもシアーは含まれている。シアーと

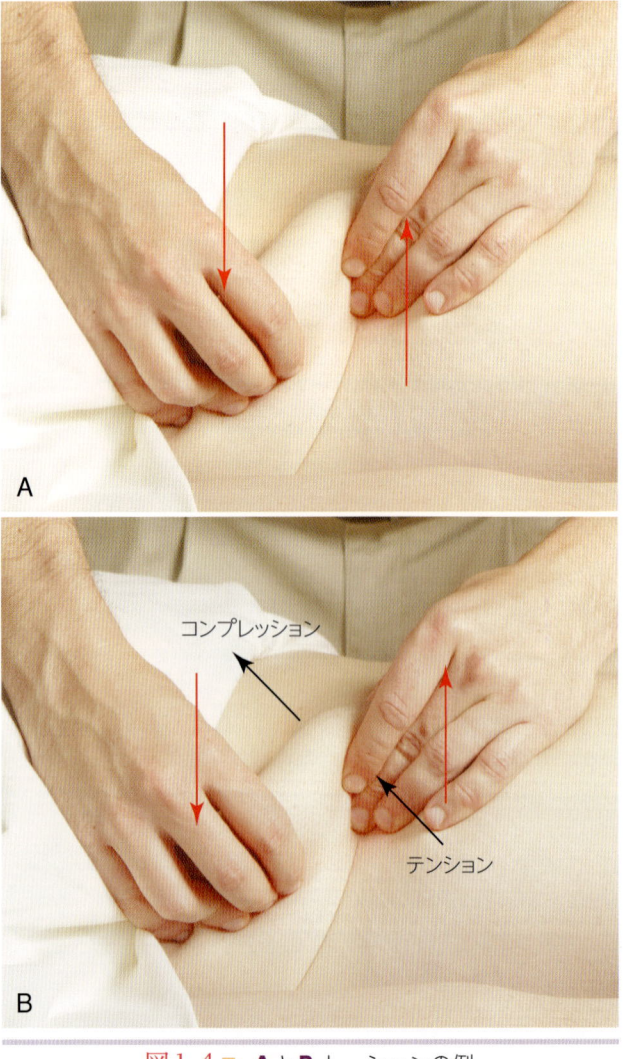

図1-4 ■ **A**と**B** トーションの例

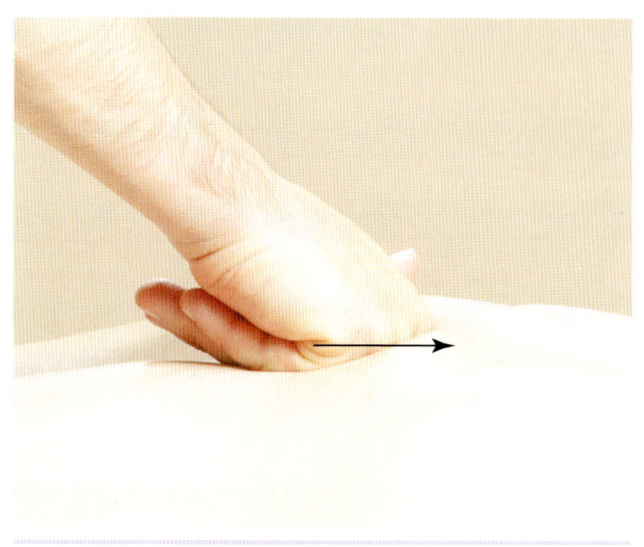

図1-5 ■ シアー

は、2つの構造がすれ違って摩擦が起きるときに生じる力である。この力は頻繁に繰り返されると、腱などの構造の内部に癒着や線維が生じる原因となる(図1-5)。

腱炎などの炎症性の症状の多くはシアーが繰り返し加わった結果である。極端に大きなシアーが急激に加わると靱帯断裂や関節損傷が起こることがある。前十字靱帯断裂もシアーが原因の損傷の一例である。

マッサージセラピストはシアーを多様なテクニックのなかで用いる。グライディング、ストリッピング、フリクションなどのストロークが癒着や線維の破壊に役立つのは、そうしたストロークにシアーが含まれているからだ。圧の深さや加える方向をさまざまに変えることで、シアーは多様な効果を発揮する。

ベンド

ベンドもコンプレッションとテンションが一つの動作に同時に含まれた結果、生じる力である。ベンド、つまり曲げる力には、対象の軸に垂直の外部の力が含まれる。ベンドを加えた場合も、トーションを加えた場合と同様に、対象の一方の側にコンプレッションが、反対の側にテンションが加わる(図1-6)。

ベンドとトーションのおもな違いは、力の方向である。トーションが回転する力であるのに対し、ベンドは直線的な力である。ベンドはニーディング(揉むテクニック)でもよく使われるが、それは軟組織がこのタイプの力に比較的強いからだ。ゴルジ腱器官や筋紡錘細胞などの感覚器もこのタイプの力を許容しやすい。

曲げる力に弱いのは構造が密な骨などである。骨折の多くも曲げる力が原因で起こる。外側および内側側副靱帯の断裂はベンドとシアーが同時に加わった結果として起こる。

緊張と不快の性質

筋骨格系の痛みをより正確に評価し、よりよい治療を施すためには、その痛みと不快の

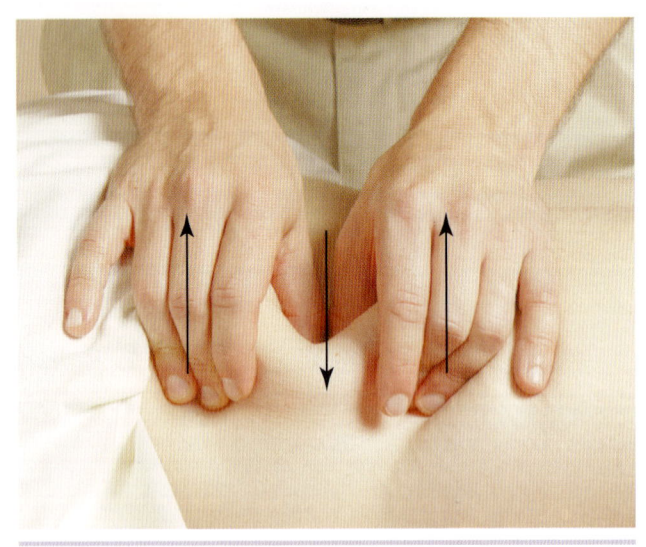

図1-6 ■ ベンド

　根本原因がどこにあるのかを知る必要がある。クライアントが感じる不快はたいてい、姿勢を安定させるために使われている深部の筋組織に根本的な原因がある。私たちの日常の行動や生活習慣は筋骨格系に無理な負担をかけていることが多く、それが慢性的な緊張とストレスのパターンにつながりやすい。一日じゅうデスクワークをしている人はたいてい股関節屈筋が縮んでいる。また、工場で働く人は肩に、テニスプレーヤーは肘に反復性のストレスがかかっていることが多い。
　重力などの自然発生的な力も、全身、とくに関節や体を安定させている筋組織にストレスと緊張を与える。コンピュータの前に座って頭部を前傾させ、脊柱をまるめた状態を続けていると、深部の脊柱起立筋がその姿勢を維持して体にかかる負担を補償するために過度に働くことになる（図1-7A）。リュックサックを片方の肩にかける人や重いショルダーバッグを持つ女性にも同じ傾向が見られる（図1-7B、C）。これらの図のように姿勢が歪むのは、体に加わる重力のせいと、バランスを保つために筋肉が補償を行っているせいである。
　筋肉の緊張のもう一つの原因は慢性的な筋肉の収縮と、そのせいで形成された神経のパターンである。筋肉の連続的な収縮や反復的な動きは筋肉の短縮につながり、さらにそれが痛みや動きの制限や姿勢のホールディング（抑制）パターンにつながる。このように神経や筋肉が変化するのは、さらなる損傷や危険を避けるための体の自然な防御機構である。筋肉の緊張が増すにつれ、痛みや硬さも増していく。それがひどくなると、人は痛みを避けるためにその部位を動かさなくなり、不自然な動きをするようになる。この悪循環を**ペイン・スパズム・サイクル**という。動かさなくなった部位は血行が悪くなるので、栄養が届きにくくなるだけでなく、老廃物も除去されにくくなる。これが治癒の遅れにつながる。
　また、日常的・感情的**ストレッサー**が原因となって、慢性的なホールディング・パターンが生じ、クライアントの緊張につながっていることもよくある。ストレスの軽減は、ほとんどのマッサージセラピーのセッションが重視することの一つであり、それを目的にセッションを受けにくるクライアントも多い。ストレスは、恒常性に影響する内的または外的刺激に対する反応であり、身体的・生理学的・感情的な状態を含んでいる。ストレッサーが有益なものであっても有害なものであっても、それに対する生理学的反応が

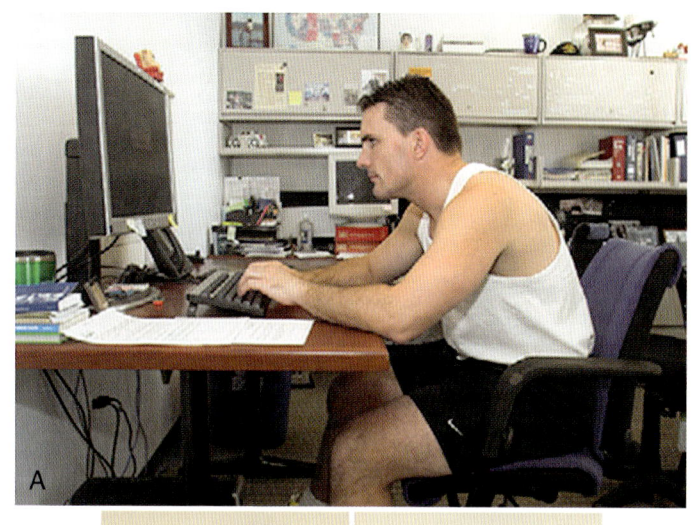

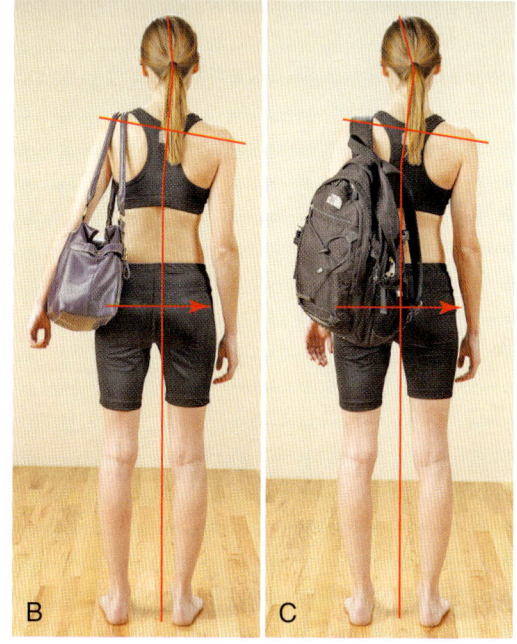

図1-7 ■ **A-C** 補償パターン

体内で起こる複雑な化学反応であることに変わりはない。ストレスの源となりやすいものには怪我や病気、食生活や栄養、環境や汚染、自尊心や感情などがある。

　スポーツ競技の前や最中にアドレナリンが増加するのもストレス反応だが、このストレス反応は体に有益である。しかし、体を疲労させる慢性的または持続的なストレッサーは、体の損傷や緊張の原因となる。要するに、ストレッサーは種類によっては病気のもとなのである。ストレスのマイナスの影響は筋肉の緊張のほか、浅い呼吸、動悸、不眠、胃腸障害などの症状としても現れる。またストレスがパニック発作や不安障害につながることもある。

注意！

　感情の状態への働きかけは治療マッサージが主目的に行うことではない。しかしマッ

サージにより体に閉じ込められていた感情が解放されることがあるので、そのような場合は必要に応じ、クライアントに適切な専門家を紹介するのが望ましい。

感情とディープティシュー・マッサージ

　筋肉の痛みは、身体的・精神的ストレッサーにより生じたホールディング・パターンの中に現れる。心理学者のヴィルヘルム・ライヒは筋緊張の中に閉じ込められた精神的ストレスを「鎧(よろい)」と表現した。これはマッサージセラピストの多くが「感情こぶ」「ストレスこぶ」「トリガーポイント」などと呼んでいるものと同じで、深く根付いた感情が原因で生じていることがある。感情は自分を守ろうとする不自然な姿勢につながるからだ。そのため、マッサージセラピーのセッションでは、体の緊張が解放されるとともに、閉じ込められていた感情が解放されることがある。これを「感情のリリース」という。

　セッション中に感情のリリースが起きると、セラピストもクライアントも気まずい思いをすることがある。そのため、セラピストは感情のリリースが起こる徴候と、それが起こったときのクライアントへの接し方を学んでおくべきだろう。感情のリリースはさまざまな形で起こり、クライアントが泣き出したり笑い出したり怒り出したり苛立ち始めたり、さらには突然安心感に満たされたりすることがある。クライアント一人ひとりが違う反応を示すのである。感情のリリースがこれから起こる、または今起こっているという体の徴候には、呼吸パターンの変化や、皮膚表面への血流の増加による体温の変化などがある。また、クライアントがそわそわし始めることや、目をやたらに動かし始めることもある。クライアントが何かに気をとられているようだったり、歯を食いしばっていたり、顔の筋肉をこわばらせていたりすれば、それは感情のリリースに戸惑っていたり、泣くのをこらえていたりするせいかもしれない。クライアントによっては人前で感情的な弱さを見せることや泣くことが緊張につながることもある。

　そのため、感情のリリースが起きたときは、セラピストはクライアントに安心感を与えることが重要である。クライアントが泣いていれば、ティッシュとグラス1杯の水を渡すとよい。クライアントを安心させるために、感情のリリースはよいことであり、ディープティシュー・マッサージではよくあることなのだと説明し、セッションはクライアント自身のためのものであると理解してもらう必要もある。そのうえで、場合によってはマッサージを中断し、しばらくひとりにしてあげるとよい。

ディープティシュー・マッサージのアプローチ

　ディープティシュー・マッサージのテクニックを用いるにあたって、守らなければならないことは、つねにクライアント自身とクライアントの要求を尊重すること、クライアントとの間に境界を設定し、それを踏み越えないこと、セッションの支配権はクライアントにあるということをクライアント自身に理解してもらうこと、クライアントの体の動きの微妙な変化を注意深く観察し、強すぎる圧をとくに敏感な部分に用いないようにすることなどである。

　組織に無理な力を加えることは絶対に避けなければならない。組織のより深い層に進むときは、ゆっくりと進まなければならない。組織が深くなるほど、動きを遅くし、次の層に入ることを体が受け入れるのを待つ必要がある。組織に無理に押し入れば痛みを

> **囲み 1-1 ディープティシュー・マッサージの効果**
>
> - 筋肉の痛みを和らげる。
> - 可動性を高める。
> - 姿勢の改善を促す。
> - 慢性的な緊張を解放する。
> - 筋肉に酸素と栄養を行きわたらせる。
> - 緊張を和らげる。
> - トリガーポイントの解放を促す。
> - 筋肉と筋膜をストレッチさせる。
> - 筋肉のバランスの修復を促す。

生じさせるもとになる。少し時間が経ってから多少の痛みが生じるのはディープティシュー・マッサージではよくあることだが、強い痛みやあざが生じるようなことはあってはならない。ディープティシュー・マッサージのセラピストの仕事は、クライアントの体に、強すぎる痛みを与える可能性のあるテクニックを用いて働きかけることではある。しかし、痛みを与えることを意図してはならない。

ディープティシュー・マッサージの効果

　ディープティシュー・マッサージには、慢性的に縮んだ筋肉を伸ばして筋肉の緊張を解放することにより、体の恒常性を回復させる効果がある。筋肉の緊張が和らぐことにより、関節の可動域が広がる効果もある。さらにディープティシュー・マッサージは深い層にある姿勢筋に働きかけるので、姿勢の改善にも役立つ。ディープティシュー・マッサージは多様な種類のマッサージスタイルで構成されており、それらがトリガーポイントの解放や筋肉のバランスの修復に役立ってもいる。ディープティシュー・マッサージにはさらに、血液循環を促して細胞や組織に酸素と栄養を届きやすくする効果もある（囲み1-1）。

まとめ

　セラピストは緊張が体にもたらす影響をよく理解しておかなければならない。体のどの構造や筋肉や神経が影響を受けるかによって、症状はさまざまである。クライアントに働きかけるときに忘れてはならないことの一つは、クライアントが感じている痛みは必ずしも最近の活動や怪我に起因していないということだ。実際、筋骨格のトラブルのほとんどは長年にわたる消耗やホールディング・パターン、体の酷使の結果なのである。もう一つは、クライアントが痛みを感じている部位は、必ずしもトラブルがある部位ではないということである。たとえば頸部痛の原因が骨盤のバランスの崩れや脊柱の湾曲であることはよくある。
　ディープティシュー・マッサージは筋肉と筋膜の深い層に影響する多様で効果の高いアプローチであり、恒常性の回復と維持を促す多様なテクニックの組み合わせである。

2章 アセスメント

概 要
アセスメント
姿勢アセスメント
姿勢の歪みと補償
歩行サイクル
歩行分析
機能アセスメント
　キネティック・チェーン
　キネマティック・チェーン
キネティック・チェーン・プロトコル
関節可動域

キーワード
骨盤前傾
アセスメント
クローズド・キネマティック・チェーン
補償パターン
脊柱過後湾
脊柱過前湾
キネマティクス
キネティック・チェーン
下位交差症候群
平常時姿勢
客観情報
オープン・キネマティック・チェーン
プラン
姿勢アセスメント
姿勢
一次的な姿勢の歪み
脊柱側湾
二次的な姿勢の歪み
主観情報
上位交差症候群

目 的
1 マッサージセラピストにとってのアセスメントの重要性を明らかにする。
2 マッサージセッションにおけるドキュメンテーションの役割を知る
3 姿勢アセスメントの意味を理解し、方法を学ぶ
4 姿勢の歪みについて理解する
5 姿勢の歪みのパターンを学ぶ

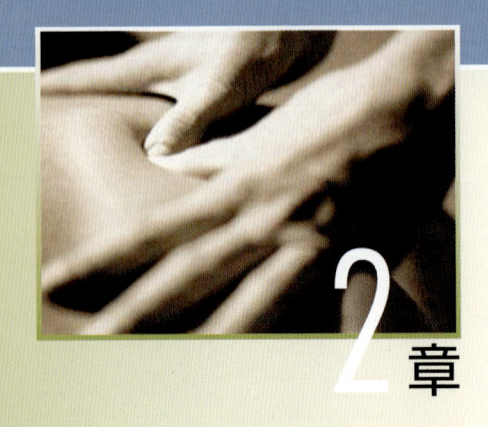

アセスメント

　セラピストなら誰でも知っているように、**アセスメント**はセッションの重要な一部である。十分な問診もアセスメントに含まれる。問診はセラピストが各クライアントに最適の施術ができるよう助けるものである。問診ではクライアントの職業や仕事内容、その仕事が痛みとどう関係しているかを尋ねるべきだろう。また、過去の事故や怪我について尋ねることも重要である。それらが現在の症状に影響していることもあるからだ。クライアントが感じている痛みがどのようなものであるかを問診時によく聞いておく必要もある。痛みの感覚は独特なので、原因である損傷の種類をセラピストが推測する助けになる。

　ドキュメンテーション（文書化）は、アセスメントの過程においてきわめて重要である。セッションの前後で発見したことは**主観的なこと**（クライアントが訴える症状）も**客観的なこと**（セラピストから見た症状）も含めてすべて文書化しておくと、アプローチが効果を発揮しているかどうかがわかりやすくなる。ほかのセラピストや医師、保険会社など、他人や他団体とともに治

療に関わっている場合も、どんな方法を用い、どんな変化が起きたかを文書化することは、関わるすべての人にとって有益である。「主観情報、客観情報、アセスメント、プラン」の記録（SOAP記録）は、セッションの経過を追跡したいときに役立つ。これは病院などでよく採用されている記録法だが、セラピストの方々にも採用をお勧めしたい。ほかの重要な文書には、クライアントの経歴と病歴、評価、ボディマップ（身体地図）、初回問診票などがある。文書のサンプルフォームは付録に掲載した。

　どんなアセスメントのさいにも、実施したテストの詳細を文書化しておくことは重要である。詳細な記録があれば、後日同じテストを行うことができる。姿勢、テストの種類、関節の状態、動作の状態などは明確に記録しておくべきだろう。また、正常から逸脱したところについて、その逸脱がどの程度であるかを評価する。さらに、どこかの動きに制限がある場合にはその原因を推測する。そうした詳細を記録することは、初回のアセスメントのときも2回目以降のアセスメントのときも同様に重要である。

　問診や初回の健康情報聴取のプロセスはクライアントの病歴を明らかにするのに役立つ。病歴はマッサージがクライアントにとって禁忌でないかを知るために重要である。また、クライアントが使用している薬を知ることも重要である。薬の多くはセッションの妨げになるか、少なくともセラピストが受けとる反応を変えてしまう。たとえばセッションの前に鎮痛剤を飲むと、痛みの感覚が麻痺するので、フィードバックが不正確になることがある。その場合、セラピストが強すぎる圧を加えてしまって、よい効果よりも悪い効果をもたらしてしまう可能性がある。これはディープティシュー・マッサージを用いるときの深刻な問題の一つである。

　詳しい問診はその後の理想的な治療**プラン**に役立つ。治療プランを立てるプロセスをジグソーパズルにたとえるなら、問診は外枠のピースを並べる作業に当たる。クライアントにこれまでに何が起こり、クライアントが今どう感じているかを理解しておくと、体のアセスメント時にも役立つ。

　経験豊かなセラピストはたいてい、初回の体のアセスメントには初回専用フォームを用いることを推奨している。そうすることにより、初回はとくに詳しいアセスメントをしやすくなり、2回目以降のセッション時に参照や比較が容易になる。記録フォームに、姿勢アセスメント、歩行アセスメント、機能アセスメントを含むあらゆるアセスメントの結果を記録できるようにするとよい。

姿勢アセスメント

　ほとんどのマッサージセラピストが最初に行うのは**姿勢アセスメント**である。姿勢アセスメントを行うさいに注意しなければならないのは、人は**姿勢**が話題にされていると、無意識に**平常時姿勢**とは違う姿勢をとってしまうことがあるという事実である。姿勢アセスメントのときにはクライアントにリラックスした自然な立ち姿勢をとってもらわなければならない。必要であれば、クライアントに30秒から1分ほどその場で足踏みしてもらい、股関節と膝の動きに注目してみるとよい。そのときに腕も大きく振ってもらうと、機能アセスメントも同時に一つ行うことができる。それから止まってもらい、そのま

ま姿勢を正さずに立っていてもらうと平常時姿勢を見ることができる。

　セラピストはそこで頭の角度や肩、股関節、膝、足首の高さを記録する。全体をざっと見て、左右非対称の部分、体のライン、体型などを記録すればよい。次に前から見て、左右の乳様突起の高さを比べて頭部の傾きをチェックする。左右の肩の高さを比べるときは、左右の肩峰を想像上の線で結び、その線が水平になっているかどうかを見ればよい。腸骨稜と上前腸骨棘、腓骨頭部、踝（くるぶし）の左右の高さも同様にして比べてみる。必要に応じて触診も行うことでアセスメントの精度を上げることができる（図2-1）。

　次に横から見て、体の各部位の並びをチェックする。床に垂直の線を想像するか、鉛直線（錘（おもり）をつけた糸が描く線）を利用して評価するとよい。姿勢が正しければ、この線上に外耳道、肩鎖関節、大転子、腓骨頭部、外踝前端が並ぶ（図2-2）。実際には多くの人が**上位交差症候群**または**下位交差症候群**である。こうした交差パターンを理解し、全身に当てはめて考えると、どこの筋肉が弱く、どこの緊張が亢進しているかを推測しやすくなる。

　上位および下位交差症候群を理解すると、どのようなテクニックやアプローチを用いるべきかを判断しやすくなる。上位交差症候群の場合は、たいてい胸筋と頸部後部の筋肉が硬く縮んでいるせいで、肩帯が伸びている。これらの筋肉の緊張亢進は、頸部前部の筋肉と僧帽筋下部が弱くなることによって補償される。下位交差症候群も横から見るとよくわかる。こちらの場合は股関節屈筋と下背部の筋肉が硬く縮み、腹筋と殿筋が弱化している。下位交差症候群には骨盤が前に傾く骨盤前傾と呼ばれる状態が伴う。

　さらに、後ろから見て、体のラインが左右対称であるか、脊柱が曲がっていないかをチェックする。これも鉛直線を利用するか、床に垂直な線を想像して行うとよい。そして上から順に、乳様突起、肩峰、肩甲骨の下角、上後腸骨棘、腓骨頭部、外踝の左右の高さの違いをチェックする。後ろからのアセスメントは、正面からと横からのアセスメントで

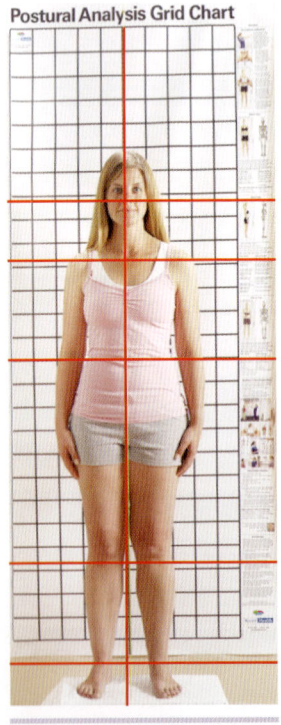

図2-1 ■ 前から見た姿勢アセスメント

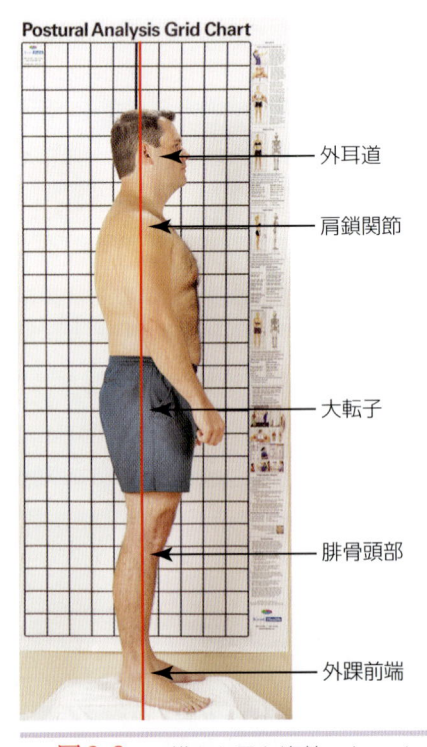

図2-2 ■ 横から見た姿勢アセスメント

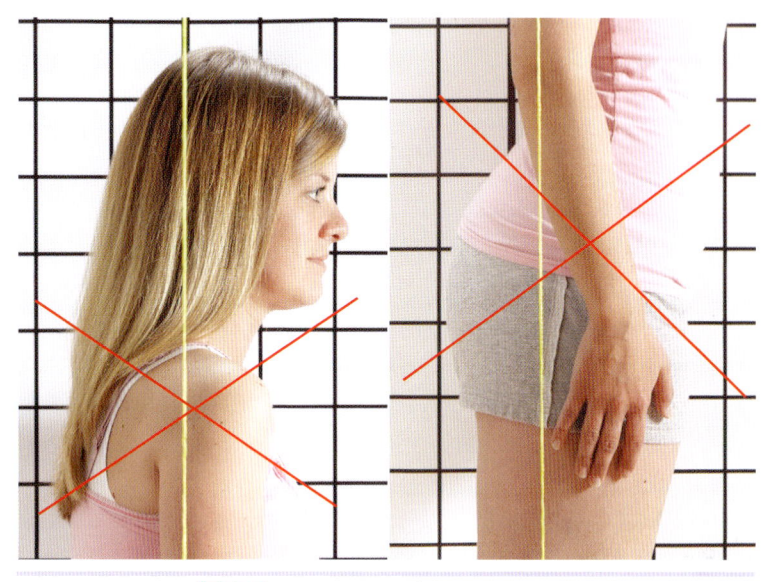

図2-3 ■ 上位および下位交差症候群

気づいたことの確認にも役立つ。たとえば前から見ると股関節が上がって見えるのに、後ろから見るとそうは見えないことがある。このアセスメント間の差異は、股関節が上がったり下がったりしているというより傾いているせいかもしれない。こうしたことも記録しておくと、セラピストがその後セッションの中で触診やほかの機能アセスメントをするときに役に立つ（P.15、図2-4）。

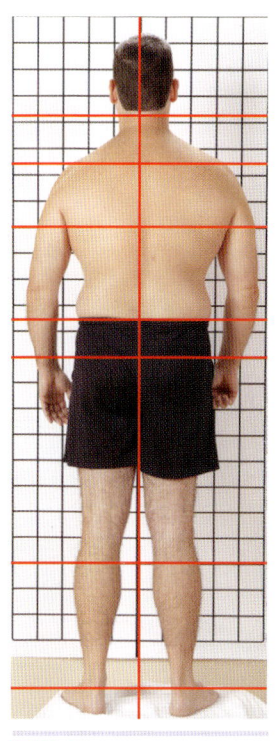

図2-4 ■ 後ろから見た姿勢アセスメント

姿勢の歪みと補償

姿勢の歪みには多くの人に共通して見られるいくつかのパターンがある。「脊柱前湾」は脊柱が自然に前方に湾曲している状態のことを言う。この湾曲は腰椎部と頸椎部の2箇所に見られる。**脊柱過前湾**はこの2箇所のどちらかの湾曲が強すぎる状態のことである。この状態は「スウェイバック」とも呼ばれ、たいてい**骨盤前傾**を伴っており、下背部の筋肉と大腰筋が硬く縮んでいるせいであることが多い。「脊柱後湾」は脊柱が胸椎部で自然に後方に湾曲している状態のことを言う。**脊柱過後湾**は一般に「猫背」と呼ばれ、頭部の前傾を伴っていることが多い。脊柱の湾曲にはさらに、**脊柱側湾**と呼ばれる、横方向への湾曲もある。こうした異常な湾曲はどれも、構造または機能に原因がある。つまり、脊柱の異常な湾曲には、筋肉の緊張、関節のずれ、構造上の欠陥、遺伝的な障害などが関わっている（図2-5）。

姿勢の歪みのよくあるパターンを知っておくと、姿勢のせいで生じる筋肉のアンバランスについて理解しやすくなる。先に述べたように、クライアントが訴える症状の原因は、その症状を感じる部位とは別の部位にあることが多い。筋肉のバランスが乱れると姿勢が歪みやすく、姿勢の歪みは侵害や圧迫による不快の原因となる。筋肉のアンバランスは、体のほかの部位がバランスを維持するために補償を行うことにつながる。たとえば左肩が上がっているクライアントは右肩の痛みを訴えることがある。また、姿勢アセスメントのさいに、クライアントの左足が立った状態で過回内［回内しすぎている状態、つまり足首が内側に傾いている状態］であることに気づくかもしれない。この構造の並びの乱れは左股関節が少し下がることにつながり、それが右肩が下がり、左肩が上がることにつながる。また、両肩のバランスをとるために脊椎が側湾することもある（図2-6）。

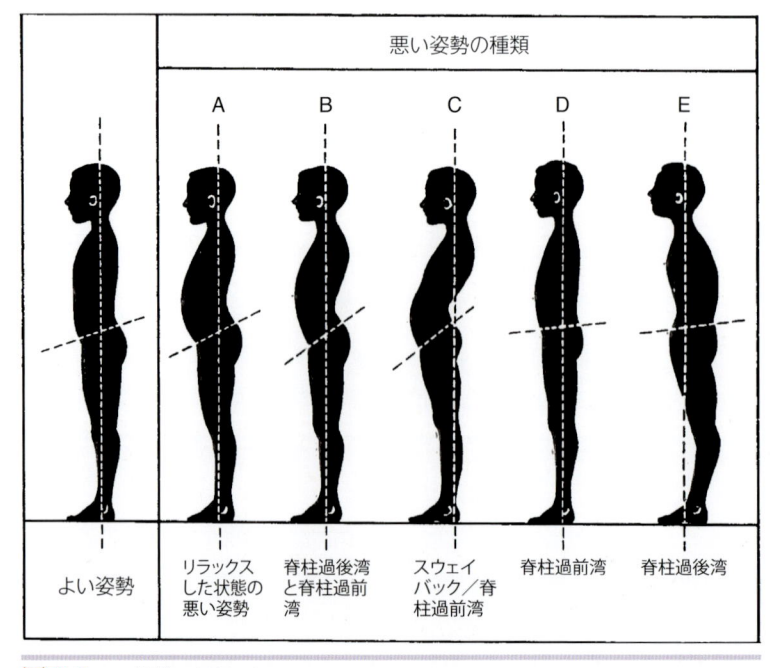

図2-5 ■ 姿勢の歪み (McMorris RO: Faulty postures, Pediatr Clin North Am 8:217, 1961を改定)

姿勢の歪みのパターンは体の相互に関連する一連の歪みのパターンである。この歪みには一次的なものと二次的なものの2つのレベルがある。**一次的な姿勢の歪み**は問題のある体の部位に見られる。**二次的な姿勢の歪み**は、問題のある部位と離れたほかの部位に見られる。二次的な歪みは一次的な歪みによって引き起こされる。マッサージで二次的な歪みに働きかけるのも効果はあるが、それが痛みの根本原因ではないことは理解しておく必要がある。二次的な歪みによる痛みに働きかければ痛みが一時的には和らぐが、それだけでは根本原因である一次的な歪みは修正されていない。二次的な歪みから始め、個々の歪みに順番に働きかけていけば、一時的な歪みに到達することができる。しかし一時的な歪みに必ずしも一度のセッションで到達できるわけではなく、数回のセッションを要することもある。

体の姿勢のバランスが崩れ始めると、筋肉は新たな姿勢を維持する努力を始める。体がバランスと安定を維持するために調整するパターンは**補償パターン**と呼ばれる。たとえば右脚が左脚より短い場合、立ち姿勢になると左右の膝の高さの違いが目で見てわかる。これは左股関節が下がる原因となり、さらにそれが脊柱側湾の原因となり、ひいては右肩が下がり頸部が左に傾く原因となる。このように直立姿勢を維持するために加わる力により、一部の筋肉は硬く縮み、別の筋肉はつねに伸びた状態になる(図2-7)。

補償は内的または外的環境とのバランスを維持するために無意識に体が行う反応である。解剖学的に正しい姿勢から逸脱すると、体は直立してバランスのとれた状態を維持するために、ボディアライメント［体の各部位の角度や並び］や筋肉の緊張度を変える。筋骨格系に注目すると、補償は姿勢にだけでなく、関節の動きにも見られる。特定の関節

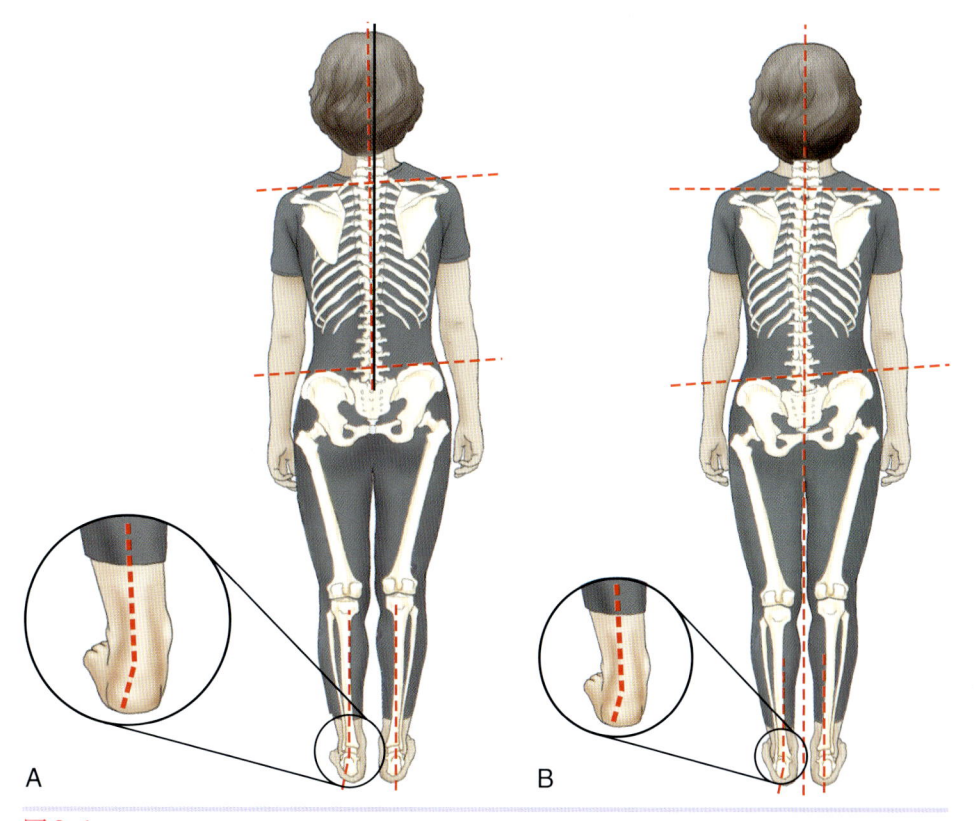

図2-6 ■ **A**と**B** 左足の補償 (Muscolino JE: Kinesiology: the skeletal system and muscle function, ed 2, St Louis, 2011, Mosbyより)

が動きすぎるとすれば、そこは弱く不安定になりやすい。この不安定さは、弱さを補償するためのほかの関節の動きの悪さにつながる。またこの関節の弱さは、局所的な筋肉がその関節を守るために硬く縮むことにもつながる。筋組織の硬さが極端になると、関節の動きも悪くなる。体には最適に機能するためのバランスが必要なのである。

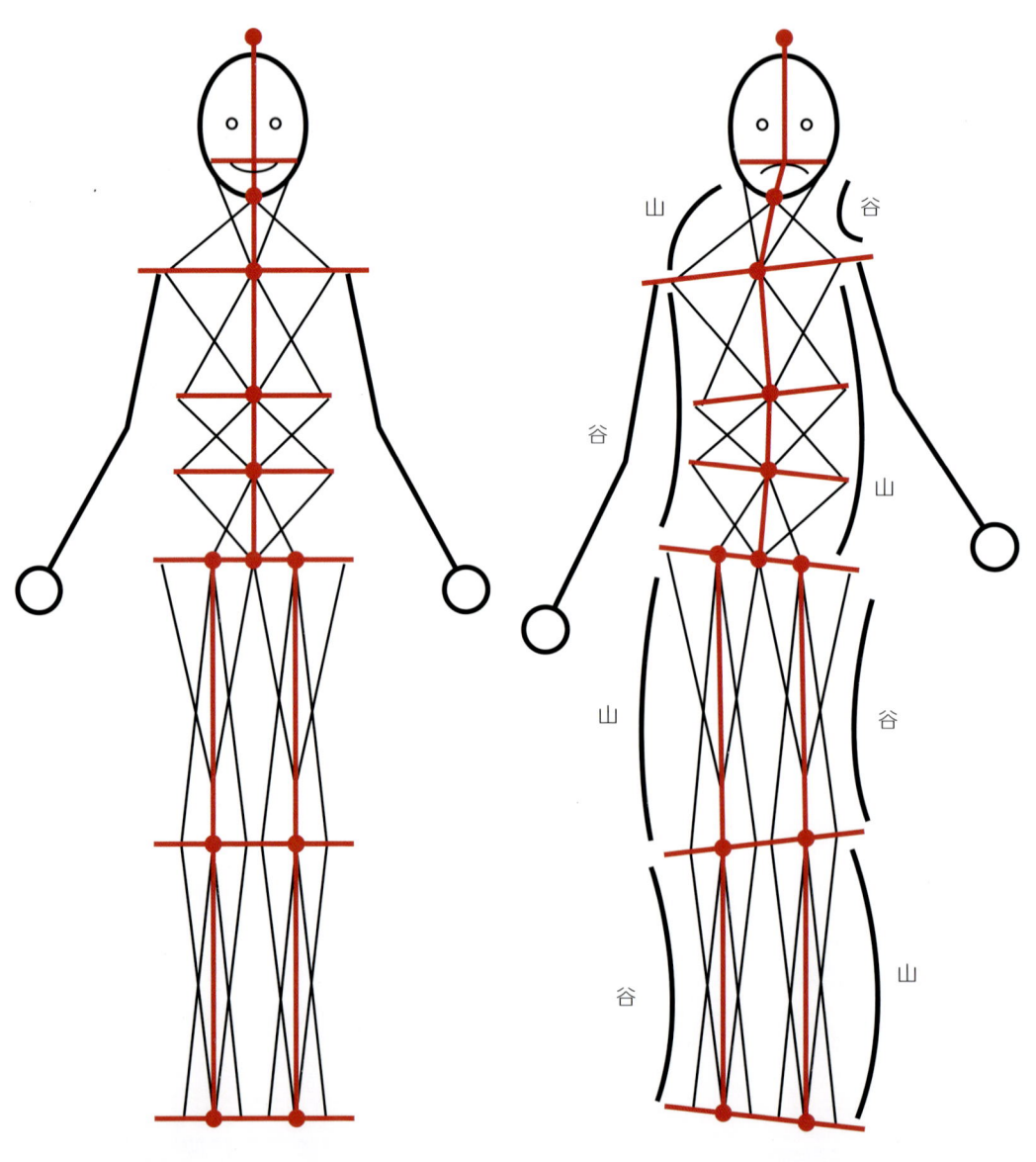

A よい姿勢のバランスのとれた筋肉のパターン　　B 補償パターン（バランスの悪い筋肉のパターン）

図2-7 ■ 補償パターン（Fritz S: Mosby's fundamentals of therapeutic massage, ed 4, St Louis, 2009, Mosbyより）

歩行サイクル

　歩行は人が移動しながら左右の脚に交互に体重を乗せていくプロセスである。歩行の特徴は人によって違うか、同じ人であっても速度などさまざまな要因によって変化する。歩行は多数の筋肉の動きを伴う多面的なプロセスである。歩くという「単純」な行為の間に多数のプロセスが進行しているのである。筋肉の収縮により推進力が生じ、重心の移動とともに平衡状態が変化し続け、自己受容器が作動して四肢の動きや関節の角度をコントロールし、すべての感覚器官から感覚刺激が集められることにより、なめらかでリズミカルな動きが生まれている。

　歩行サイクルとは、踵(かかと)が地面に着いてから次に同じ足の踵が地面に着くまでの一連の動きのことであり、1サイクルは2歩に相当する。このサイクルの動きは、2つのフェーズに分けられ、各フェーズには複数の特有の動きが含まれている。接地のフェーズは踵が地面に着く瞬間から始まる。続いて足底が地面に接し始め、体重が足底の前に向かって移動していく。この体重移動が弾みとなって体が前に押し出され、接地のフェーズの中間段階に入る。これは体重が一方の脚に乗り、大腿骨大転子が足の中央の真上に来る段階である。さらに体重が前に移動するにつれて踵が地面から離れ、最終的に爪先も地面から離れる。この爪先が離れる瞬間が、接地のフェーズの終わりである(図2-8)。

　そして爪先が離れる瞬間から振りのフェーズが始まる。足は地面を離れると、振りの前期、中期、後期の段階を経る。各足について考えると、歩行サイクルの約60％の時間は接地のフェーズにある。歩行サイクルでは、多くの筋肉が多くの動きに使われている。股関節屈筋が収縮して振りのフェーズを促し、股関節伸筋が遠心性の収縮をして、振りを通して生じた弾みを抑制する。股関節外転筋も歩行においていくつかの役割を果たし、とくに股関節を水平に安定させて維持するのに役立っている。踵が着地するときには股関節を安定させるために等尺性の収縮をし、爪先が地面から離れた直後には屈曲を助けるために収縮する。股関節回旋筋は接地のフェーズでは股関節を安定させるための主要な役割を果たしている。膝伸筋は振りのフェーズの最後には踵の着地に備えるために働き、接地のフェーズの初めには膝を安定して体重を移動させるために働いている。いっぽう屈筋は踵の着地の直前には膝の伸展を制御するために、踵の着地時には膝関節を安定させて守るために、振りのフェーズでは足が引きずられるのを防ぐために収縮する(図2-9)。

踵の着地＝最初の接触	**足フラット＝負荷反応**	**接地の中間段階**
股関節 25度屈曲　股関節伸筋─遠心性	股関節 26度屈曲　股関節伸筋─遠心性 　　　　　　　　股関節外転筋─等尺性	・歩行サイクルで体（重心）が 　もっとも高い位置に来る段階
膝　　 0度　　　　大腿四頭筋─求心性	膝　　 15度屈曲　大腿四頭筋─遠心性	股関節 0度　　股関節外転筋─等尺性
足首　 0度　　　　脛骨筋─求心性	足首　 10度底屈　前脛骨筋─遠心性	膝　　 0度　　大腿四頭筋─求心性 　　　　　　　→筋肉運動
		足首　 0度　　足底筋（ふくらはぎ）─ 　　　　　　　遠心性

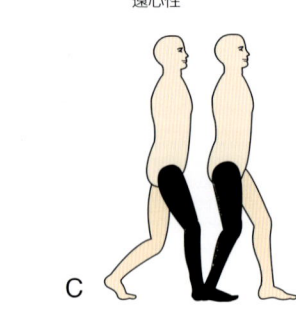

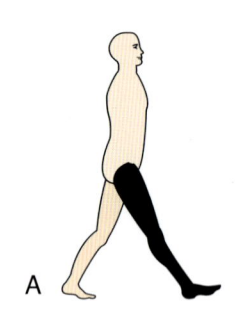

A　　　　　　　　　B　　　　　　　　　C

踵を離す＝接地の最終段階	**爪先を離す＝振りの準備**
股関節 20度過伸展＝脚が股関 　　　　節のうしろにいくこと　筋肉運動なし	股関節 0度　　　　長内転筋
膝　　 0度　　　　　　　　　　筋肉運動なし	膝　　 40度屈曲　筋肉運動なし
足首　 10度背屈　　　　　足底筋（ふくらはぎ）─遠心性	足首　 20度底屈　足底筋─求心性 　　　　　　　　→筋肉運動なしへ

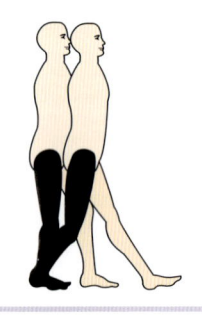

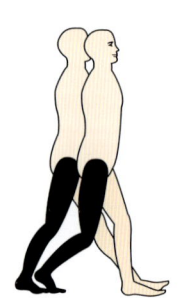

D　　　　　　　　　E

図2-8 ■ 歩行サイクルA（Fritz S: Mosby's essential sciences for therapeutic massage, ed 3, St Louis, 2009, Mosbyより）

歩行分析

　　歩行分析は動作時の動的な姿勢と協調のアセスメントである。この分析はなめらかな歩行を可能にするために、評価し、記録し、必要な修正を行うための手段である。セラピストはこの分析のさいに、回転や傾き、膝の動きや足の置き方などの細かい動きを記録する。こうした動きは、柔軟性や筋肉の強度などの潜在的な問題の発見に役立つ。また、動きすぎる関節と動きの悪い関節を見つけることは、その程度に左右差があるかどうかにかかわらず、自己受容器と神経筋の問題の発見につながる。どんな些細な異常も、それを評価することが、潜在的な制限を見つける手がかりとなる。

　　歩行アセスメントのさいに注意しなければならないのは、クライアントはセラピストから歩くように言われると、自分の動きを普段よりも意識してしまうことである。クライアントがアセスメントを意識したために普段通りに歩くことができなくなれば、正し

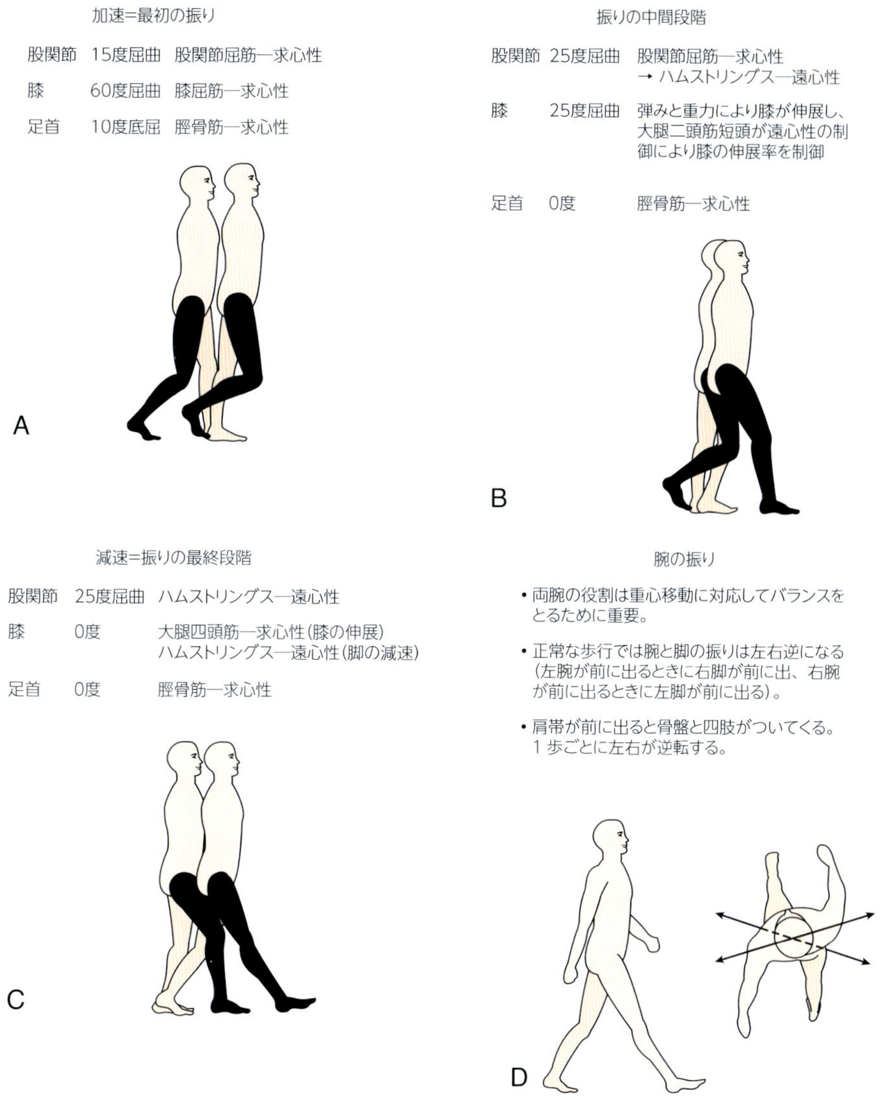

A 加速＝最初の振り

股関節	15度屈曲	股関節屈筋―求心性
膝	60度屈曲	膝屈筋―求心性
足首	10度底屈	脛骨筋―求心性

B 振りの中間段階

股関節	25度屈曲	股関節屈筋―求心性 → ハムストリングス―遠心性
膝	25度屈曲	弾みと重力により膝が伸展し、大腿二頭筋短頭が遠心性の制御により膝の伸展率を制御
足首	0度	脛骨筋―求心性

C 減速＝振りの最終段階

股関節	25度屈曲	ハムストリングス―遠心性
膝	0度	大腿四頭筋―求心性（膝の伸展） ハムストリングス―遠心性（脚の減速）
足首	0度	脛骨筋―求心性

D 腕の振り

- 両腕の役割は重心移動に対応してバランスをとるために重要。
- 正常な歩行では腕と脚の振りは左右逆になる（左腕が前に出るときに右脚が前に出、右腕が前に出るときに左脚が前に出る）。
- 肩帯が前に出ると骨盤と四肢がついてくる。1歩ごとに左右が逆転する。

図2-9 ■ 歩行サイクルB（Fritz S: Mosby's essential sciences for therapeutic massage, ed 3, St Louis, 2009, Mosbyより）

い情報は得られなくなる。そのため、先にほかのアセスメントを行い、それらの微調整に歩行アセスメントを用いるようにするのが一つの対策である。また、クライアントがマッサージルームに入ってきたときや、クライアントをマッサージベッドに導いたときに歩き方を観察する方法もある。

　歩行と姿勢は、発見に含めるべきさまざまな要因に影響を受ける。構造上の歪み、消耗、過去の怪我などが体の動きや歩行のなめらかさに影響するのである。クライアントの年齢や身長、性別、体重などもすべて、痛みや機能障害の根本原因の理解につながる変数である。

機能アセスメント

　　機能アセスメントは動作中の体のアセスメントである。関節可動域（ROM）運動を行えば、体はさまざまな動きと角度になるので、セラピストは動作の特徴を評価することができる。ROM運動で最初に注目するべきポイントは動作の自由度である。それを評価するには、その人が日常的にしている動作を（スポーツをしている人であれば、そのスポーツの基本動作を）してもらい、そのなめらかさはどうか、左右対称に見えるか、動きに明らかな制限はないかなどを観察する。

　　マッサージセラピストは解剖学、生理学、キネシオロジーの知識が必要である。また、生体力学、オープン／クローズド・キネマティック・チェーン、関節可動域の知識も、機能アセスメントの意味を理解するにあたり重要である。

キネティック・チェーン

　　キネティック・チェーンは「まとまった機能の単位」と定義される。それを構成するものは通常、骨、関節、靭帯、腱、筋肉、筋膜、神経である。各単位が相互に依存し合って働くことにより、構造と機能の効率が生まれている。あらゆる動作は加速と安定化と減速の複雑な組み合わせで構成されている。キネティック・チェーンは動きを生み出す2種類の要素に分類できる。内側の単位は動く関節の周りの筋肉で構成される。これらの筋肉は関節を支え、安定させ、保護する役を果たす。外側の単位はもっと表面に近いところにある僧帽筋、二頭筋、大胸筋などの筋肉である。これらの筋肉は関節の動きをつくる主動筋となる。

キネマティック・チェーン

　　キネマティクス（運動学）とは、複数のキネティック・チェーンがどのように協力し合って動きを生み出すのかを研究する学問である。**キネマティック・チェーン**は、関節同士が関連し合って機能するときの、その関連性のことをいう。キネマティック・チェーンにはクローズド・チェーンとオープン・チェーンの2種類がある。関節同士がどのように協力し合っているかを理解すると、クライアントが感じる不快の根本原因を突き止めやすくなる。たとえばクライアントが僧帽筋上部の痛みを訴えているとすれば、問題の根本が股関節のバランスの悪さにある可能性がある。股関節のバランスの悪さは脊柱の側湾につながり、脊柱の側湾は頸部の筋肉の緊張亢進につながるからだ。

　　複数の関節が動く動作を分析するときは、関節同士がどのように協力して動きを生み出すかを理解していると、より正確な結論をより迅速に導き出すことができる。

クローズド・キネマティック・チェーン

　　一つの関節の動きが別の関節に直接影響を与えるとき、その関連性は**クローズド・キネマティック・チェーン**と考えられる。これを視覚的に理解するために、人がしゃがんで重い箱を持ち上げるところを想像していただきたい。両足はしっかりと地についており、その場に固定されている。その人が正常なボディメカニクス［効率的で生体力学的に正しい体の使い方］にしたがって体を使うとすれば、箱に近づくために膝を曲げながら体を下げていくときに、両足首と股関節の角度も変わるはずである。関節の動きはこのように連繋しているので、動作に必要な動きにもとづいて予測することができる。

　　こうしたことに注目すると、動きを制限する怪我や痛みなどのせいでどのような補償

が必要となるかを発見しやすくなる。しゃがむ動作では、本来ならば、背中が真っ直ぐのまま、股関節と膝と足首が同一面上を動くはずである。しかし股関節、膝、足首のいずれかの動きに制限があれば、体は若干の修正を行うことによって動作をつくりだす。たとえば中間の関節である膝が痛む場合は、動作中に膝が外を向き、そのせいで爪先も外を向くことがある。

オープン・キネマティック・チェーン

　四肢の末端や関節がほかの関節の動きを引き起こさずに自由に動くとき、その関連性を**オープン・キネマティック・チェーン**という。たとえば椅子に座って膝を伸ばすときがそうで、その場合、椅子に座って大腿四頭筋に力を入れて膝を伸ばしたときに動くのは膝関節だけである。足首と股関節は膝を伸ばすために角度を変える必要がない。

　オープン・チェーンでは、関節はそれぞれ独立して機能する。動く関節の上下の関節は補償の必要がないので、それらの動きは予測できない。各関節は動くのも動かないのも自由で、ほかの関節に影響を与えることはない。オープン・チェーンは痛みや不快や潜在的な損傷や拘束がどこに端を発しているかを見つけるのに役に立つ。オープン・キネマティック・チェーンは日常生活におけるほとんどの動きに当てはまらない。

キネティック・チェーン・プロトコル

　グロスムーヴメント［多数の大きな筋肉を使って達成する大きな動作。歩く動作、走る動作、座る動作など］を評価すると、体内のどこにどんな制限があるかを見つけやすくなる。重要なのは、どの動きが制限のせいで痛みのもとになっているか、また、そうした制限は何らかの形の姿勢の歪みのせいであるかを知ることだ。グロスムーヴメントは全身に痛みがあるときに探るべき部位を絞っていくのにも役立つ。

　クライアントの動きを見るときは体の補償パターンに注目するとよい。その場で足踏みをしてもらい、右腕が左脚とともに動いているかを観察する。右腕が上に向かって動くとき、下半身はそれに合わせて関節の位置を変え、バランスをとらなければならない。先に述べた下位および上位交差症候群のように、補償は体のどこにでも生じる。右肩と左股関節は筋肉と筋膜の連続した組織によりつながっている。体をバランスをとるための重要ポイントごとに区分した図を想像すると、補償パターンの発見に役立つ。体を区分したら、痛みのある区分、その上の区分、下の区分、反対側の区分を順に評価していくのである。そうしていくことにより、生じている補償パターンを突き止めやすくなり、痛みの根本原因に到達しやすくなる（図2-10）。

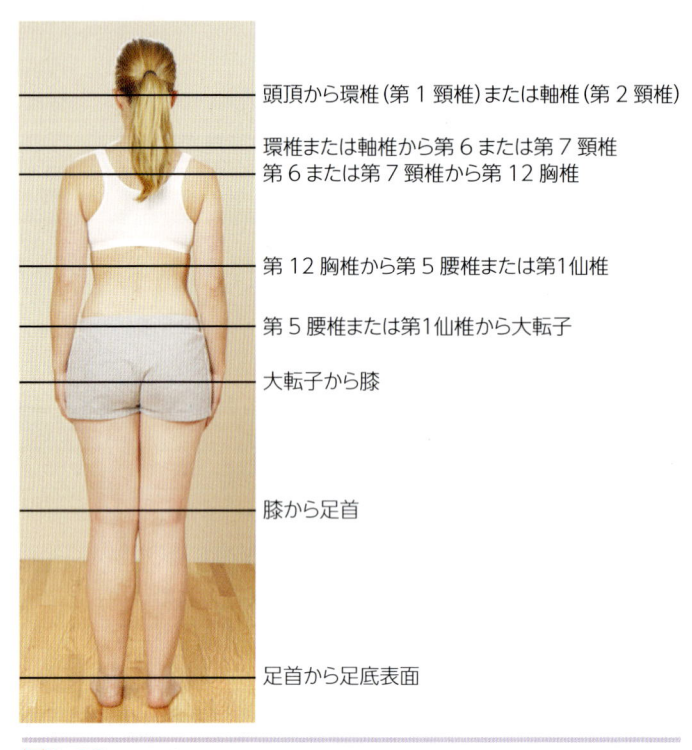

図2-10 ■ キネティック・チェーン

（ラベル）
- 頭頂から環椎（第1頸椎）または軸椎（第2頸椎）
- 環椎または軸椎から第6または第7頸椎
- 第6または第7頸椎から第12胸椎
- 第12胸椎から第5腰椎または第1仙椎
- 第5腰椎または第1仙椎から大転子
- 大転子から膝
- 膝から足首
- 足首から足底表面

関節可動域

　関節可動域（ROM）はテクニックとしてもアセスメントツールとしても用いることができる。ROMは定義としては、特定の関節で可能な動きの大きさと種類である。ROMは通常、解剖学的ROMと生理学的ROMの2つに分類される。解剖学的ROMとは特定の部位において可能な動きの正常な大きさのことであり、生理学的ROMとは一般的な消耗のパターンや構造的または神経学的な理由により制限を受けた結果として可能な動きの大きさのことである。生理学的ROMにはたいてい関節包、骨格、筋肉量、靱帯などが影響しており、通常は解剖学的ROMより小さくなる（表2-1）。

　姿勢と歩行分析が体にどのようなバランスの乱れがあるかを知るのに役立つのに対し、ROMの運動やテクニックはどの構造や組織に拘束や損傷があるかを知るのに役立つ。機能分析では、筋肉のコントロール力と動きを評価するために能動的ROMを用いる。クライアントに決まった動きをしてもらうことにより、動きの質と大きさを観察するのである。機能分析は、どんな拘束も見落とさないように体の患部でない側から始め、体の両側に対して行うべきである。

　受動的ROMは関節の安定性と拮抗筋の伸びる力を評価するのに用いる。受動的な動き、つまりセラピストが動かすことによる動きに注目することで、関節の構造や靱帯の質を知ることができる。これを行うときは、患部である関節をその本来のROM内で動かすのが基本だが、構造内の痛みを引き起こさないようにしなければならない。ROM内で痛みがあるときやROMの全域を動かすことができないときは、そのことが構造的または神経学的な障害や筋肉の損傷の手がかりとなる。

　ROMに抵抗を加えて関節周りの筋肉に刺激を与える方法もある。そうすることによ

表2-1 関節可動域（ROM）

頸の屈曲	50度
頸の伸展	60度
頸の側屈	45度
頸の回転	80度
背部の屈曲	90度
肩の屈曲	150度
肩の伸展	50度
肩の外転	150度
肩の内転	30度
肘の屈曲	150度
肘の伸展	0度
前腕の回内	80度
前腕の回外	80度
手首の屈曲	60度
手首の伸展	60度
橈屈	20度
尺屈	30度
背部の伸展	25度
背部の側屈	25度
股関節の屈曲	100度
股関節の伸展	20度
股関節の外転	20度
股関節の内転	40度
膝の屈曲	150度
膝の伸展	0度
足底屈	40度
足背屈	20度
足首の内転	30度
足首の外転	20度

ゴニオメーターによる測定値

り、関節周りの筋肉と腱の質を評価することができる。具体的には、動きと反対向きの力を8-10秒ほど加えては少し休むことを繰り返す。このとき関節を支えて動きの道筋を制限することにより、特定の筋肉の動きを分離して観察するようにする。また同時に、ROM内でクライアントが不快を感じるところはないかにも注目する。クライアントが感じる不快は一瞬のビクッとした動きや表情の変化や言葉に現れる。ROMに抵抗を加える方法は筋組織の総合的な強さを評価するためにも用いることができる。

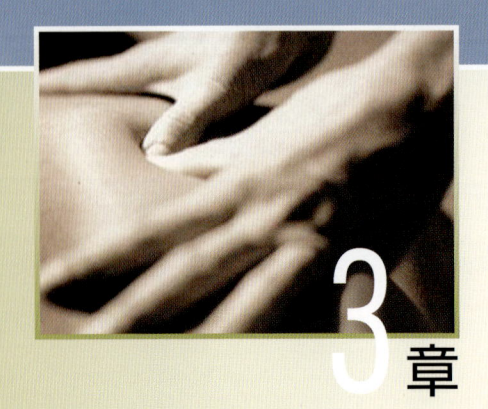

3章
一般的なアプローチ

概 要
基本のスウェディッシュ・マッサージ
  動きのないタッチ
  エフルラージュ
  ペトリサージュ
  フリクション
  タポートメント
  ヴァイブレーション
  ジョイント・ムーヴメント
ストラクチュラル・ボディーワーク
筋筋膜アプローチ
  筋膜
トリガーポイント・セラピー
  トリガーポイント
フリクション・テクニック
ストレッチ
すべてを組み合わせる

キーワード
バリスティック・ストレッチ
結合組織
動的ストレッチ
エフルラージュ
フリクション
ヘラーワーク
虚血
ジョイント・ムーヴメント
筋筋膜マッサージ
筋筋膜リリース
ペトリサージュ
ロルフィング
静的ストレッチ
ストラクチュラル・インテグレーション
タポートメント
チキソトロピー
動きのないタッチ
トリガーポイント
ヴァイブレーション

目 的
1　マッサージの7つの基本ストロークを知る。
2　ディープティシュー・マッサージに影響を与えるマッサージスタイルについて学ぶ。

ディープティシュー・マッサージはマッサージスタイルの一つとして扱われることが多いが、実際にはマッサージスタイルというよりも、目標を達成するための意図というかアプローチのようなものだと言える。シェークスピアの『ロミオとジュリエット』の中にジュリエットのこんなセリフがある。「名前にどんな意味があるの？　薔薇と呼んでいる花にほかの名前をつけたとしても、美しい香りはそのままよ」。これと同じで、テクニックも、どのように分類されたとしても、テクニックである。たとえば指によるコンプレッションは、整体、筋筋膜リリース、スウェディッシュ・マッサージ、スポーツマッサージのいずれの中で使われたとしても、指によるコンプレッションであることに変わりはない。異なるのはそのテクニックを用いる意図であり目的である。そして、異なる結果を得るために、速度や圧や角度などは変えることができる。ディープティシュー・マッサージとは基本のマッサージテクニックを用いることにより、組織の特定の層に働きかけて効果を得るためのものである。この章では、ディープティシュー・マッサージをより深く理解するために、マッサージの各種のアプローチの歴史と理論を概説する。

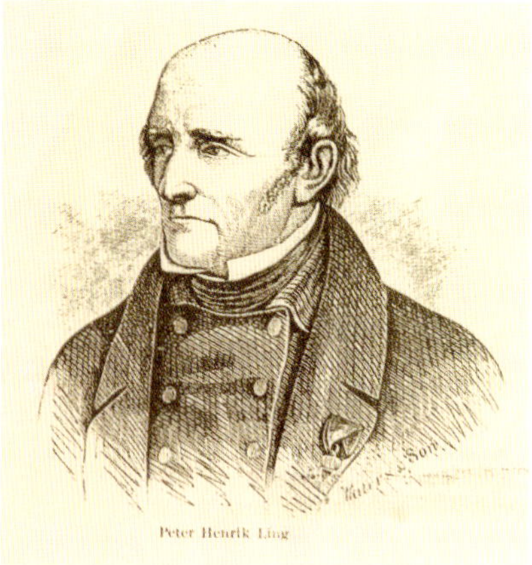

図3-1 ■ パー・ヘンリック・リン(1776-1839)。理学療法とマッサージの父。Calvert RN: The history of massage: an illustrated survey from around the world. Rochester, 2002, Healing Arts Pressより、著者の好意により転載。

基本のスウェディッシュ・マッサージ

　歴史を見れば、マッサージは文化や伝統に深く根付いていることがよくわかる。記録によれば、マッサージは5000年以上前にすでに存在しており、世界じゅうのあらゆる文化の中に古くから存在していた。マッサージの発達に多大な貢献をしたパー・ヘンリック・リン(1776-1839)は「健康体操(medical gymnastics)」と呼ばれる体系を考案した(図3-1)。その中にはエクササイズのような能動的な動作と、さする、揺らす、叩く、絞るなどの受動的な動作が含まれる。その後、ドクター・ヨハン・メツガー(1839-1909)が、それらの動作にフランス語を用いた「エフルラージュ」や「ペトリサージュ」、「フリクション」、「タポートメント」などの名前をつけ、それらを科学界に持ち込んだ。

　セラピストたちは筋骨格系のトラブルに働きかけるために、こうした基本的なテクニックを組み合わせて用いている。これらのテクニックは、西洋のアプローチでは7つのカテゴリー(動きのないタッチ、エフルラージュ、ペトリサージュ、フリクション、タポートメント、ヴァイブレーション、ジョイント・ムーヴメント)に分類される。

動きのないタッチ

　動きのないタッチは、マッサージ業界でよく見過ごされており、重要なテクニックと位置付けられていないことが多い。これは目に見える動作を用いずに体に触れるテクニックである。たとえばセラピストはよくセッションの最初と最後に心を落ち着かせるためや心地よさを持続させるために、一方の手をクライアントの頭部に、反対の手を背中や足に当てたりする。また、このカテゴリーに属するもう一つの重要なアプローチとして、ダイレクト・プレッシャー(直圧)やスタティック・プレッシャー(静圧)と呼ばれるものもある。これらはディープティシュー・マッサージやクラニオセイクラル(頭蓋仙骨)アプローチ、筋筋膜アプローチ、トリガーポイント・アプローチで共通して用いられている。

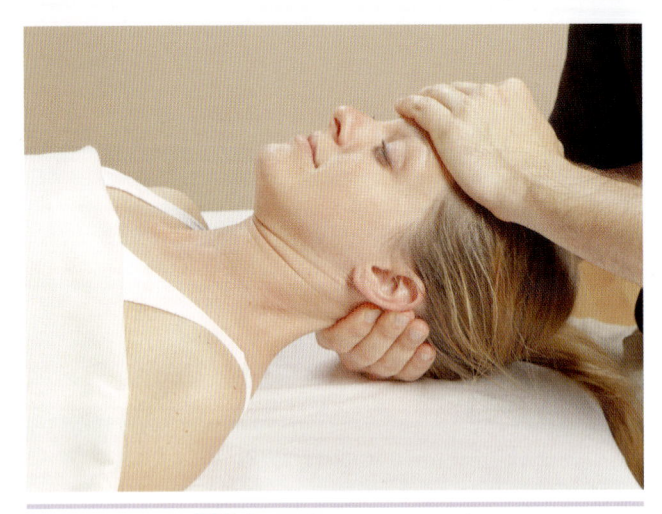

図3-2 ■ 動きのないタッチ

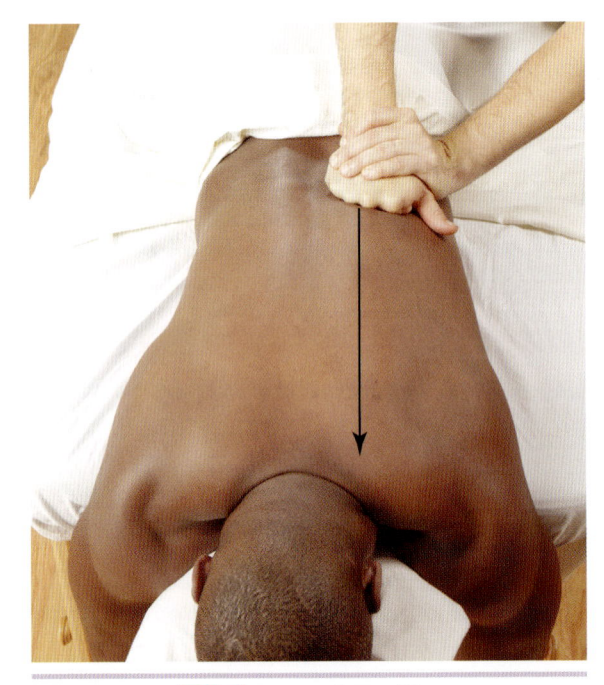

図3-3 ■ エフルラージュ

ダイレクト・プレッシャーが一般に「動きのないタッチ」に分類されているのは、それが静止した状態で圧を加えるテクニックだからである。このテクニックが効果的なのは、一つには筋膜系の緊張をほぐす効果があるからであり、一つには特定の部位に**虚血**(局所性貧血)を起こさせるからである(図3-2)。

エフルラージュ

エフルラージュ(軽擦法)は、連続した動きでスライドするストロークである。このカテゴリーには、「グライディング」[皮膚表面を筋肉の端から端までスライドするテクニッ

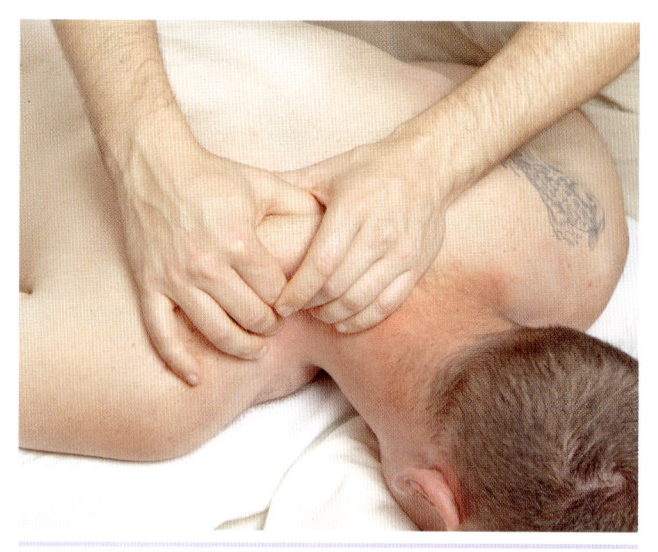

図3-4 ■ ペトリサージュ

ク]、「ストリッピング」[グライディングよりも強めの圧を用いて、筋線維に平行にスライドするテクニック]、「ブロードニング」[筋線維に垂直に左右の手を引き離しながらスライドするテクニック]などが含まれる。エフルラージュはきわめて用途が広く、マッサージセラピストたちに頻繁に用いられている。オイルなどの潤滑剤を体に延ばすためや、テクニックを変えるときのつなぎとしてよく用いられるが、筋骨格系に一定の変化を起こさせるために用いられることもある(図3-3)。

ペトリサージュ

ペトリサージュ(揉捏法)は、体の組織を持ち上げたり揉んだり絞ったりする方法で、こねるように揉む「ニーディング」、絞る「スクイージング」、皮膚をつまんでそれを転がすように動かす「スキンローリング」、「コンプレッション」の一部などがある。ペトリサージュの焦点は、両手で組織を押したり動かしたりすることにより、癒着の破壊を促して筋

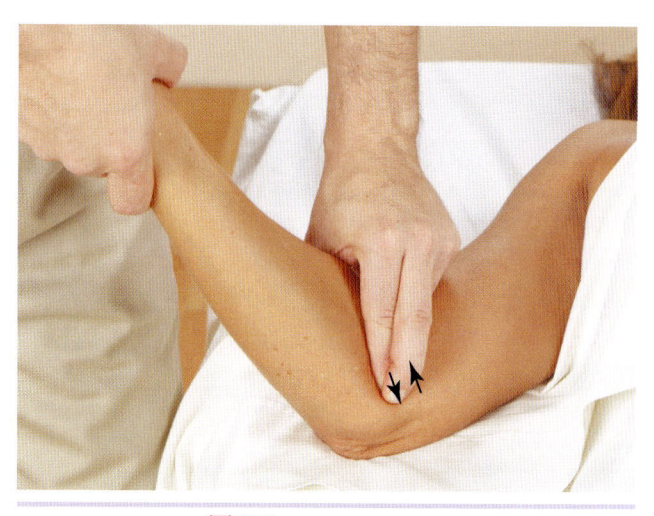

図3-5 ■ フリクション

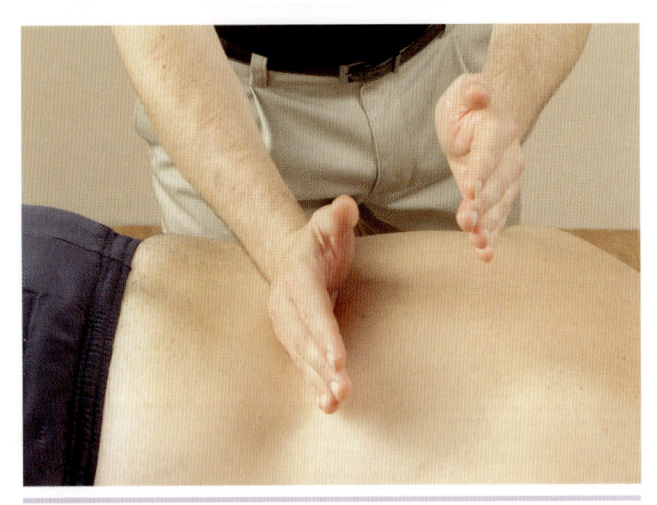

図3-6 ■ タポートメント

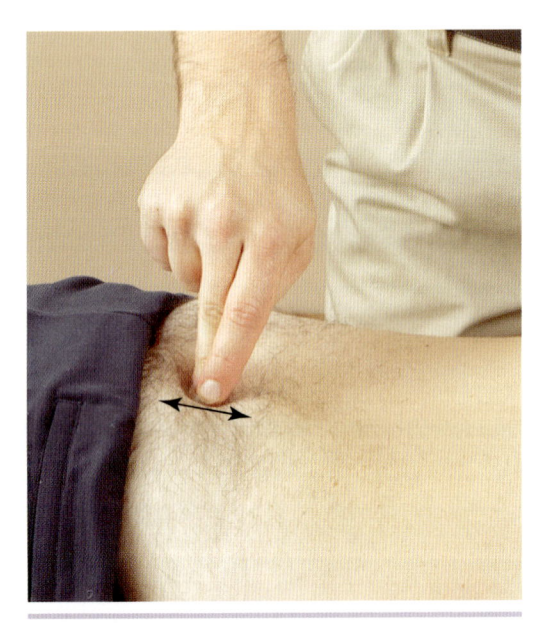

図3-7 ■ ヴァイブレーション

線維を緩めることにある(図3-4)。

フリクション

フリクション(強擦法)とは、体表面の一部を反復的に動かすテクニックである。体のさまざまな深さの層に対して用いることができ、深いフリクションは組織の内側の層に、浅いフリクションは外側の層に効果をもたらす。縦のフリクションは筋線維に沿って働きかける方法で、横のフリクション(クロスファイバー・フリクション)は筋線維に逆らって働きかける方法である。また、円を描くように行う方法、多方向に行う方法もある。多方向のフリクションは瘢痕組織に働きかけるときに有効なテクニックである(図3-5)。

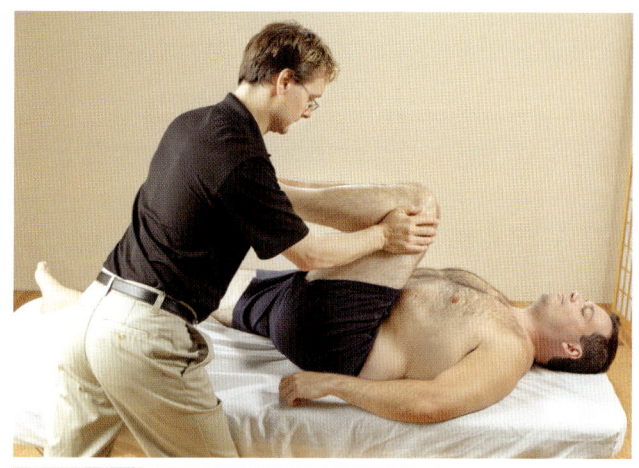

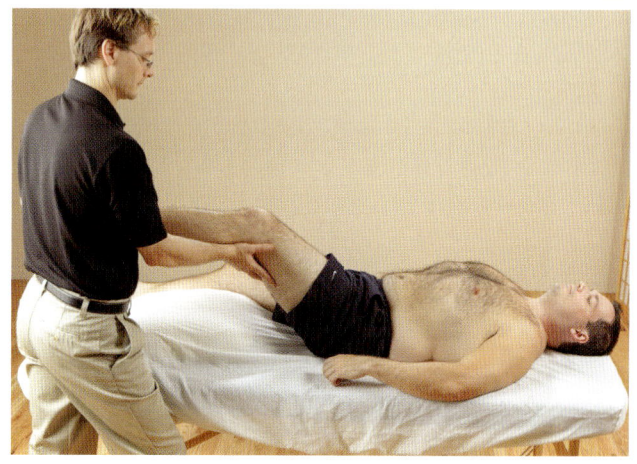

図3-8 ■ ジョイント・ムーヴメント

タポートメント

タポートメント(叩打法)は、組織を刺激するために用いる素早く反復的でリズミカルなテクニックである。このテクニックは「パーカッション」や「パーカッシヴ・テクニック」とも呼ばれる。指で叩く「タッピング」、手の側面で叩く「ハッキング」、拳で叩く「ビーディング」、手をカップ状にして叩く「カッピング」、筋肉を指でつまむ「ピンスメント」などがある。(図3-6)。

ヴァイブレーション

ヴァイブレーション(振せん法)も、フリクションやタポートメントと同様に素早くリズミカルな動きを用いるテクニックで、前後する動きや円を描く動きを通して、筋肉を揺らしたり神経幹を震わせたりする方法である。ヴァイブレーションは体を刺激するテクニックとして用いるもので、筋肉を「目覚め」させたり、クライアントに体の特定の部位の感覚に気づかせたりするのに役立つ(図3-7)。

ジョイント・ムーヴメント

ジョイント・ムーヴメント(関節運動)には、関節の周りの組織を緩めるためのさまざまなテクニック、たとえば関節可動域運動、能動運動、受動運動、エクササイズ、ストレッ

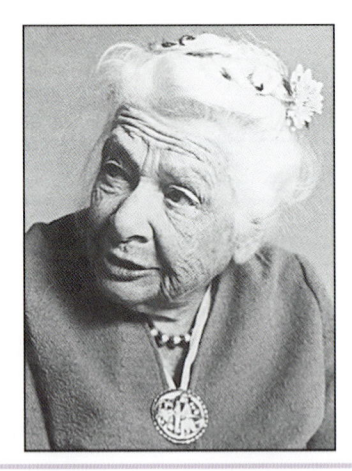

図3-9 ■ アイダ・ロルフ博士（1896.5.18-1979.3.19）。「神が降りてきて教えてくれたわけではありません。ですから長年の経験を通して方法を見つけなければなりませんでした。実践が先、インスピレーションはあとからついてきたのです」（写真：デヴィッド・カーク-キャンベル）

チなどが含まれる。2章で述べたジョイント・ムーヴメント、つまりROM運動はアセスメントにだけでなく、治療効果を引き出すためにも用いることができる。ジョイント・ムーヴメントは体の自己受容器の活性化に役立つ。関節を動かすと関節受容器、筋紡錘細胞、ゴルジ腱紡錘が刺激されるからだ。ジョイント・ムーヴメントには関節の動きをなめらかにしたり、神経経路を構築して関節を強化したりする効果もある（図3-8）。

これらのテクニックは特定の治療効果を引き出すために調整を加えたり組み合わせたりして用いることができる。マッサージセラピー情報を集めたウェブサイトの「ボディーワーク用語辞典」によれば、マッサージやボディーワークのスタイルは、現在200種類以上ある。しかしそのすべてのスタイルがこれらの基本テクニックをもとに成り立っている。

ディープティシュー・マッサージでは、体の組織の深部の層に働きかける意図で、これら7つの基本ストロークを組み合わせて用いる。また、治療効果の高いあるセッションを行うために、多様なマッサージやボディーワークのスタイルの理論も取り入れている。

ストラクチュラル・ボディーワーク

ストラクチュラル・ボディーワーク（整体術）は1900年代初頭のオステオパシーの発達に端を発している。ロルフィング、**ヘラーワーク**、トレガー・メソッド、フェルデンクライス・メソッドなどはどれも、体の構造と姿勢を整えることに焦点を絞ったボディーワークスタイルである。こうしたボディーワークの目標の一つは、体の結合組織を利用して姿勢と体の生体力学的バランスを整えることである。エリザベス・ディケとアイダ・ロルフ（図3-9）は、ストラクチュラル・ボディーワークの発展に多大な貢献をした二人である。

ドイツの心理療法家であったエリザベス・ディケは、体の表層の結合組織に焦点を当てた結合組織アプローチを開発した。このアプローチは血管系や内臓系の疾患を抱えるクライアントに役立つように組み立てられており、表層の筋膜に働きかけることにより、筋肉、血管、リンパ管、神経の周辺にある癒着を緩めて取り除くことができるという考え

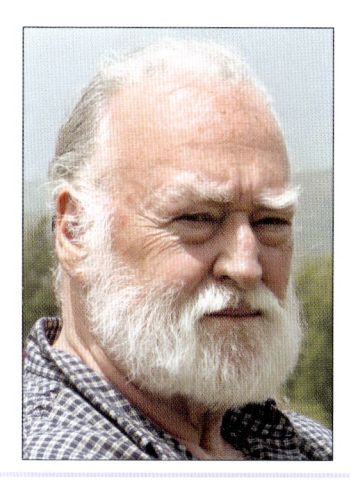

図3-10 ■ ジョン・F・バーンズ、理学療法士、有資格マッサージセラピスト、全米治療マッサージ・ボディーワーク認定委員会認定マッサージセラピスト（1939.2.3-）。「優れたセラピストは誠実で、穏やかで、中立的で、知的で、敏感で、強いが柔軟で、協力的で、思いやりがあり、共感的で、喜びにあふれている」。ジョン・F・バーンズの好意により、Salvo SG: Massage therapy: principles and practice, ed 4, St Louis, 2012, Saundersより転載。

方にもとづいている。このアプローチを用いると全身の体液の流れが改善され、関節の可動域と柔軟性が増し、組織の緊張が解消される。

　アイダ・ロルフとストラクチュラル・ボディーワークとの関わりは、彼女の1930年代におけるオステオパス（オステオパシー医）たちとの交流に始まる。**ストラクチュラル・インテグレーション**の名で始まったものが、のちに**ロルフィング**（ロルフ化するもの）と呼ばれるようになった。ロルフィングの焦点は、継続的な姿勢の悪さと体に加わる重力の影響を修正することにある。具体的には、体の比較的深部にある筋膜に働きかけて体を再調整し、関節に加わる重力に耐えることのできる姿勢に修正するのである。ロルフィングのボディーワークは従来、10回のセッションを要する。

　この二人の先駆者がストラクチュラル・ボディーワークの道を開いたことにより、その後、筋膜と結合組織に働きかけて体の構造と姿勢を整える同種のアプローチが開発された。ストラクチュラル・インテグレーションのさらなる発展に貢献したのは、ジョセフ・ヘラー、ジュディス・アストン、トーマス・マイヤースなどである。

筋筋膜アプローチ

　筋筋膜マッサージは全身の筋膜のつながりに注目したテクニックを用いるマッサージスタイルの分類である。この分類に属するのは、**筋筋膜リリース**、アンワインディングなど、筋膜組織のさまざまな層に見られる制限の解放に注目した筋筋膜アプローチである。筋筋膜マッサージは体の表層に行う結合組織マッサージであるビンディグヴィーブスやロルフィングとともに発達した。「筋筋膜リリース」という用語はロバート・ワードにより1960年代につくられたが、このテクニックが普及してマッサージセラピストが使いやすい形になったのは1980年代になってからのことで、ジョン・バーンズの尽力による（図3-10）。現在も筋筋膜マッサージをもとにしたさまざまな手法が開発され続けている。

筋膜

　　筋筋膜アプローチの効果とそのディープティシュー・マッサージにおける役割を理解するためには、筋膜とその役割を理解することが重要である。筋膜は膜状の結合組織で、骨や筋肉や内臓や皮膚を包んでそれらに形を与え、支え、つないでいる。この膜は足先から頭頂までをつないでおり、構成物質のコラーゲンは結合組織に共通する強く柔軟なタンパク質線維のもとになり、エラスチンはもとの長さに戻る弾力を生み出しており、基質であるゲルは線維間を埋めて潤いを与え、柔軟性を保つのに役立っている。

　　筋膜には個体が液体に近い状態に変化する**チキソトロピー**（揺変性）という性質がある。筋膜がより液体に近く柔軟な状態になるためには、水和と熱と動きという3つの要素が必要になる。エラスチンとコラーゲンの線維でできた筋膜構造の中にあるゲル状の「基質」が、体温に比べて低い温度になると粘性を増す。「粘性」は流れに対する抵抗となる。低温で粘性が高くなった物質は濃度が増し、動きにくくなる。筋膜も組織が温かいほど柔軟性が増す。

トリガーポイント・セラピー

　　トリガーポイント・セラピーはすでによく知られている治療的アプローチである。筋肉の一般的なトラブルにトリガーポイント・セラピーを用いる歴史をさかのぼれば、スタンリー・リーフに辿りつく。しかしこのセラピーを米国に普及させたのはドクター・ジャネット・トラヴェルである。トラヴェルは「トリガーポイント」と「関連痛パターン」という用語を広め、1952年に自らの発見を 著書『The Myofascial Genesis of Pain（痛みの筋筋膜創世記）』を通して発表した。また、ケネディ大統領とジョンソン大統領に施術を行ったことにより、トリガーポイント・セラピーが全米に注目されるきっかけをつくった（図3-11）。その後、ボニー・プルデンがトリガーポイントを発見して鎮める方法を一般に広めた。

　　トリガーポイント・セラピーでは、筋肉と結合組織の内部に見つかる刺激過敏の部位に働きかける。このアプローチは、トリガーポイントを見つけるステップと、そこを鎮めるステップからなる。

トリガーポイント

　　トリガーポイントは結合組織の内部にさまざまな原因によって発生する。外傷や姿勢の癖は、筋肉が収縮して体のバランスを保とうとする原因となる。反復的な動きや人間工学的な要因により、筋肉に過剰な負担となるストレスが加わることもある。また、病気や障害が結合組織に間接的に影響を与え、トリガーポイントの発生につながることもある。

　　活動性のトリガーポイントは過敏な部位である。これらのポイントは休息時でもつねに敏感で、押すとたいてい刺すような痛みがある。活動性トリガーポイントは離れた部位に症状を生じさせることもある。その症状は麻痺や痙攣、うずくような痛み、ずきずきする痛み、ひりひりする痛みなどである。

　　潜在性のトリガーポイントは、同じく過敏な部位ではあるが、離れた部位の痛み、つまり関連痛のもとにはならない。また、触れられなければ感じないので、その部位が過敏であることに本人が気づいていない場合も多い。しかし潜在性トリガーポイントは日常の

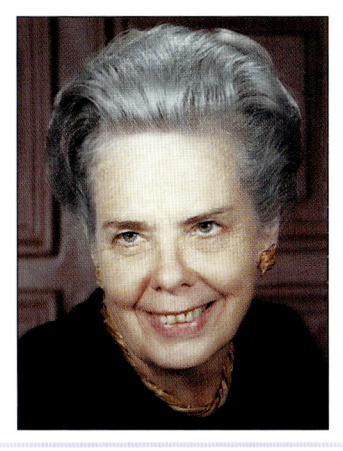

図3-11 ■ ジャネット・トラヴェル、医学博士（1901.12.17-1997.8.1）「健康になる可能性は、病気の状態のみで決まるのでなく、個人の線維によっても決まる」 Salvo SG: Massage therapy: principles and practice, ed 4, St Louis, 2012, Saundersより

行動や姿勢の歪み、筋肉の酷使などによって活動性に変わることもある。また、活動性に変わらなくとも、筋肉の弱化や関節可動域の縮小などの原因にはなる。

トリガーポイントに働きかけるテクニックのうち、とくに効果が高いのは、虚血圧迫法、ポジショナルリリース・テクニック、マッスル・エナジー・テクニックなどである。

フリクション・テクニック

　先に述べたように、フリクションは表面をこするテクニックである。このテクニックは体のさまざまな深さの層に対して用いることができる。表層に行うフリクションは血液循環と熱の発生を促す。これらは治癒とボディアライメント［体、骨、関節、組織の角度や並び］への働きかけのプロセスにおいて、重要な2つの効果である。

　ジェームズ・シリアックスが深い横方向のフリクションを普及させたことにより、マッサージセラピストという職業のレベルが少し引き上げられた。クロスファイバー・フリクションとも呼ばれるこのアプローチは、組織の線維に垂直に施すフリクションである。そのため、これを行うセラピストは筋肉と線維の方向についてよく理解していなければならない。このテクニックは通常は筋腹に対して行うもので、組織を広げて線維を整え直すことにより癒着を破壊するのに役立つ。しかし腱や靱帯に対しても有効である（図3-12）。

　サーキュラー・フリクションは通常は目立つ骨や関節の周りで用いる。これは円を描くように行うフリクションであり、体液の流れを改善し、線維を整え直すのに役立つ。

　「縦のフリクション」という言葉は一般に働きかける組織の線維と同じ方向に用いるフリクションという意味で用いられる。このアプローチはクロスファイバー・フリクションやサーキュラー・フリクションを用いることのできない手足などの体の末端によく用いられる。

　多方向のフリクションは筋膜に働きかけるアプローチの中で最近とくによく使われるようになってきている。先に述べたように、現在は筋膜に関する研究が進行中であり、筋膜マッサージにはどのようなテクニックが有効であるかが明らかになりつつある。こう

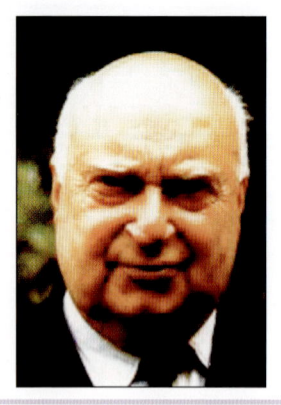

図3-12 ■ ジェームズ・ヘンリー・シリアックス、医学博士、王立内科医師会会員（1904-1985.6.17）。内科医、整形外科学の父。Salvo SG: Massage therapy: principles and practice, ed 4, St Louis, 2012, Saundersより

した進歩に貢献した発見の一つは、筋膜のコラーゲン線維は多方向のパターンで存在するという事実である。この理由で、多方向の深いフリクションを用いた場合は、横のフリクションだけを用いた場合よりもよい結果が得られている。

ストレッチ

ストレッチは全身の健康にとってきわめて重要である。ストレッチには体を柔軟にする効果、癒着を取り除く効果、体の動きをなめらかにする効果がある。ストレッチとは、関節可動域を広げて筋肉を伸ばすプロセスである。セラピストがストレッチを行うにあたり重要なのは、ストレッチする筋肉とその筋肉の影響を受ける関節の構造と機能を理解しておくことである。ストレッチを強引に、または間違った方法で行えば、クライアントの体組織を損傷させる危険がある。

静的ストレッチは安全で効果的なストレッチである。これはほぼ誰もが知っているストレッチであり、家庭で実践している人も多い。このストレッチは、ボブ・アンダーソンが著書"Streching"（邦訳書は『ストレッチング』ナップ、2002）を通して広めた。ストレッチして静止した状態を15-30秒保ち、それからさらに少し深くストレッチしてもう一度静止することにより、目標の筋肉をゆっくりと段階的に伸ばしていく方法である。

バリスティック・ストレッチは人気は高いが、体に害を及ぼす危険がある。このタイプのストレッチは**動的ストレッチ**に分類され、長い間スポーツ選手たちが実践していたものである。バリスティック・ストレッチは、急激に弾みをつけてターゲットの筋肉を強引に伸ばす方法である。この動作は筋肉が防衛反射として収縮する原因となり、ひいては組織に微小外傷を負わせる原因となる。この微小外傷に筋肉の収縮が伴うと、筋肉の緊張と動きの制限につながる。

受動的ストレッチは管理された形のストレッチであり、多くのセラピストやリハビリテーションの専門家が採用している。このタイプのストレッチでは通常、セラピストがクライアントの関節を可動域内で動かす。一時停止した状態でクライアントがリラックスしたら、セラピストはさらに関節を動かしていく。

固有重要性神経筋促通法（PNF）はマッサージセラピストやスポーツトレーナーの間

でよく用いられている受動的なテクニックである。PNFでは神経筋の伸張反射を利用して関節可動域を広げ、体を再教育する。PNFで一般に用いられるテクニックは収縮弛緩法と拮抗筋収縮法であり、この2つの組み合わせが収縮弛緩拮抗筋収縮法である。

収縮弛緩法ではポストアイソメトリック・リラクセーション・テクニックを用い、その中で一定時間、主動筋を収縮させる。そうすると収縮をやめた直後は、その筋肉に向かうすべての神経インパルスが抑制されるので、その部位が自然に弛緩する。この弛緩が続いている間はさらにストレッチを進める絶好のタイミングである。拮抗筋収縮法は相互抑制法が基盤にある。つまり拮抗筋が収縮している間は神経抑制により主動筋が弛緩することを利用する。こうした神経学的法則を組み合わせることにより、セラピストはクライアントに効率的なストレッチを施すことができる。

すべてを組み合わせる

どんなボディーワークでもそうだが、組織の各層を貫いて深い層に働きかけるには手順がある。組織に変化を起こし、線維を整えるための鍵はテクニックのみにあるのでなく、それをどのようなアプローチの中で用いるかにある。

効果的なセッションは必ず手順にしたがっている。セラピストはセッションを一般的なテクニックで始め、特別なテクニックに進み、再び一般的なテクニックで終わるべきである。一般的なテクニックは体の表面の広い範囲に用いるのに向き、特別なテクニックは体の比較的深い部分に局所的に用いるのに向く。過敏な部位に働きかけるときは、いきなりそこに働きかけるのでなく、初めに周囲に働きかけてから中心に進んでいくのがよい（表3-1）。

体の深い組織に働きかける前に、その部分の表面に近い層の準備はできているか、つまり表面に近い層の問題は解決済みかを確認する必要がある。また、深いところに働きかけるときほど、テクニックをゆっくりと用いなければならない。加わる圧のせいで組織や構造や内臓を損傷するおそれがあるからだ。深部組織には意識を集中して意図を持って働きかけなければならない。圧は摩擦を生じさせ、この摩擦が熱を生じさせる。組織が温まるとその基質の粘性が低下するので、効果的に筋線維を整え、柔軟性を高めることができる。

表3-1 アプローチの段階

	開始時	局所施術時	次の部位への移行時
ストローク	一般的	特定的	一般的
方向	中心に向かう	末端に向かう	中心に向かう
圧	浅い	深い	浅い
過敏な部位	周囲	中心	周囲

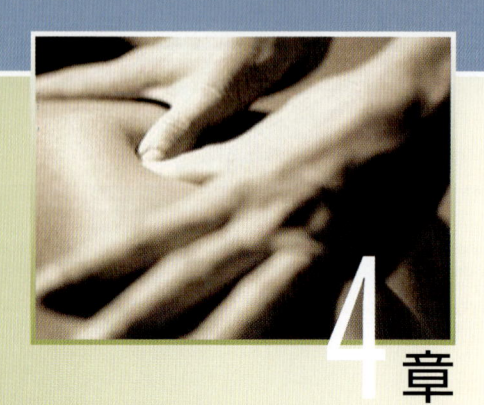

4章 ツールとテクニック

概要
ディープティシュー・マッサージの原則
ディープティシュー・マッサージのツール
　腕と肘
　手
　マッサージツール

キーワード
ボディメカニクス
深さ
機能解剖学
意図
指骨間（IP）関節
キネシオロジー
層
中手指節（MCP）関節
筋腹
ニュートラルな角度
非言語コミュニケーション
生理学
ディープティシュー・マッサージの原則
速度
表層
言語コミュニケーション
引き上げ

目的
1 ディープティシュー・マッサージの原則を理解する
2 深部組織へのテクニックを用いる
3 体のさまざまな部位をディープティシュー・マッサージのツールとして用いる方法を知る
4 体に適切なテクニックを用いる方法を学ぶ

ディープティシュー・マッサージは体の深い組織に焦点を当てる。しかしこれはセラピストが深い組織に届く強い圧を用いなければならないという意味ではない。つねに強い圧を用いてディープティシュー・マッサージを行っていると、セラピストは自分にもクライアントにも怪我のリスクを負わせていることになる。自分自身の関節に繰り返し強い力が加わると、それが長期的損傷につながり、セラピスト生命を縮めることになる。またクライアントにとっては、強い圧はあざや痛みや不快、さらには長期的な筋肉の損傷につながる。そこでこの章では、セラピストが体のさまざまな部位を利用することによって、余計なエネルギーを使わずに「強い圧」と感じられるものを加える方法について考察する。セラピストは拳や肘、前腕、指関節などを用いることにより、ストレスと怪我を防ぎながらセッションの目的を達成することができるのである。

ディープティシュー・マッサージを受けたときの感じ方は個人差が大きい。痛みなどを感じる閾値が人によって大きく異なるからだ。そのため肩甲骨沿いを肘で押してほしいというクライアントもいれば、同じ部位を手のひらで押されるだけで強すぎるというクライアントもいる。適切な**深さ**と圧を用いることができるかどうかは、言語および非言語コミュニケーションを理解するセラピストの能力にかかっている。

言語コミュニケーションには、クライアントの「そこは痛い」「もっと強く」などの言葉によるフィードバックが含まれる。しかしセッション中には話をしたがらないクライアントもいるので、セラピストから「痛くないですか？」「圧の強さはどうですか？」「こうすると気持ちいいですか？」などの質問を投げかけて言葉を引き出すことが重要となる。

　非言語コミュニケーションはボディーランゲージ、ポーズ、ジェスチャーなどを用いたコミュニケーションのことである。クライアントが言葉では強い圧をリクエストしているときでも、体が硬くなっていたり痙攣していたりすることがある。そのため、ディープティシュー・マッサージでは、セラピストの非言語コミュニケーションを理解する能力が重要になってくる。セラピストはクライアントの表情の変化や姿勢の微調整、筋肉の硬化などの不快を表すサインに敏感でなければならない。呼吸の変化や筋肉の触感の変化もテクニックの効果の向上に役立たせることができる。

ディープティシュー・マッサージの原則

　よい施術のために重要なのは労力よりもむしろ要領である。組織の深い層に働きかける方法と自分の体を正しく使う方法を理解することで、セラピストとしての仕事をより長く安全に続けることができるようになる。以下は組織の深い層に働きかけるときに覚えておくべき**ディープティシュー・マッサージの原則**である。この仕事をするうえで役立つだろう。

- **深部に働きかけるときは潤滑剤の使用を控えめに**。マッサージに潤滑剤を用いるのは皮膚に摩擦が生じるのを防ぐためである。しかし潤滑剤をつけすぎると、組織をつかんだり引っかけたりするのがむずかしくなり、マッサージに支障をきたす。オイルやクリームは指に皮膚を引っかけるようにして行うストレッチなどの妨げとなるのだ。また、潤滑剤をつけすぎると手がすべって目指さない方向へずれることもある。その場合、押されていた筋肉が急激にもとの位置にはね返り、ほかの部位に突然に圧が加わるので、痛みにつながることがある。
- **深部に働きかけるときはゆっくりと**。働きかける位置が深ければ深いほど、ゆっくりと働きかけなければならない。ゆっくりと働きかけることで、セラピストは行っていること、働きかけている位置、テクニックの目的に集中できる。深部への働きかけに伴って生じる痛みは、多くの場合、用いている圧そのものが原因ではなく、ストロークの速度が原因である。広く、深く、速い働きかけは副交感神経系よりも交感神経系を刺激する。しかし筋肉を緩めるためには副交感神経系を刺激しなければならない。また、ゆっくりとしたストロークのほうが、セラピストが筋肉の触感の変化に気づきやすくなり、トリガーポイントを見つけやすくなる。
- **働きかけている層に集中し、その層だけに働きかける**。体には筋肉の複数の層があり、それぞれの筋肉に特定の役割がある。**表層**の筋肉が動きを生み出しているのに対し、**深層**の筋肉は安定と支持を担っている。体はセラピストが働きかけている位置を感知す

るので、その位置がある層から別の層へと急激に変わると混乱に陥ることがある。セラピストは一つの層への働きかけを完全に終えてから次の層に移るように心がけていると、筋組織が緩んだときにそれを感じとることができるようになる。ここがプランが重要になってくる部分である。表層の殿筋に働きかけてから梨状筋に移り、殿筋に戻り、大腿方形筋に移り、殿筋に戻り、ということをしていると、神経系を混乱させ酷使することになりかねない。表層筋が緩む前にその奥に進めばクライアントは不快を覚え、筋肉の緊張が増し、損傷につながることもある。

深部のマッサージを終えるときは単純に引き上げない。組織層から手を引くときは、ゆっくりとした速度で行わなければならない。一つの部位に突然働きかけたりそこから突然引き上げたりすると、防御機構が働いて筋肉が収縮しやすくなる。この収縮は、たった今解放したばかりの緊張を再生させるもとになる。次の部位に移るときには前の部位からなめらかに抜け出さなくてはならない。エフルラージュは働きかけた直後の部位の血液循環を正常にして神経系を落ち着かせるのに役立つ。

テクニックに合うツールを用いる。多くのセラピストが自分の肉体的な強さに頼って、クライアントの体の深部に働きかけている。しかしセラピストは、正しい姿勢、正しい**ボディメカニクス**、適切なツールを利用して目標を達成するべきであり、自分の体に負担をかけるべきではない（囲み4-1）。

囲み4-1 ディープティシュー・マッサージの原則

> 1．潤滑剤を使いすぎない。
> 2．深部に働きかけるときほど動作を遅くする。
> 3．一層ずつ働きかける。
> 4．慎重に引き上げる。
> 5．適切なツールを用いる。

ディープティシュー・マッサージのツール

　セラピストが持っているもっとも重要なツールは自分の心と体である。また、解剖学、生理学、キネシオロジーの知識もディープティシュー・マッサージの重要なツールである。**意図**とは、特別の作用や結果を起こすための決意のことだが、明確な意図もまた、セッションの方法と結果に直接的に影響するツールと言うことができる。

　セッションにディープティシュー・マッサージを用いる理由を明確にするのは重要なことである。セラピストがディープティシュー・マッサージを用いるのは筋組織の深い層に働きかけるためだろうか。それともクライアントが求める圧を加えるためだろうか。クライアントが単に強い圧を求めているのなら、とくに深部組織に働きかけなくとも、単純に強い圧を用いるセッションを行うだけで済む。**機能解剖学**と**生理学**の深い知識は、セラピストがクライアントの現在の姿勢や状況を正しく評価するうえで役立つ。解剖学と**キネシオロジー**の知識は、セッションの目的達成に必要なアプローチとテクニックを決めるのに役立つ。クライアントが摂取しているもの、健康のアセスメント、姿勢と歩行の分析、「主観・客観情報、アセスメント、プラン」の記録は、体が日常の活動から受けている影響や体のマッサージテクニックに対する反応を明らかにするのに役立つ。

ディープティシュー・マッサージを安全かつ効果的に行うためにはセラピストの体の使い方もきわめて重要である。ディープティシュー・マッサージも従来のマッサージトレーニングの中で学ぶボディメカニクスの考え方にもとづいているので、セラピストがとるべき姿勢は、従来のマッサージのそれと大きな違いはない。セラピストが通常最初に行う調整はマッサージテーブルのセットアップである。ディープティシュー・マッサージを行うセラピストは、テーブルを通常よりも1-2段階低くセットすることが多い。テーブルが低めだと圧を加えるときに梃子の原理と体重を利用しやすくなるからだ。また必要に応じてひざまずいたりテーブルの上に乗ったりするのが楽だという利点もある。適切な圧を加えるためには自分の体重がどこにかかっているか、自分の体重をどう使うかをつねに意識しなければならない。また、足の開き方を大きくしたり小さくしたりといった姿勢の調整も必要である。

　ディープティシュー・マッサージを行うときは逆にテーブルを1段階高くしたほうがよいというプラクティショナーもいる。そのほうが前腕と肘を効果的に使うことができ、腰にも負担がかかりにくいというのである。いずれにしても、テーブルはセラピストにとって使いやすく、使用するテクニックに合う高さにセットする必要がある。

腕と肘

　前腕は、圧を用いるときにも広い範囲に流れるようなストロークを施すときにもすばらしいツールとなる。前腕には、性質と効果の異なる2つの表面がある。尺骨側の面は、筋肉の多い部位にコンプレッションやブロードニング・ストローク（筋線維に垂直に左右に広げるストローク）を施すのに適した硬めのツールとなる。また前腕の筋肉のある面は、筋肉の薄い部位の施術に適した軟らかめのツールとなる（図4-1）。

　前腕を用いるコンプレッションでは、広い範囲に圧を加えることができる。前腕はクライアントの要求に応じて容易に調整できる道具でもある。手首と指の屈筋の**筋腹**は前腕にある。前腕でコンプレッションを行いながら拳を握り、握る強さを変化させることによって、前腕の硬さを調整するセラピストもいる。この方法はクライアントが感じる圧の強さの調整に便利だが、セラピストにとって危険な方法でもある。拳と手首を緊張させる動作はエネルギーの消費が大きく前腕を疲労させるので、やがては前腕の損傷につながる可能性があるからだ。前腕を回外（小さく前へならえの姿勢から手のひらを上に向ける方向の動き）すれば、前腕の尺骨側の面、つまり硬い面を用いることができ、前腕を回内（小さく前へならえの姿勢から手のひらを下に向ける方向の動き）すれば、筋肉のある側、つまり比較的軟らかい面を用いることができる。

　セラピストにとって前腕をうまく使いこなせるようになるかどうかは重要な問題である。前腕を使えば手首や指に負担をかけずに少ない労力で大きな圧を加えることができるからだ。前腕は広い範囲でのグライディング・ストロークやストリッピング・ストロークに用いることができる。また、広い範囲にコンプレッションを加える必要があるときにも有効なツールとなる。

　コンプレッションを加えたいときには肘も価値あるツールとなる。肘を用いれば限定された狭い範囲へのコンプレッションが可能になる。肘は大きな筋肉のある部位に用いる場合にはとくに、親指に負担をかけない最高のコンプレッション・ツールとなる。ただし、肘の表面は前腕の表面よりも小さくて硬いので、前腕の表面を使った場合よりもクライアントが感じる圧が強くなる。そのため肘を用いて前腕を用いる場合と同じ効果を得たい場合は、たいてい圧を弱くする必要がある（図4-2）。

　肘を頻繁に利用するなら、新たな姿勢に適合するボディメカニクスを採用することが

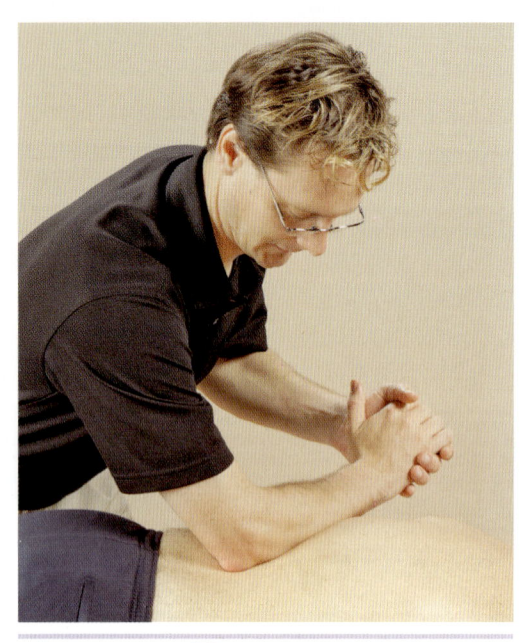

図4-1 ■ 前腕

重要である。肘を用いるには、セラピストはクライアントの体に近づく必要があるので、自分の体をクライアントのほうに傾けなければならない。このとき、腰椎にストレスをかけすぎないための鍵は、足を大きめに開くことと背筋を伸ばすことである。尺骨神経は腕の表面に近い部分にあるので、肘の使い方が悪いと、この神経が圧迫されて腕の痺れや痛みの原因となる。そうした感覚を覚えたときは、肘を置き直して別の面を使うようにするか、肘を使うのを中止するべきだろう。

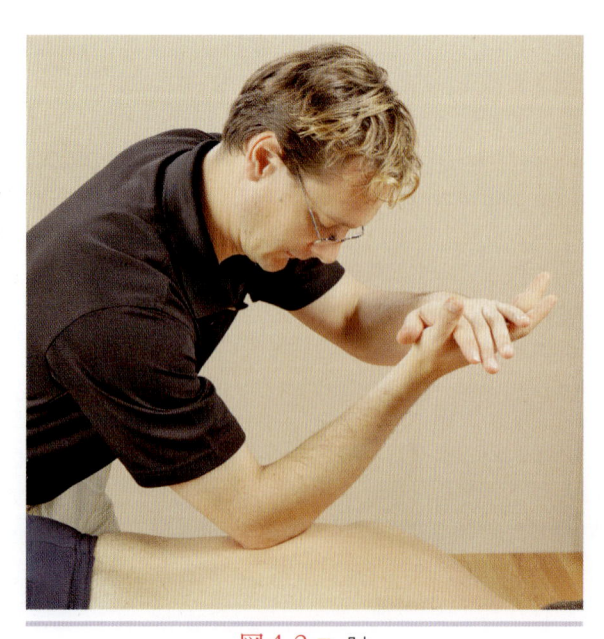

図4-2 ■ 肘

手

　セラピストがもっとも頻繁に用いるツールは手である。ほぼすべてのセラピストがマッサージセッションを通して手のひらと指を用いる。しかし長時間使いすぎていると小さな損傷が累積してセラピスト生命を縮めることがある。ディープティシュー・マッサージのときはとくに関節にストレスがかかりやすいので、手のさまざまな面を使うようにすることが重要である。

　拳は手首を**ニュートラルな角度**に保った状態での手の一面となり、コンプレッションやグライディングに用いることができる。当たる面が肘よりは大きいが、前腕ほどは大きくない。この大きさはハムストリングスや起立筋群などにストリッピングを施すときに有利になる。拳を使うと、肘や前腕を使うときと違い、セラピストがクライアントに極端に近づくことなく強めの圧を加えることができる（図4-3）。

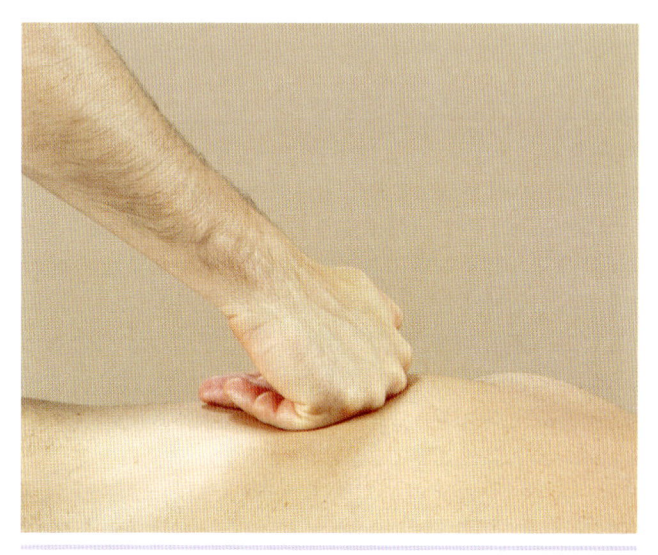

図4-3 ■ 拳

　拳は開いた拳と閉じた拳の2つの形で用いることができる。開いた拳とは、**中手指節（MCP）関節**（指のつけ根の関節）のみを屈曲させた状態である。このタイプの拳をつくると、セラピストは屈筋が弛緩した状態を保つことができ、指関節と基節骨（指のつけ根から第二関節までの骨）の甲側を用いることができる。閉じた拳では、セラピストはMCP関節と**指節間（IP）関節**（指の途中にある関節）の両方を屈曲させる。このタイプの拳を用いると、開いた拳の場合よりも前腕が緊張しやすく、疲労しやすくなる。閉じた拳は指関節の部分を用いるほうが快適である。

　拳と指関節はストリッピングやコンプレッションや圧迫しながらのストレッチに効果的に用いることができる。これらを用いるときに重要なのは手首をニュートラルな角度に保つことだ。手首を曲げたり伸ばしたりしながら用いていると、手首にストレスがかかり損傷や不快の原因となる（図4-4）。

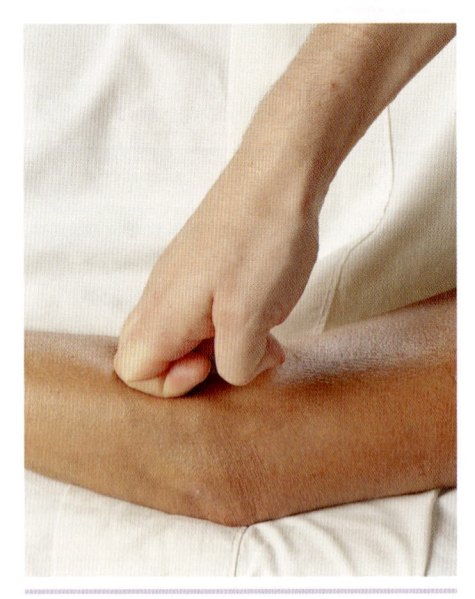

図4-4 ■ 指関節

　指関節は指と手のストレスと疲労の軽減に役立つもう一つのツールである。セラピストはコンプレッションや深めのグライディングを行うときは親指よりも指関節を使ってみるべきだろう。指関節を用いるときは四指すべての関節を揃えて用いることが重要である。四指の関節を揃えておかないと、MCP関節と手首に余計な圧が加わることになる。また、手首は屈曲、伸展、外転、内転のいずれもさせることなく、ニュートラルな角度に保たなければならない。

　指もマッサージセラピストが酷使しやすい部位である。指は触診や構造と組織のアセスメントに用いるのに便利である。指先は小さな接触面となるので限られた狭い部分に用いることができる。指と指先はセラピストにとってもっとも用途の広いツールであり、コンプレッション、フリクション、スクイージング（絞るテクニック）、タポートメントはどれも指を用いるテクニックである。こうした用途の広さが、セラピストが指を酷使しやすい原因である（図4-5）。

　ディープティシュー・マッサージで指を用いるときは、損傷や疲労を防ぐために関節をサポートする配慮が重要である。サポートは、反対の手の指を添えたり別の指を重ねたりすることで実現できる。指は時間をかけて鍛えられていくものではある。しかし適切にサポートすることや用い方をいろいろに変えることで疲労と損傷を防ぐことは重要である。

マッサージツール

　筋肉の痛みの治療にはあらゆる文化で歴史を通じて何らかのツールが使われており、それらは各時代のテクノロジーや知識や利用できる材料に合わせて改良が続けられている。これまで木製、石製、プラスチック製などのさまざまなマッサージツールが、セラピストを怪我から守り、マッサージセッションを補助するために使われてきた。また、セラピストとクライアントの双方がセッションとセッションの間のセルフケアのために用いるマッサージツールもある。

　石のマッサージツールは温めたり冷やしたりして用いることができ、硬いツールは指や指関節の代わりに用いることができ、スティック状のツールや柔軟性のあるツールは

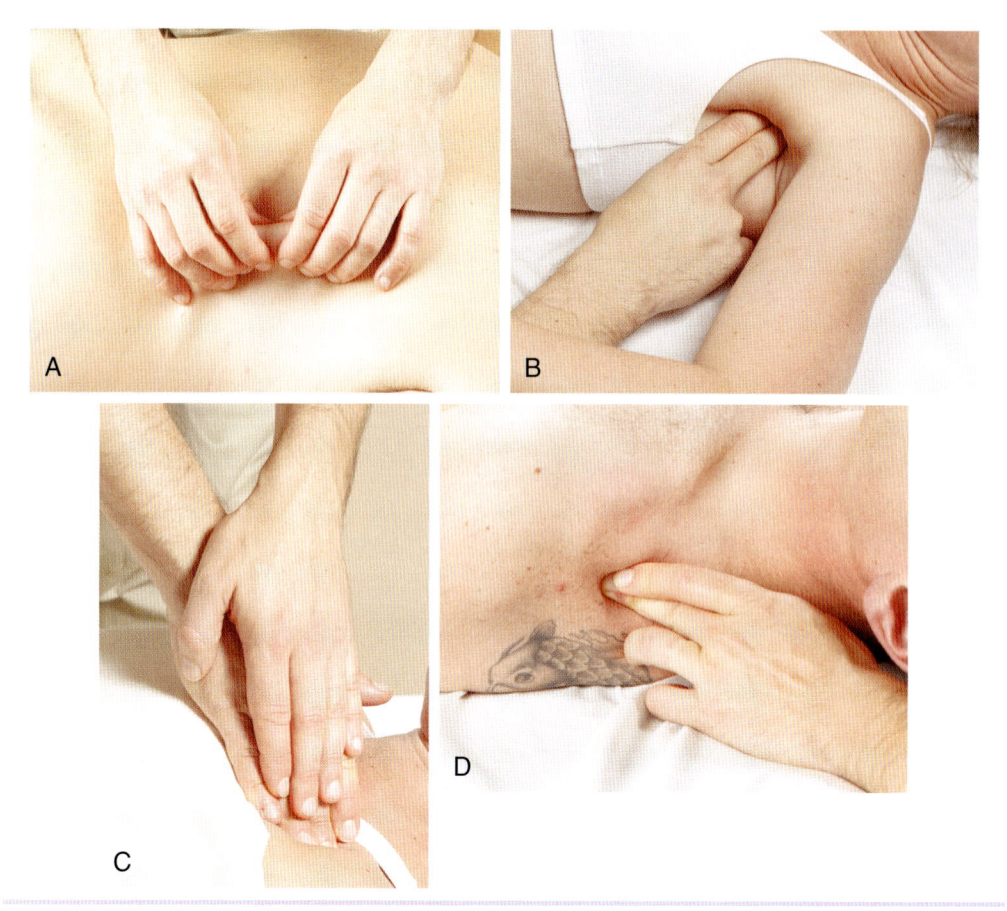

図4-5 ■ 指　**A** 筋肉のスクイージング　**B** 指によるコンプレッション　**C** 指によるコンプレッションを反対の手でサポート　**D** 指によるコンプレッションを別の指を重ねてサポート

タポートメントに用いることができる。また振動を発生する各種の電子ツールもある。セラピストが利用することのできる道具は数え切れないほどあるが、どれも使用には注意が必要である。

　マッサージを補助するツールを使っているとき、セラピストとクライアントは触れ合っていない。セラピストとクライアントの間にある物質は、クライアントの体が変化した感触を放散させてしまうかもしれない。組織の深層や過敏な部位に働きかけているときはこうした微妙な変化に気づくことがきわめて重要であるにもかかわらず、ツールはその気づきを阻む可能性がある。

5章

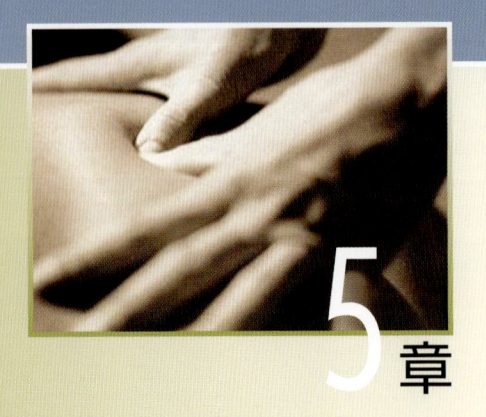

頭部と頸部

概　要
頭痛
　　緊張性頭痛
　　片頭痛
　　頭痛に働きかける
顎関節症
斜頸
むち打ち
胸郭出口症候群

キーワード
環椎(C1)
軸椎(C2)
体位
腕神経叢
先天性斜頸
労作性および緊張性頭痛
頭痛(HA)
頸静脈
片頭痛
器質性頭痛
痙性斜頸(ST)
顎関節(TMJ)
胸郭出口症候群(TOS)
中毒性頭痛
むち打ち

目　的
1. 頸部の構成要素を理解する
2. 姿勢が頭部と頸部にもたらす影響を知る
3. 頭痛の種類を知る
4. 顎関節(TMJ)症を理解する
5. 筋肉がTMJにもたらす影響を理解する
6. 斜頸の種類を知る
7. むち打ちの原因を知る
8. 胸郭出口症候群を理解する

頭部と頸部は全身の中でもとくに複雑で酷使されている部位である。頸部の痛みを人生で一度も経験しない人はほとんどいない。頸部の痛みがそれほど起こりやすい理由は、その構造と機能から容易に理解できる。半固体の基盤に1本の棒が30-40度傾いて立ち、それが10ポンド(約4.5kg)のボーリングのボールを支えているところを想像してほしい。これが頸部の構造である。頸部の基盤に当たる体幹部は、胸椎、肋骨、胸骨で構成されている。また傾いた棒は7つの頸椎と椎間板でできている。ボーリングのボール、つまり頭部の重さは平均4.5-5.5kgである(図5-1)。

頸部は伸展、屈曲、側屈、回旋およびこれらの動きの組み合わせを可能にするために構造が犠牲にされている。この部位には多くの神経と靭帯と筋組織がある。頸部の複雑な筋組織は頭部を安定させてバランスを維持し、これらの動きをコントロールするために不可欠なのである(図5-2)。

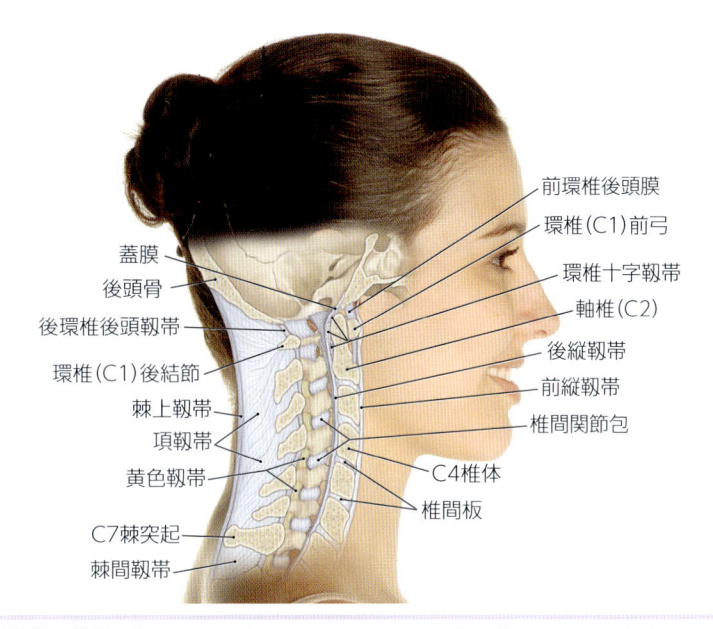

図5-1 ■ 頸部の構造 『筋骨格系の触診マニュアル―トリガーポイント、関連痛パターンおよびストレッチを用いた治療』（ジョセフ・E・マスコリーノ著、ガイアブックス、2011）より

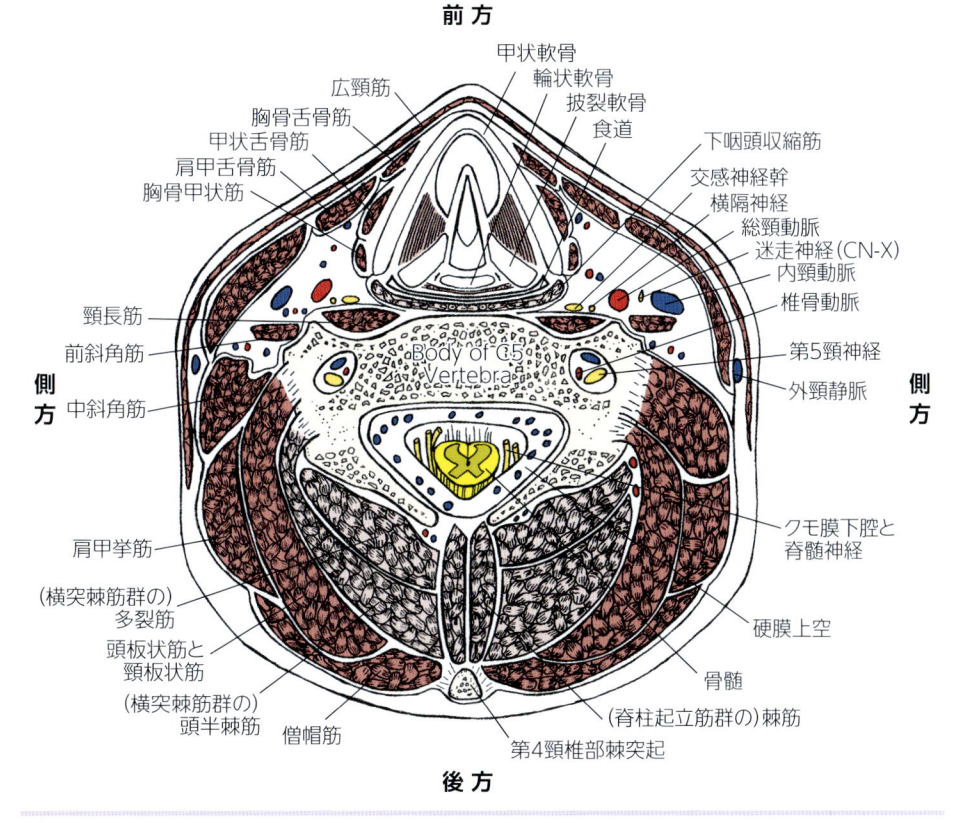

図5-2 ■ 頸部の断面図　Muxcolino JE "The muscular system manual: the skeletal muscles of the human body, ed 3" (St Louis, 200, Mosby)より

47

頸部の脊柱も血管と神経が密集しているせいで細心の注意を要する部位である。脊柱周辺に働きかけるときに明らかに注意が必要なのは**中枢神経系**である。椎孔を貫いている脊髄は、強引な動作により締めつけられたり損傷したりすることがある。治療マッサージで脊髄が傷つくことはまれだが、**頸神経叢**(C1-C4)と**腕神経叢**(C5-C8)などの末梢神経は、脊椎の外に出ているために比較的損傷しやすい。

頸部はその血管の構造にも注意を要する。第1-6**頸椎**には横突孔があり、そこを脳に続く椎骨動脈と椎骨静脈が通っている。ここは頸の回旋などの動きのせいでリスクの高い部位である。つまり、頸を回したりストレッチをしたりしたときにこうした血管に圧がかかり、失神、悪心、眩暈などにつながることがあるのである。椎骨動脈の締めつけや

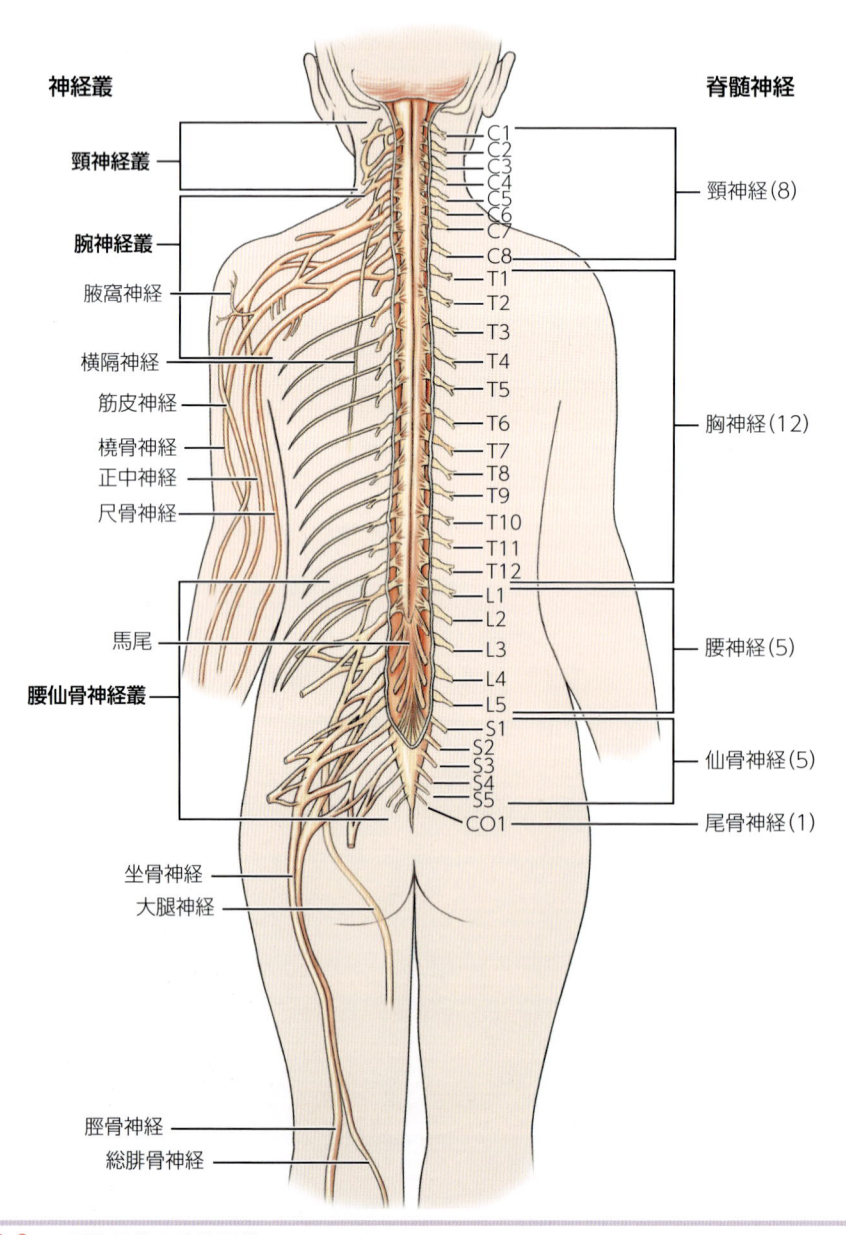

図5-3 ■ 頸神経叢と腕神経叢　Herlihy B "The human body in health and illness, ed 4" (St Louis, 2011) より

圧迫は、回旋角度約45-50度の範囲で起こりうる。頸部前面には**頸動脈**と**頸静脈**が胸鎖乳突筋（SCM）の下に隠れている。こうした血管は体の表面近くにあるので、頸動脈波が触れてわかる。頸部前面に働きかけているときに脈に触れたら、手の位置を変えるべきである（図5-4）。

　セラピストはクライアントにさまざまな**体位**をとってもらうことで頸部に働きかけやすくなる。どの筋肉に働きかけるかによって、クライアントに伏臥位、仰臥位、側臥位、座位のいずれかになってもらえばよい。どの体位にも利点と欠点がある。仰臥位は関節可動域（ROM）のアセスメントやストレッチをもっとも幅広く行うことができ、頸部前面の筋肉に働きかけやすいだけでなく、頸部後面の筋肉の一部にも働きかけることができる。仰臥位で頸部後面の筋肉に働きかける利点の一つは、頭部と頸部の重さを抵抗力として用いることができるため、セラピストが圧を加える負担が軽くなる点である。伏臥位の場合はフェイスクレイドル（顔を置く枕）の問題がある。フェイスクレイドルの多くには、上背部や頸部や頭部に下向きの圧を加えたときに顎や喉に当たる横木があり、それにより頭部に加わる圧のせいで副鼻腔や顔の骨にも圧が加わり、不快が生じることがある。側臥位はもっと用いられてよい体位である。側臥位では頸部前面、後面、側面の筋肉に働きかけることができ、多様なジョイント・ムーヴメントを行うことができる。側臥位を効果的かつ快適にする鍵は、枕やクッションなどの支えを上手に利用することである。

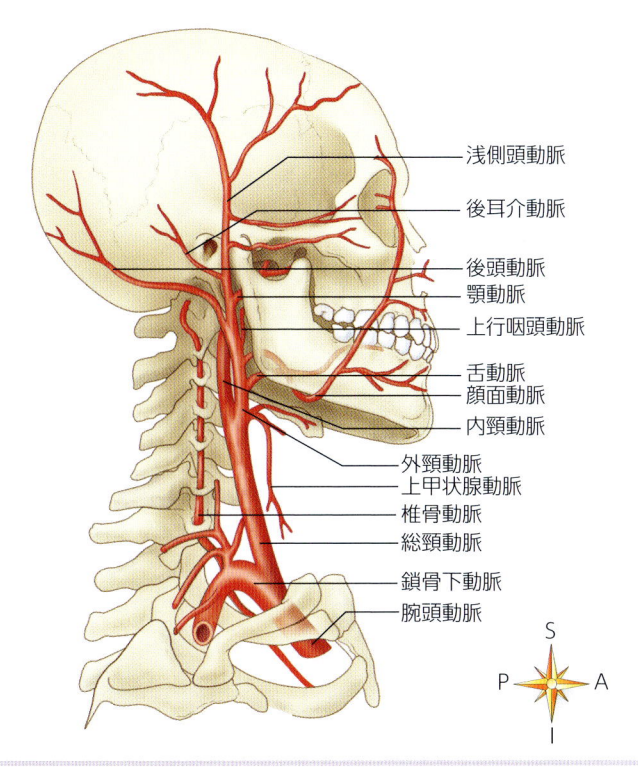

図5-4 ■ 頸部の血管　Patton KT, Thibodeau GA "Anatomy & physiology, ed 8" (St Louis, 2013, Mosby)より

頭痛

　頭痛は毎年米国人口の約90％が経験している興味深い不調である。「頭痛」はさまざまな原因で起こる頭部の痛みと定義される。頭痛の原因には環境（**中毒性頭痛**）、ストレスと緊張、血管鬱血、疾患（**器質性頭痛**）のほか、運動や労働（**労作性または緊張性頭痛**）などがある。しかし種類の違う頭痛でも、原因に類似点があることが研究によりわかっている。頭痛の多くはセロトニン量の変化、ホルモンの変化、動脈の拡張などが原因で起こる。体内のこうした変化は食品、アレルギー、筋緊張、体の歪み、化学物質の変化などさまざまな刺激によって引き起こされる。

　多くの場合、マッサージは頭痛を和らげるすばらしい助けとなる。とはいえ、それは頭痛の根本原因による。頭痛は、たとえば器質性頭痛の場合がそうだが、その裏に何らかの疾患があることがあるので、マッサージを行う前にその点に注意しなければならない。頭痛が何らかの感染や腫瘍などの組織増殖のせいで起きているとすれば、マッサージをすることは勧められない。頭痛が緊張や活動のせいで起きているとすれば、マッサージは効果的である。クライアントの病歴をしっかりと把握することと触診の高いスキルを持つことが、頭痛のタイプの違いを判断する助けになる。

緊張性頭痛

　緊張性頭痛は物理的なストレスや活動が原因で起こる。この頭痛はたいてい体の歪みや人間工学的な環境の悪さやストレスその他さまざまな原因により筋組織が硬くなることによって起こる。多くの場合、筋組織は頭蓋骨の歪みのない状態を維持するために働きすぎている。セラピストの多くは僧帽筋の施術から始めるが、筋緊張の根源は後頭下筋群であることが多い。この複雑な筋肉群は頭部のバランスを保つうえで重要な役割を果たしている。**環椎（C1）**と**軸椎（C2）**と後頭骨下部を安定させているのである。体の表層の筋肉に緊張がたまると、頭部を歪ませないために後頭下筋群が収縮する。後頭下筋群の緊張のせいで椎骨間の圧縮が起こることがあり、それが頭痛につながる（図5-5）。

　緊張性頭痛に関わる筋肉にはほかに僧帽筋、肩甲挙筋、斜角筋、板状筋、胸鎖乳突筋、顎のいくつかの筋肉などがある。どの筋肉にも関連痛パターンがあるので、それを原因となっている筋肉の発見に役立てることができる。問診のプロセスで話し合いを十分に行うことが原因の筋肉を発見する助けになる（表5-1）。

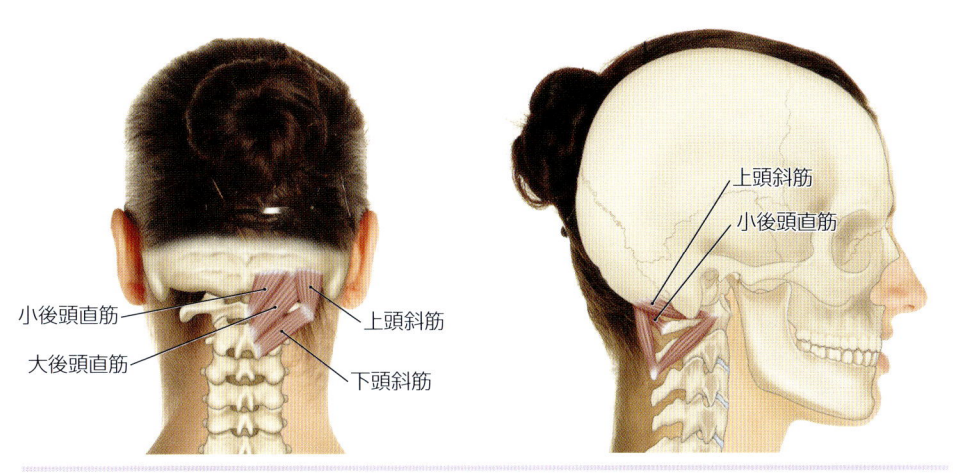

図5-5 ■ 後頭下筋群　『筋骨格系の触診マニュアル―トリガーポイント、関連痛パターンおよびストレッチを用いた治療』（ジョセフ・E・マスコリーノ著、ガイアブックス、2011）より

表5-1　関連痛パターン

筋肉	関連痛パターン
前頭筋	目の上の局部的な不快感
肩甲挙筋	頸の下部、肩上部、肩甲骨と椎骨の間の痛みに関連
後頭筋	後頭部の不快感
斜角筋群	一般に、肩上部、腕の外側から第1指から第3指にかけての痛みに関連
頭板状筋	頭頂部の痛みに関連
頸板状筋	頸の後部と側頭部の痛みに関連
胸鎖乳突筋	胸骨側は頬、側頭部、耳の後ろの痛みに関連
	鎖骨側は耳の痛みと目の上の痛みに関連
後頭下筋	目の周りと耳の上の不快感に関連
僧帽筋	上部性線維が目、耳、頸の側方部の不快感に関連

片頭痛

　片頭痛の痛みと不快は独特である。それはほかのどんな痛みや不快とも似ていないとクライアントはよく言う。**片頭痛**は血管と関連の深い頭痛で、脳の周りの血管に影響する。片頭痛にはよく嘔吐、悪寒、発汗、極端な疲労、視覚障害などが伴う。こうした症状は体の衰弱につながるので、仕事に支障をきたしたり寝込んだりする原因となりやすい。片頭痛が起こると光と音に極端に敏感になるという人もいる。片頭痛はたいてい食品やアルコールや薬品への過敏症、ストレス、気候の変化、睡眠パターン、姿勢などに誘発される。ホルモンの影響もあり、男性より女性のほうが経験しやすい（囲み5-1）。

囲み5-1 頭痛に関連するマッサージの禁忌症

血管疾患
食事に誘発された片頭痛
心臓疾患
重症化した糖尿病
脳卒中の病歴
血管性片頭痛
浮腫
頸椎ヘルニア
急性外傷
末梢血管疾患

頭痛に働きかける

　頭痛が緊張のせいだとしても片頭痛だとしても、セッションを行うには注意が必要である。クライアントに頭痛があるならセッションは短くし、深いテクニック、攻撃性のあるテクニックは避けなければならない。熱を用いるテクニックも、とくに血管に関係のある頭痛の場合には避けるべきである。クライアントの体位も重要で、伏臥位は頭骨への圧の感じ方を強めることがあり、仰臥位は部屋の照明によっては不快となることがある。光に過敏なクライアントにはアイピローを使ってもらうとよい。たいてい側臥位がもっとも快適である。側臥位の場合、クライアントが楽な位置にクッションなどを置いて、頭と体を支えるようにするとよい。

　頻繁に頭痛があるというクライアントに対しては、問診をとくに丁寧に行い、痛みのある位置、姿勢や睡眠の習慣、食品過敏症の有無、日常の活動などについて尋ねる必要がある。こうした情報は筋組織の評価に役立ち、頭痛の頻度を減らすために姿勢をどう修正するべきかを知る助けとなる。

　セッションの焦点は、トリガーポイント、硬い筋肉、骨格の歪みを減らし、頸部の可動域を広げることにある。各層には順番に働きかけていく。初めに組織と表層の筋膜を温め、次に僧帽筋上部に見つかるトリガーポイントや緊張の強い組織に働きかけ、それから肩甲挙筋と胸鎖乳突筋に見つかる拘束部分に、コンプレッションやストリッピングなどを用いて働きかける。その奥の板状筋や後頭下筋に進むと、筋筋膜ストレッチとコンプレッションが効果的になる。最後は神経筋を再教育するためにジョイント・ムーヴメントとストレッチで締めくくる（手順5-1）。

顎関節症

　顎関節（TMJ）症は、側頭骨と下顎骨（顎）との間の関節の機能異常を表す一般的な言葉である。医師たちはこの関節に関連した症状と筋肉や骨格の機能障害と一般的徴候の総称としてこの用語を用いている。この関節には独特な特徴があるため、関節周りにさまざまな問題が起こりやすい。TMJは本当の蝶番関節ではない。この関節は上下、前後、左右のいずれにも動くことができる。そうした高い可動性が、この関節が損傷したり反復使用による障害を起こしたりしやすい原因である。さらにこの関節には、外側翼突筋が直接この関節の関節円板とつながっているという独特な筋肉の特徴もある。

頭痛に働きかける手順

手順5-1

表層の組織のウォーミングアップ

頭部と頸部の組織をグライディングと軽いニーディングでウォーミングアップする。

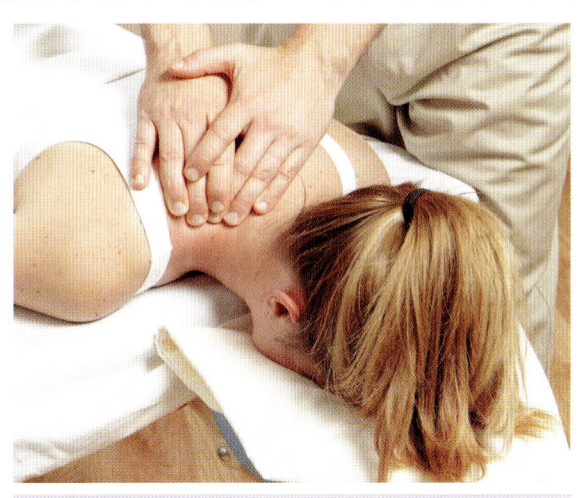

手順5-1　図1

拘束部分とトリガーポイント

僧帽筋上部の拘束部分とトリガーポイントに働きかける

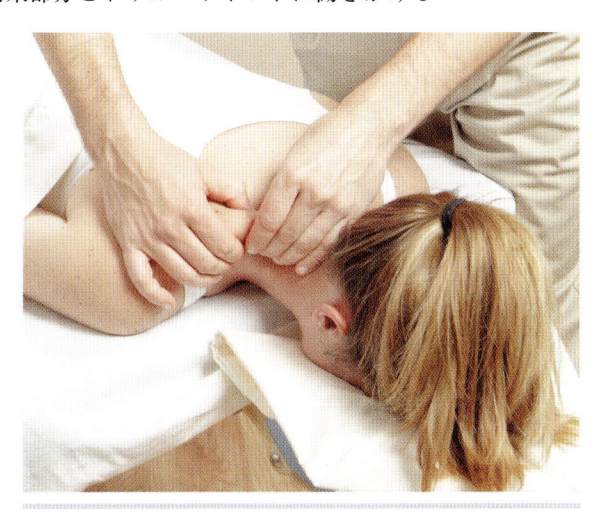

手順5-1　図2

頭痛に働きかける手順

肩甲挙筋

　　　　肩甲挙筋の拘束部分とトリガーポイントにコンプレッション、レングスニング・ストローク［線維方向に起始部から停止部までゆっくりと深めにスライドして筋肉を伸ばすストローク］、横のフリクションを用いて働きかける。

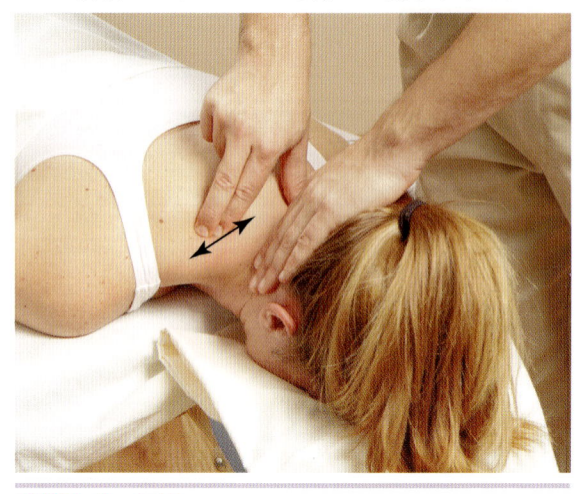

手順5-1　図3

胸鎖乳突筋（SCM）

　SCMの拘束部分とトリガーポイントにストリッピングとピンスメントを用いて働きかける。癒着のある部分には横のフリクションが効果的。

注 意

　SCMは頸動脈や頸静脈と隣接している。それらに気をつけ、触れないようにすること。

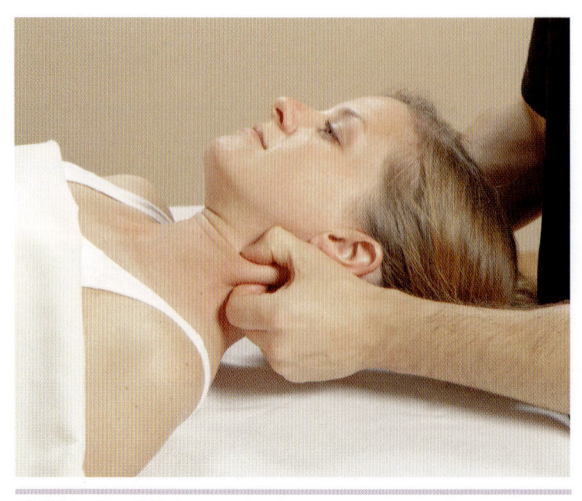

手順5-1　図4

5章　頭部と頸部

頭痛に働きかける手順

斜角筋

拘束部分とトリガーポイントにストリッピングとコンプレッションを用いて働きかける。

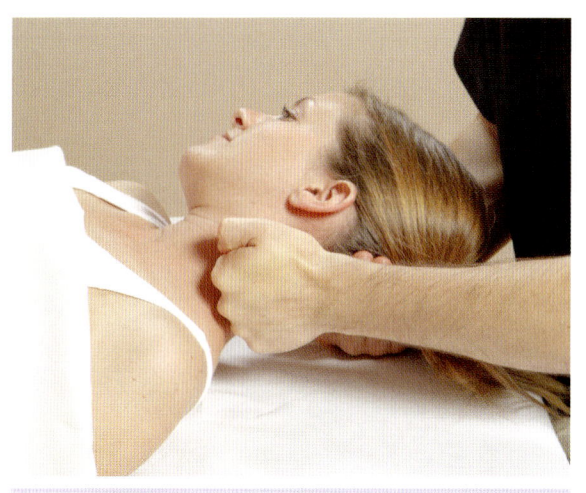

手順5-1　図5

後頭下筋群

後頭下筋群にはコンプレッションとストリッピングが効果的。頭部と頸部の重みを抵抗として用いるとよい。

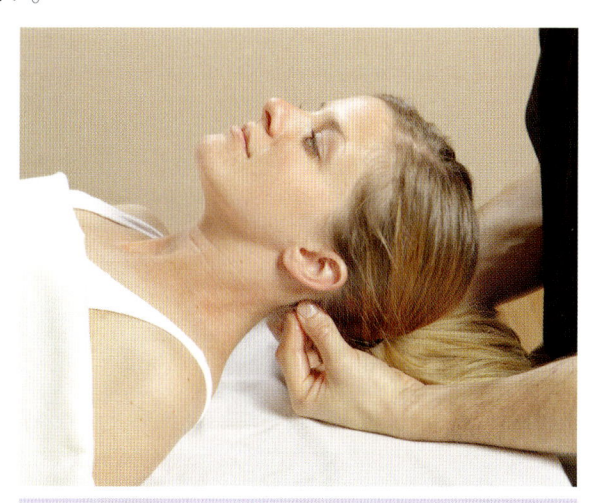

手順5-1　図6

ストレッチ

ジョイント・ムーヴメントとストレッチは筋肉のクーリングダウンに役立つ。

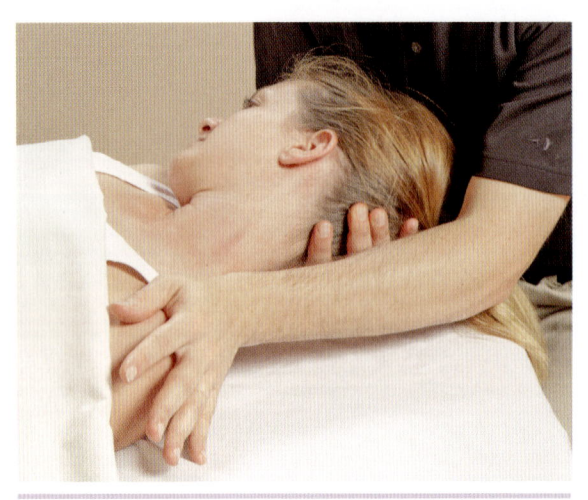

手順5-1　図7

顔のマッサージ

最後に顔をマッサージし、頭痛や鼻づまりに関連するツボを押す。

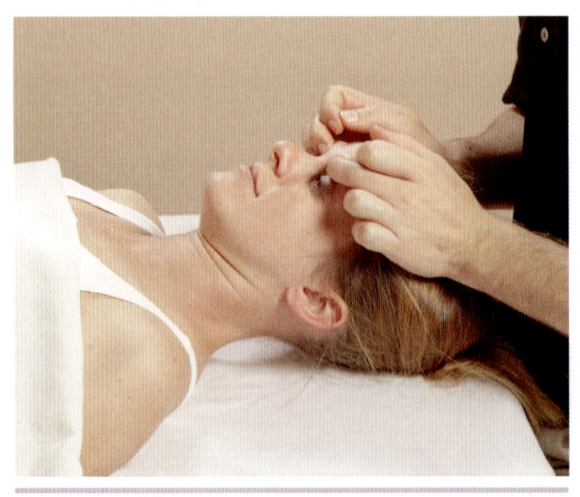

手順5-1　図8

顎を動かして直接TMJに影響を与える筋肉は、側頭筋、咬筋、外側および内側翼突筋、顎二腹筋の5つである。側頭筋はおもに下顎骨の後方と上方への移動を助け、ものを噛むときも話すときもつねに使われる。咬筋は下顎骨の上方と前方への移動を助けるが、咬筋の深頭部は下顎骨の後方への移動を助ける。これら2つの筋肉は触れるのが容易で、顎とこめかみ周辺の痛みに関連する（図5-6）。

　外側翼突筋はTMJの痛みと機能障害にもっとも直接的に影響する。この筋肉は下顎頭に付着し、関節円板に直接付着している。この筋肉は下顎骨の前方と左右への動きを助ける。顔の筋骨格の構成上、この筋肉に働きかけるには口腔内から触れるテクニックを用いるのがもっとも効果的である。内側翼突筋は下顎骨の上方と前方と左右への動きを助ける。この筋肉も口腔内からがもっとも触れやすいが、下顎骨角の内面の付着部は外側の皮膚表面から触れることができる（図5-7）。

　顎関節症は原因がさまざまなので、クライアントの主治医と相談のうえでプランを立てるのが望ましい。反復的な使用、継続的な収縮、姿勢その他さまざまな要因がこれらの筋肉群の機能に影響し、顎の痛みや咬合異常、さらには関節軟骨の亜脱臼を引き起こすことがある。クライアントが経験しているのがこうした症状だとしても、医師による診断の確定は必須である。そのうえで不快感が歯の矯正のせいである場合や、異常な組織の増殖や骨の形成のせいである場合、さらに医師が特別な治療計画を立てている場合などは、マッサージは避けるのが最善の選択である（囲み5-2）（手順5-2）。

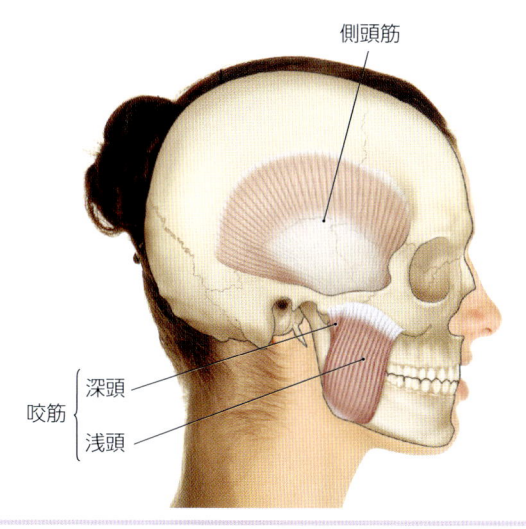

図5-6 ■ 咬筋と側頭筋　『筋骨格系の触診マニュアル―トリガーポイント、関連痛パターンおよびストレッチを用いた治療』（ジョセフ・E・マスコリーノ著、ガイアブックス、2011）より

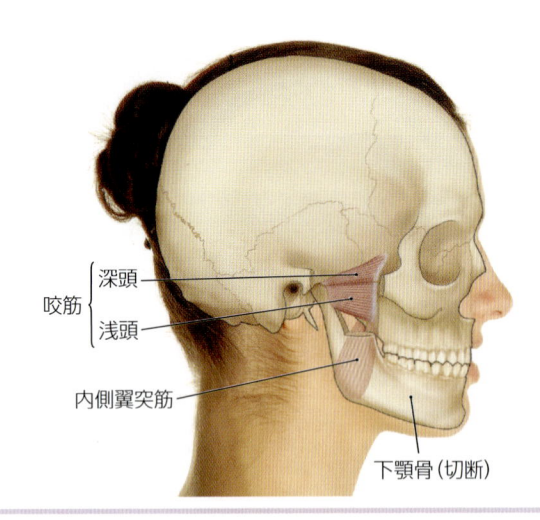

図5-7 ■ 翼突筋 『筋骨格系の触診マニュアル―トリガーポイント、関連痛パターンおよびストレッチを用いた治療』（ジョセフ・E・マスコリーノ著、ガイアブックス、2011）より

囲み5-2 顎関節症の徴候と症状

- 舌打ち
- 痛み
- 関節可動域（ROM）の縮小
- 筋緊張
- 歯ぎしり
- 咬痙
- 開口障害
- 咀嚼やあくびに伴う痛み
- 頭痛

斜頸

　「斜頸」は首が慢性的に曲がった状態を表す専門用語であり、頭部の片側への傾きと反対側への回旋が特徴である。斜頸には大きく分けて、先天性と痙性の2種類がある。**先天性斜頸**は遺伝による状態であり、片側のSCMしか発達しなかったために起こることが多い。また、胎児時代の子宮内での頭部の位置がSCMの発育不全の原因となることもある。どちらの場合も早期に理学療法を施すことで矯正できる場合がある（図5-8、p.62）。
　痙性斜頸（ST） は頸部の損傷や外傷がきっかけで起こる。原因としてもっとも多いのは、睡眠時の姿勢の悪さや自動車事故後に残るむち打ちなどの損傷である。頸部の筋肉がたいてい片側だけ硬く防御的になった状態で、影響を受けている筋肉は、SCM、斜角筋、僧帽筋、板状筋である（図5-9、p.62）。
　STが損傷や外傷が原因で起こることを覚えておくことは重要である。クライアントの病歴の聴きとりを徹底することで、より多くの情報を得ることができ、状態を特定しやすくなる。この部位への働きかけは、損傷から72時間以内は禁忌である。炎症の徴候が

5章　頭部と頸部

顎関節に働きかける手順

手順5-2

頭部と頸部の組織のウォーミングアップ

頭部と頸部の周辺組織をウォーミングアップする。

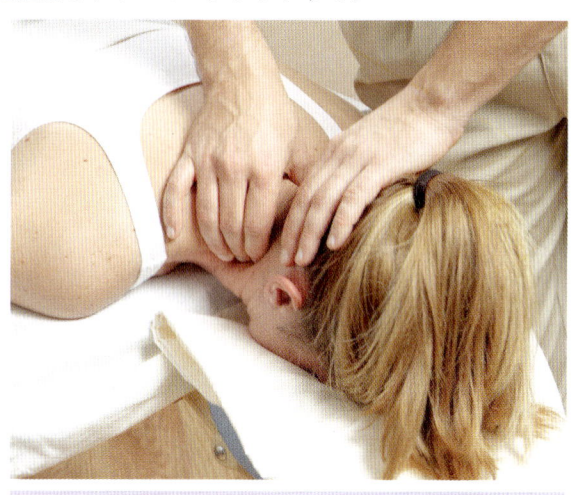

手順5-2　図1

側頭筋

側頭筋の拘束部分とトリガーポイントに働きかける。起始部から停止部まで円を描くストロークとストリッピング・ストロークを行い、停止部で横のフリクションを行うと効果的。

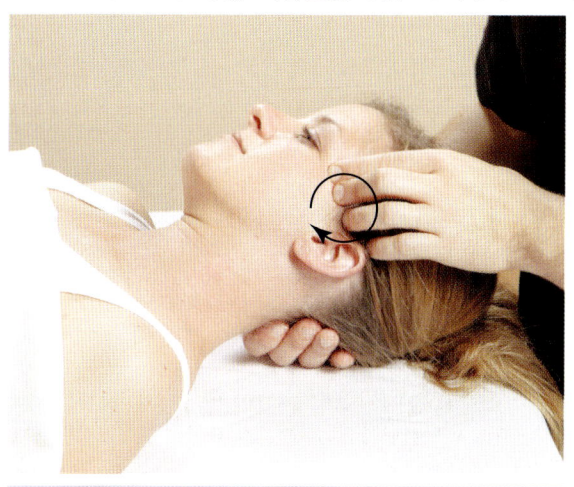

手順5-2　図2

顎関節に働きかける手順

咬筋

コンプレッション、ストリッピング、円を描くストロークで咬筋を緩めて拘束部分に働きかける。

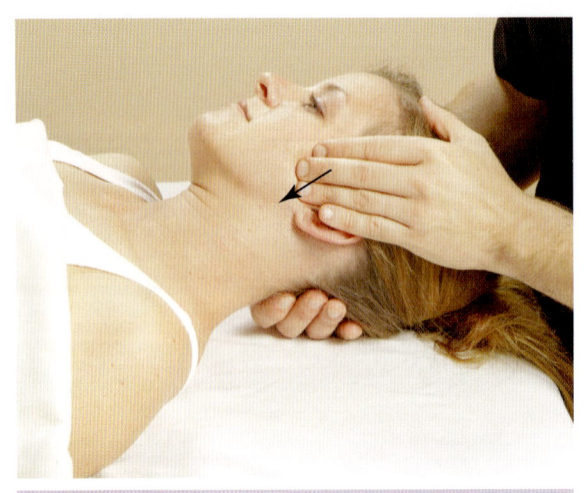

手順5-2　図3

外側翼突筋

外側翼突筋のトリガーポイントに働きかける。クライアントに痛みの許容範囲内で口を開閉してもらい、能動的なリリースを行う。

注意

外側翼突筋のトリガーポイントは極端に敏感なことがある。痛みの許容範囲を超えないように、圧の強さはクライアントに主導権を与えて決定すること。

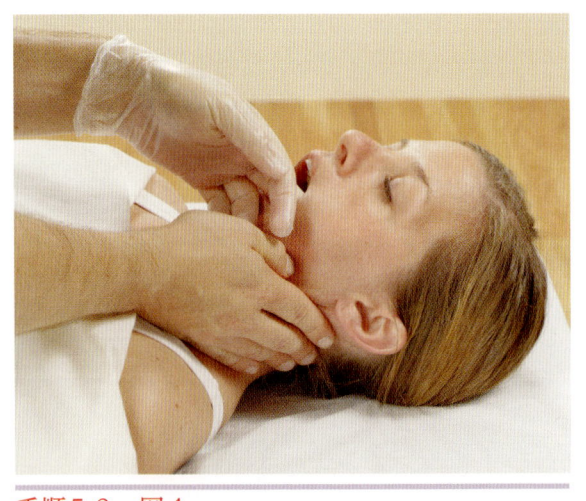

手順5-2　図4

顎関節に働きかける手順

内側翼突筋

　内側翼突筋のトリガーポイントに働きかける。クライアントに痛みの許容範囲内で口を開閉してもらい、能動的なリリースを行う。

注意

　内側翼突筋のトリガーポイントは極端に敏感なことがある。痛みの許容範囲を超えないように、圧の強さはクライアントに主導権を与えて決定すること。

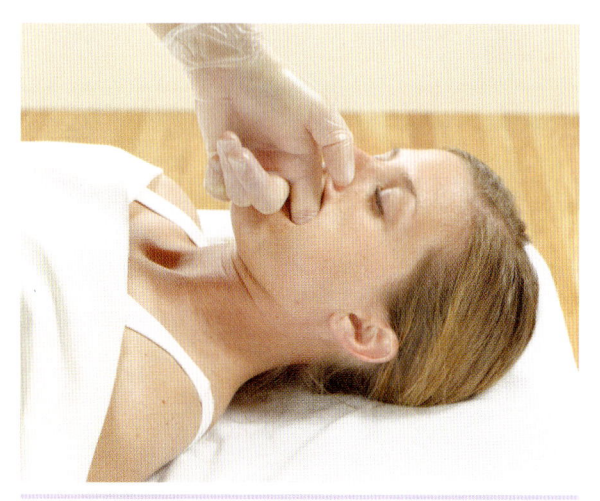

手順5-2　図5

離開［関節を引き離すテクニック。ディストラクション］と筋筋膜のテクニック

　顎関節（TMJ）に筋筋膜ストレッチと離開を施す。

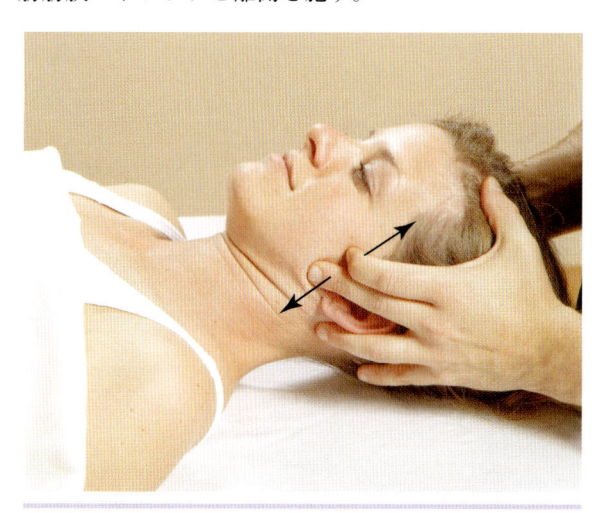

手順5-2　図6

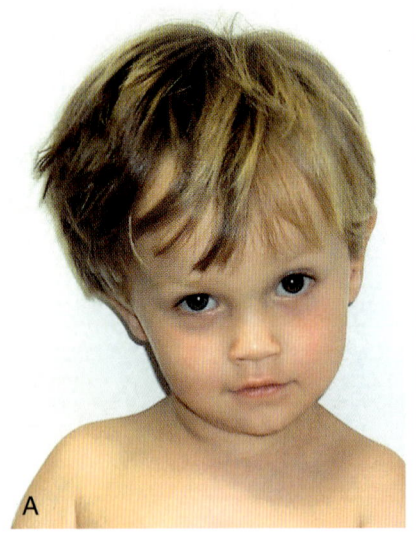

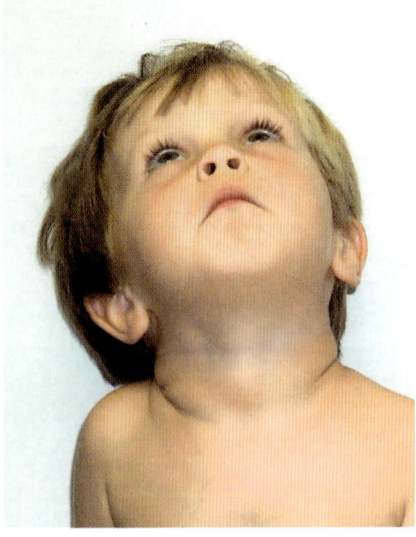

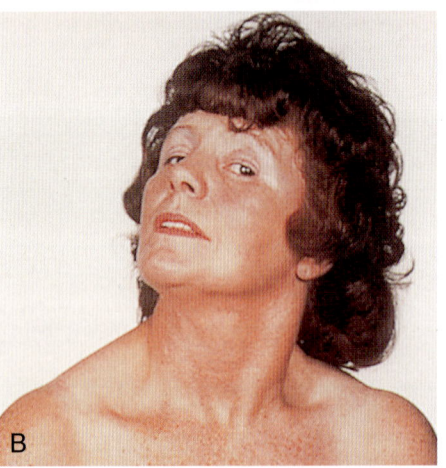

図5-8 ■ 斜頸　AはGraham JM "Smith's recognizable patterns of human deformation" (Philadelphia, 2007, Saunders)より　BはPerkin GD "Mosby's color atlas and text of neurology" (London, 1998, Mosby-Wolfe)より

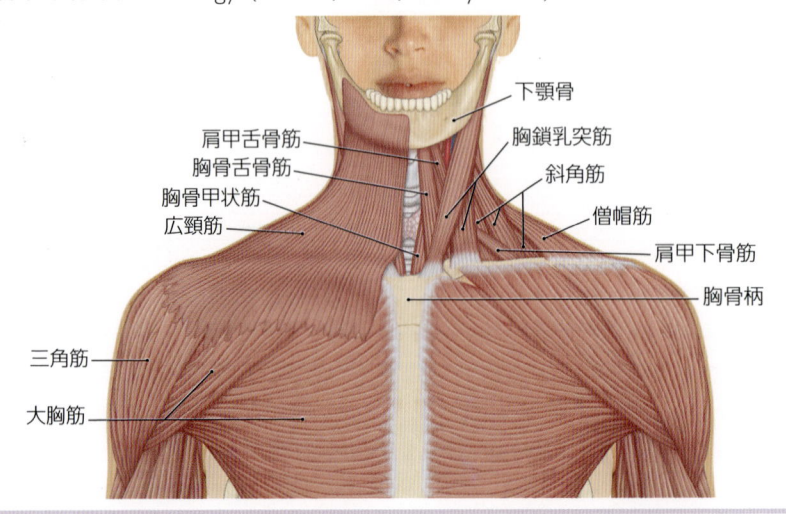

図5-9 ■ 頸部の筋肉　『筋骨格系の触診マニュアル―トリガーポイント、関連痛パターンおよびストレッチを用いた治療』(ジョセフ・E・マスコリーノ著、ガイアブックス、2011)より

ないかをよく観察することも重要である。3日経過して急性期が過ぎれば、筋肉は一般的な安定したグライディングによい反応を示しやすくなる。湿式加熱は組織を温めて結合組織を軟らかくするのに役立つ。固有受容体神経筋促進法と許容範囲内でのストレッチも効果がある。この部位の組織の深層に進んでいくときは、つねにその層の組織と構造に注意を払うことが重要である。頭部の角度とSTの重症度にも注意を払わなければならない。伏臥位で僧帽筋に働きかけるのはクライアントにとって不快かもしれない。テクニックの多くは仰臥位か側臥位で行うのが適切である。側臥位を用いるのであれば、クライアントが楽なように頭部と頸部をクッションなどで支える必要がある（手順5-3）。

むち打ち

むち打ちは、急激な加速と減速により、頭部と頸部の過伸展または過屈曲が起きたことによる損傷である。たいていは自動車事故、スポーツ損傷、ジェットコースターやジェットスキーなどの高速の乗り物、落下などが原因で起こる。この急激な動きのせいで、むち打ち症には通常、靱帯、筋肉、関節包、神経系の外傷が含まれる。そして、たいていは第4、5頸椎の周辺部位の損傷となる。これは深刻な損傷なので、セラピストはセッションのスケジュールを入れる前に医師の許可を得なくてはならない。また、椎骨が骨折しているのに、むち打ちと同様の症状を呈しているためにX線検査をせずに放置されていることもある。むち打ちは治療の難しい損傷であり、薬物治療や先進的な治療の選択が必要なことが多く、医師が患者に理学療法士を紹介することも多い（図5-10、p.68）。

　むち打ちのときはたいていSCM、斜角筋、頸板状筋が損傷しており、棘上靱帯と横突間靱帯（それぞれ棘突起と横突起を横断する靱帯）の損傷を伴うこともある。さらに全縦靱帯と後縦靱帯の損傷も伴うことがあるが、これらはそれぞれ椎骨本体の前面と後面にあるので、セラピストの手が届かず、損傷を見つけるのがむずかしい。とはいえ、受動的ROMを用いることにより、これらの靱帯への損傷の有無も判断することができる。さらに関節包や面関節や椎間板などの構造や食道や咽頭などの器官も損傷していることがあり、そうした事実がむち打ちを深刻な損傷にしている。マッサージを用いる場合は医師とセラピストが協力してプランを立てることが重要である。

　むち打ちの急性期にはマッサージは禁忌である。自然治癒のプロセスが始まって炎症が治まるのを待たなければならない。また、むち打ちには、椎間板ヘルニアなどの可能性が除外された時点で、整形外科的治療やカイロプラクティック、理学療法を開始するのが一般的である。これらの補助的な治療法は脊椎の歪みと頸椎の損傷への働きかけに有効である。ただし筋肉の痙攣や痛みが長く続くときは、こうした治療に長期的なメリットはあまり期待できない。緊張して拘束された筋肉が椎骨を引っ張って歪め、長引く症状のもとになっていることもある。こうした事情があるため、マッサージセラピストがカイロプラクターやオステオパス、整形外科医などの健康や医療の専門家と協力することが、長期的に見た最善の結果につながる（手順5-4）。

斜頚に働きかける手順

手順5-3

頸部の組織のウォーミングアップ
エフルラージュとペトリサージュを用いて頸部の組織をウォーミングアップする。

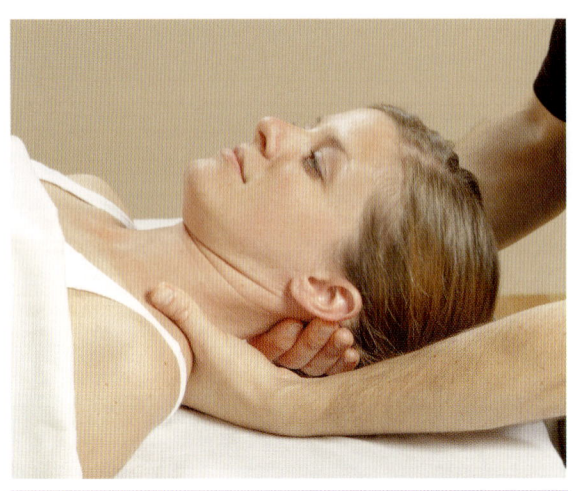

手順5-3　図1

深部の棘筋
椎弓板の溝（棘突起と横突起の間の溝）に沿って上から下に移動しながらストリッピングを行う。

注意
この部位に過敏なクライアントもいる。クライアントの痛みの許容範囲内で行うこと。

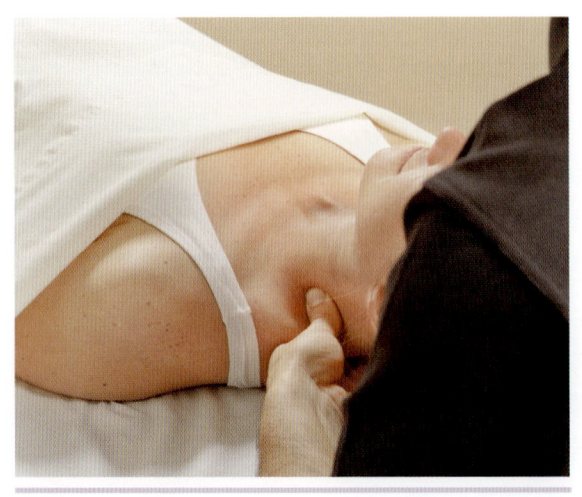

手順5-3　図1

斜頸に働きかける手順

胸鎖乳突筋

SCMの拘束部分とトリガーポイントに、ストリッピングとピンスメントを用いて働きかける。

注意

SCMは頸動脈と頸静脈と隣接している。それらに触れないようにすること。

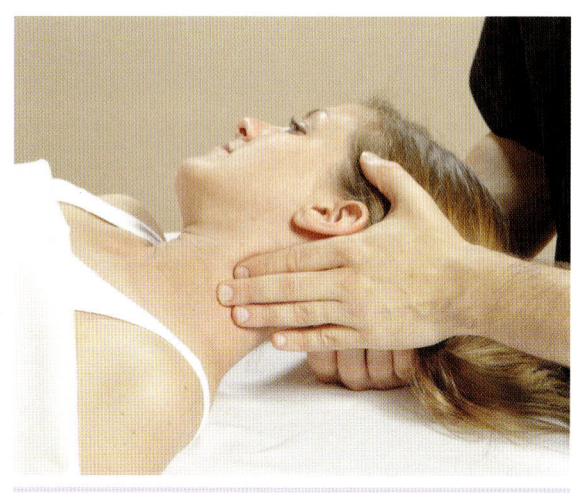

手順5-3　図3

斜角筋

ストリッピングとコンプレッションを用いて拘束部分とトリガーポイントに働きかける。

注意

前斜角筋と中斜角筋の間に腕神経叢がある。コンプレッションを長く続けすぎたり、手を当てる位置を間違えたりすると、この神経を傷つけることがある。

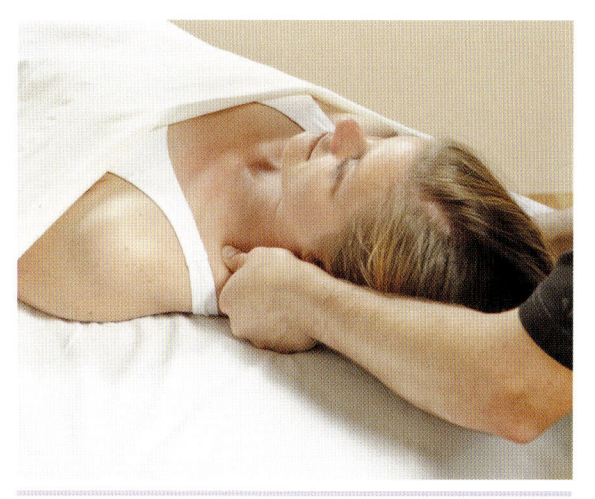

手順5-3　図4

斜頸に働きかける手順

頸部の可動性の評価
ジョイント・ムーヴメントを用いて頸椎の可動性を調べる。

注意
斜頸のクライアントは多数の部位が過敏である場合がある。動作中にクライアントの快・不快の感じ方を調べること。

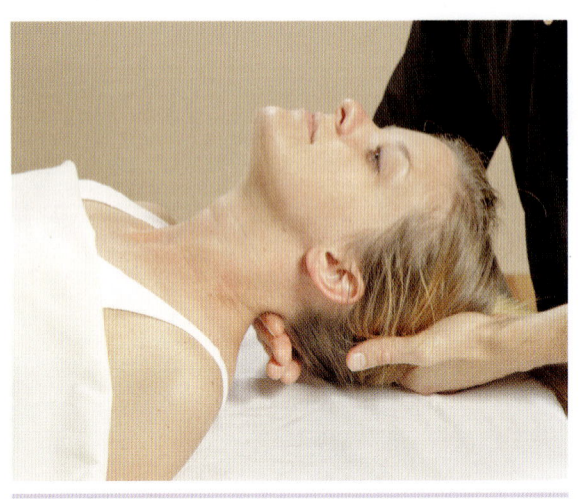

手順5-3　図5

頭部（頸部）の手動牽引
頸部を支えた状態で、頭部を軽く一定した力で15-20秒間引く。

注意
動作中、頭部をぐらつかせないことが重要。抵抗を感じたら引くのをやめること。決して無理に引いてはならない。

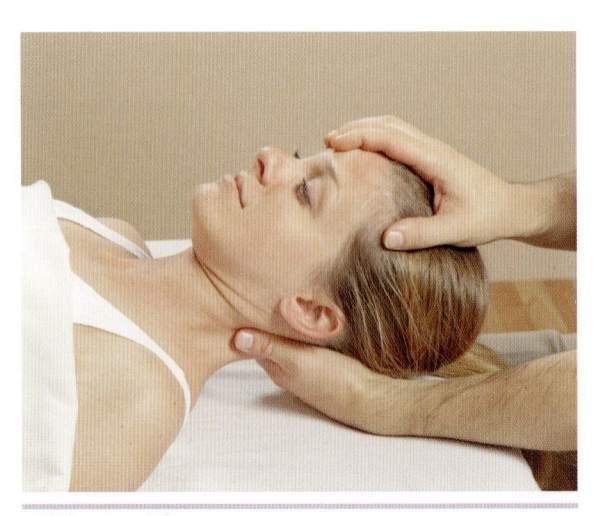

手順5-3　図6

斜頸に働きかける手順

後頭部のリリース

環椎後頭関節の筋筋膜リリースを行う。頭部が自然に両手のひらに落ちるようにする。

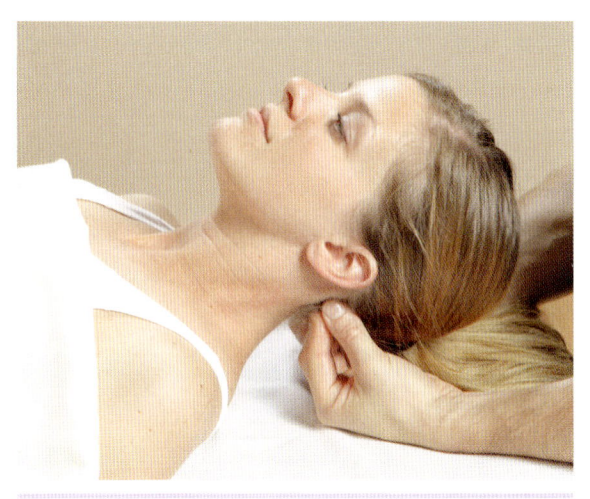

手順5-3　図7

仕上げのストローク

エフルラージュで血行を促進し、頸部をストレッチしてセッションを終える。

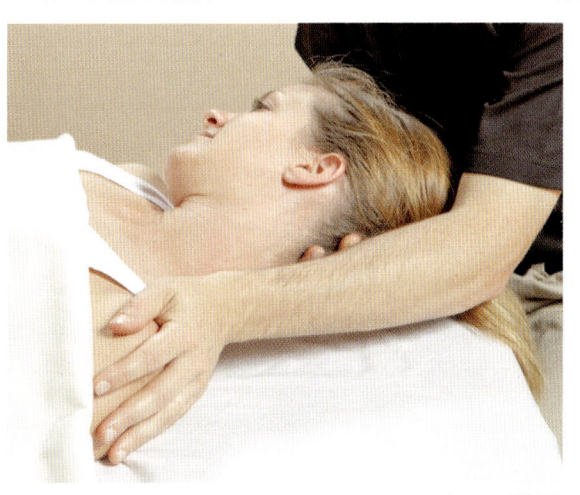

手順5-3　図8

過屈曲損傷

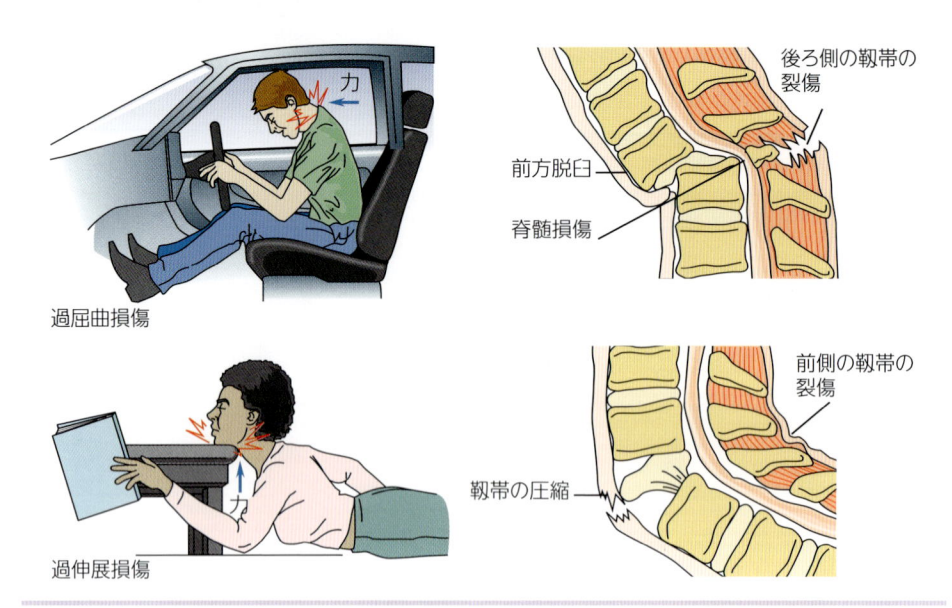

過伸展損傷

図5-10 ■ むち打ちは頸椎の捻挫であり、急激な前後の動きにより脊柱の前面または後面に損傷が起きた結果である。患部は通常C4とC5とその周りの筋肉である。Copstead-Kirkhorn: Pathophysiology, ed4, St Louis, 2010, Saundersより。

胸郭出口症候群

　胸郭出口症候群(TOS) は、腕神経叢、腋窩動脈、鎖骨下静脈で構成される神経血管束の圧迫を伴う障害の総称である。「胸郭出口」という用語は、第1肋骨、鎖骨、烏口突起、脊柱に挟まれた部位を指して用いる。TOSには大きく分けて、神経型、血管型、非特定型の3種類がある。この分類は圧迫されている血管や徴候や症状のある部位にもとづいている。血管への圧迫は、頸肋[一部の人に先天的にあるもので、頸部にある肋骨の名残のような骨]や骨棘[骨が変形して飛び出した部分]などの解剖学的異常、左右の肩甲骨が内側に寄りすぎているなどの姿勢のパターン、むち打ちなどの外傷性傷害、筋筋膜の拘束などが原因で起こる(図5-11、p.73)。

　斜角筋は神経の圧迫に直接的な役割を果たす。腕神経叢は第5頸神経-第1胸神経から起こり、前斜角筋と中斜角筋の間を通る。そのため、これらの筋肉に緊張があると、この神経叢が圧迫されて腕に麻痺や痺れの感覚を生じさせる。これらの筋肉は第1肋骨を持ち上げてもいるので、鎖骨下静脈と腋窩動脈を圧迫することもあり、血液循環を悪化させることがある。鎖骨下動脈と鎖骨下静脈は鎖骨と胸筋の下を通っているので、胸筋も血管を圧迫する主原因となりうる。また、鎖骨下筋もTOSに多少関わっている。この筋肉はこれらの血管自体を直接圧迫することはないが、鎖骨を引き下げて第1肋骨を持ち上げることにより、これらの血管の通る胸郭出口を狭めることがある(囲み5-3、p.73)。

5章　頭部と頸部　69

むち打ちに働きかける手順

手順5-4

頸部の組織のウォーミングアップ

　エフルラージュとペトリサージュを用い、頸部後面の筋肉（頸のつけ根から後頭部まで）に働きかける。

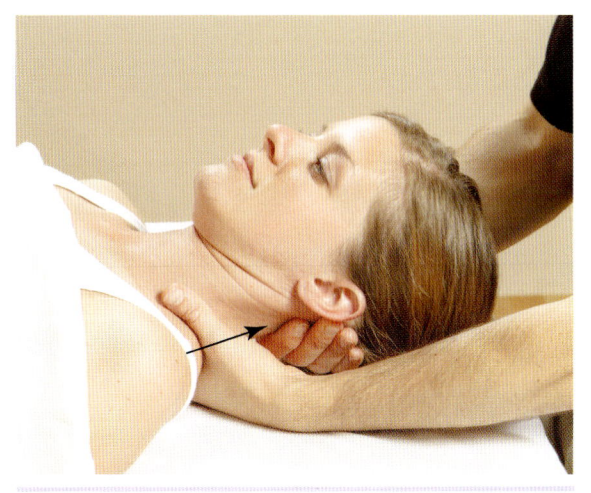

手順5-4　図1

後頭下筋群へのフリクション

　横のフリクションを用い、乳様突起に付着する筋肉と、後頭下筋群を含む後頭骨下端沿いの筋肉に働きかける。

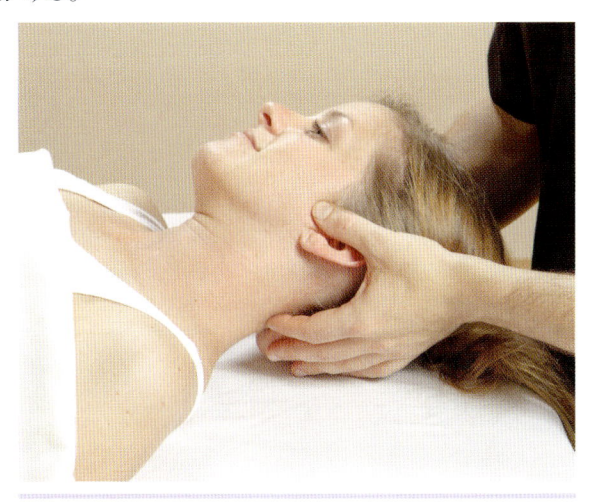

手順5-5　図2

むち打ちに働きかける手順

トリガーポイント
頸部の側面と後面に見つかるトリガーポイントに働きかける。

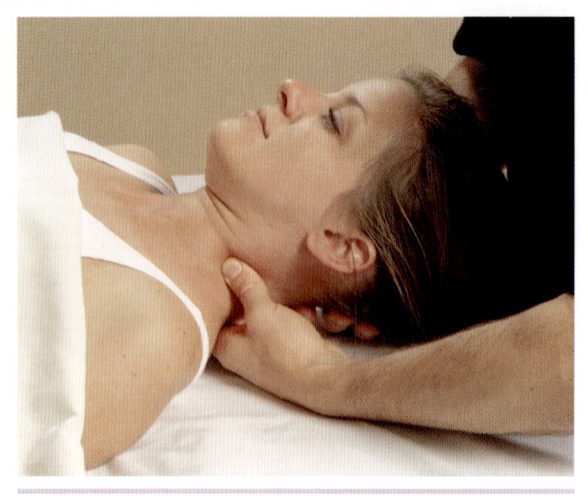

手順5-4　図3

筋肉のストリッピング
　ストリッピングを用いて頸部の側面と後面の筋肉に働きかける。板状筋と斜角筋に注目して行う。

注意
　これらの筋肉は損傷のせいで過敏になっているかもしれない。クライアントとのコミュニケーションを絶やさず、痛みの許容範囲を超えないようにすること。

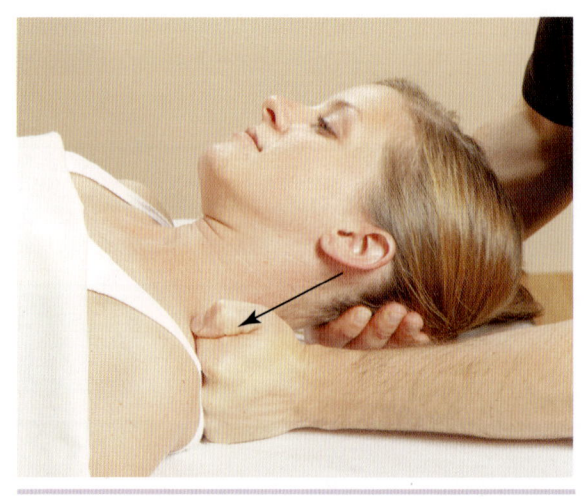

手順5-4　図4

靭帯へのフリクション

横のフリクションを用いて横突間靭帯に働きかける

注 意

この靭帯へのフリクションはクライアントに痛みを与える可能性がある。その場合はこの手順は省略すること。

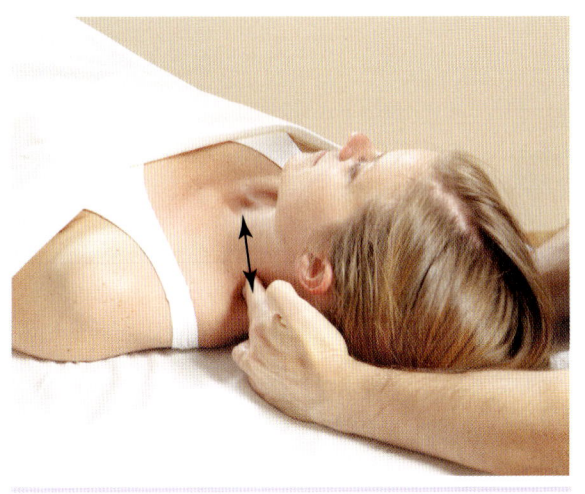

手順5-4　図5

頸部前面の筋肉

胸鎖乳突筋(SCM)に見つかるトリガーポイントに働きかけ、横のフリクションを用いて鎖骨と胸骨の筋肉の付着点に働きかける。

注 意

頸部前面に働きかけるときは軽めの圧を用い、クライアントの痛みの許容範囲内で行うこと。危険な部位であることを意識して行うこと。

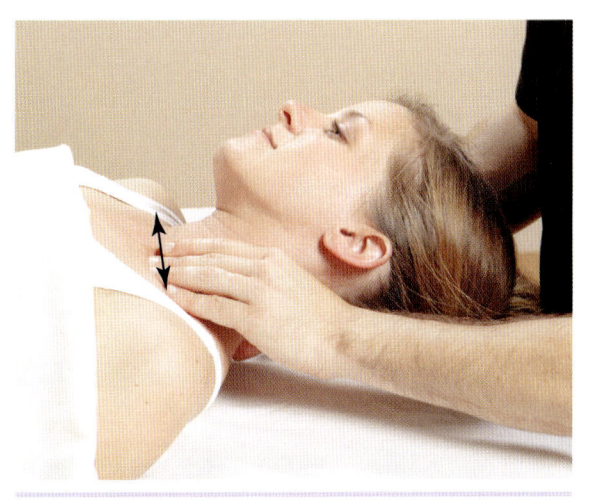

手順5-4　図6

むち打ちに働きかける手順

ジョイント・ムーヴメント
仕上げに軽いジョイント・ムーヴメントとストレッチを行う。

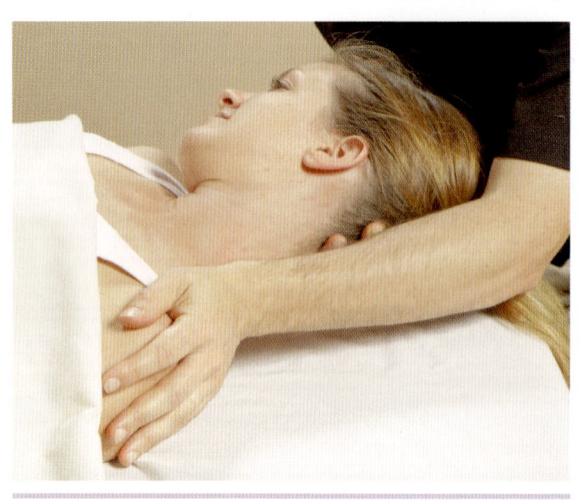

手順5-4　図7

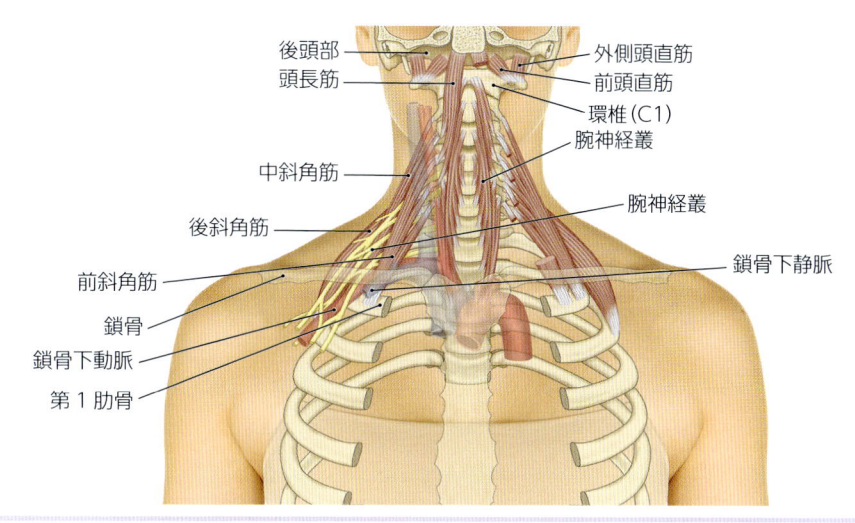

図5-11 ■ 胸郭出口　『筋骨格系の触診マニュアル─トリガーポイント、関連痛パターンおよびストレッチを用いた治療』（ジョセフ・E・マスコリーノ著、ガイアブックス、2011）より

囲み5-3　胸郭出口症候群の徴候と症状

腕の刺すような痛み
麻痺
筋肉の弱化
頸部や肩上部を中心とした痛み
腕のむくみ
腕、手、手指の冷え
腕の変色
夜間または腕を頭上に上げたときの症状の悪化

　マッサージはTOSに伴う筋肉の緊張と弱化に有効である場合が多い。セラピストは硬くなった筋肉を緩めると同時に、症状の原因と思われる姿勢の癖を直すように指導する必要がある。筋緊張にはストリッピングやレングスニング・ストロークに加え、筋筋膜リリースのテクニックを用いると効果的である。整体やストレッチやエクササイズも姿勢の改善と骨格の歪みの修正に役立つ。TOSの根本原因が頸肋や骨棘などの解剖学的な異常にある場合は、マッサージは不快や症状を軽減する目的で行うべきである（手順5-5）。

胸郭出口症候群に働きかける手順

手順5-5

後面の組織のウォーミングアップ

エフルラージュとペトリサージュを用い、頸部後面の筋肉、僧帽筋、肩甲挙筋、菱形筋に働きかける。

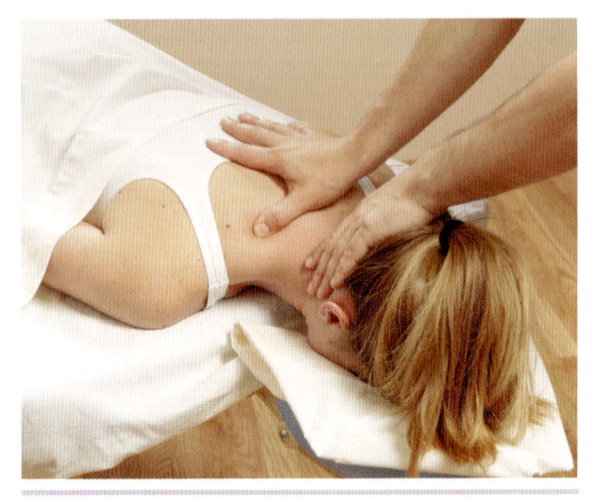

手順5-5　図1

ストリッピング

深いグライディングとストリッピングで肩甲挙筋、棘上筋、僧坊筋上部に働きかける。

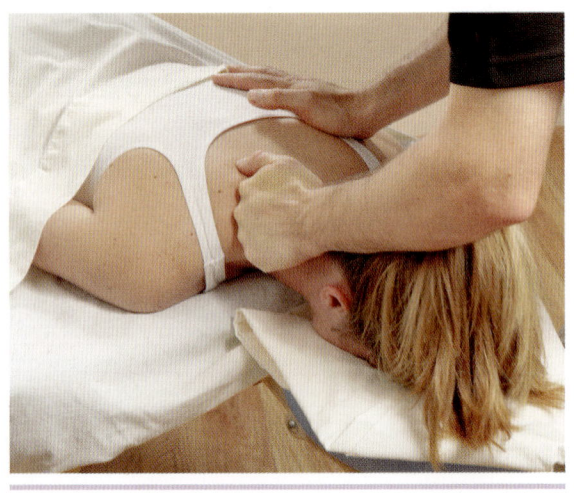

手順5-3　図2

胸郭出口症候群に働きかける手順

トリガーポイント

頸部後面、僧帽筋、肩甲挙筋、菱形筋に見つかるトリガーポイントに働きかける。

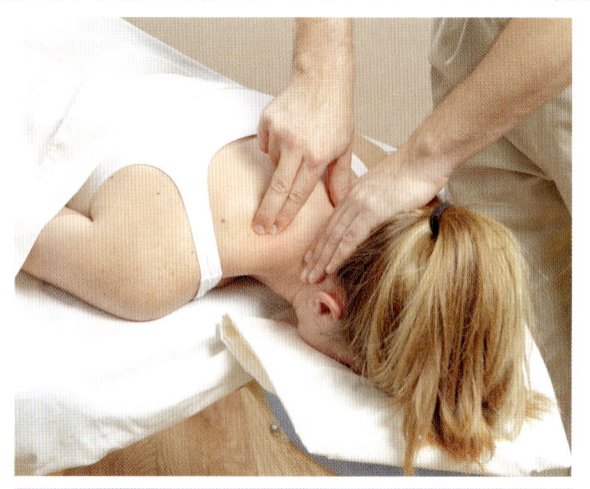

手順5-5　図3

ストレッチ

頸部を横方向にストレッチする。頭部を少しずつ回旋させてストレッチを繰り返すことにより、さまざまな筋肉に働きかける。

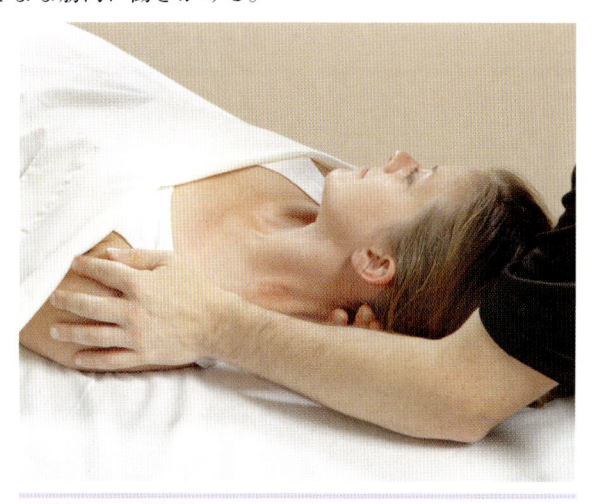

手順5-5　図4

胸郭出口症候群に働きかける手順

後頭下筋群へのフリクション

　横のフリクションを用いて乳様突起に付着する筋肉と、後頭下筋群を含む後頭骨下端沿いの筋肉に働きかける。

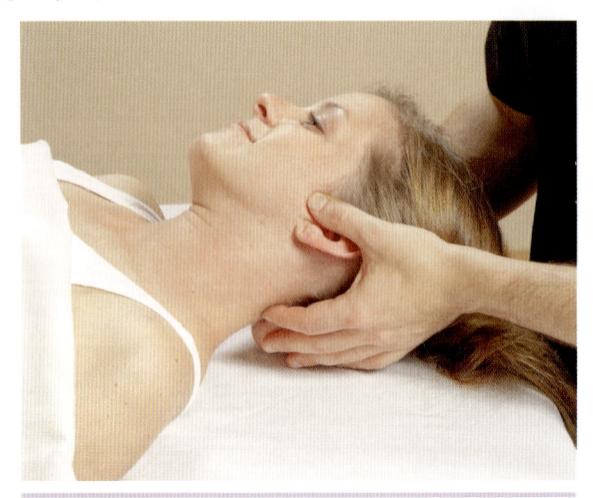

手順5-5　図5

筋肉のストリッピング

　ストリッピングを用いて頸部の側面と後面の筋肉に働きかける。板状筋と斜角筋に注目して行う。

注 意

　これらの筋肉は損傷のせいで過敏になっているかもしれない。クライアントとのコミュニケーションを絶やさず、痛みの許容範囲を超えないようにすること。

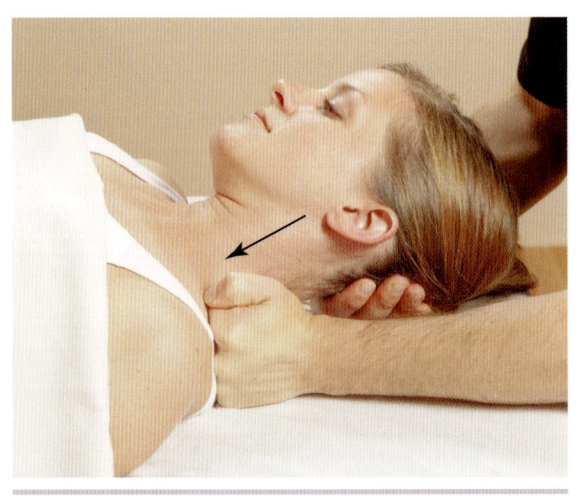

手順5-5　図6

胸郭出口症候群に働きかける手順

トリガーポイント
斜角筋と板状筋に見つかるトリガーポイントに働きかける。

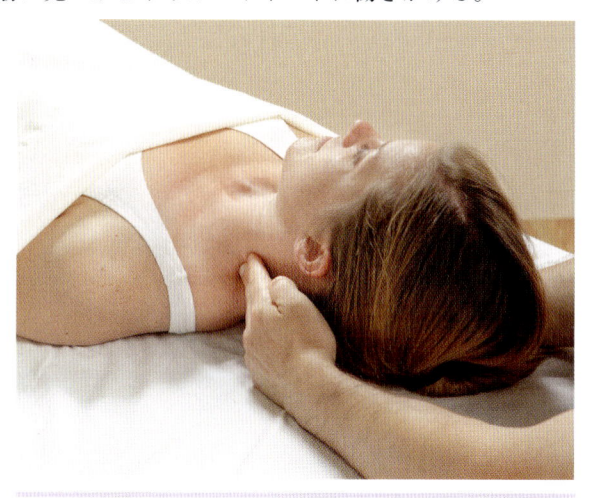

手順5-5　図7

頸部前面の筋肉
　SCMに見つかるトリガーポイントに働きかけ、横のフリクションを用いて鎖骨と胸骨の筋肉の付着点に働きかける。

注意
　頸部前面に働きかけるときは軽めの圧を用い、クライアントの痛みの許容範囲内で行うこと。危険な部位であることを意識して行うこと。

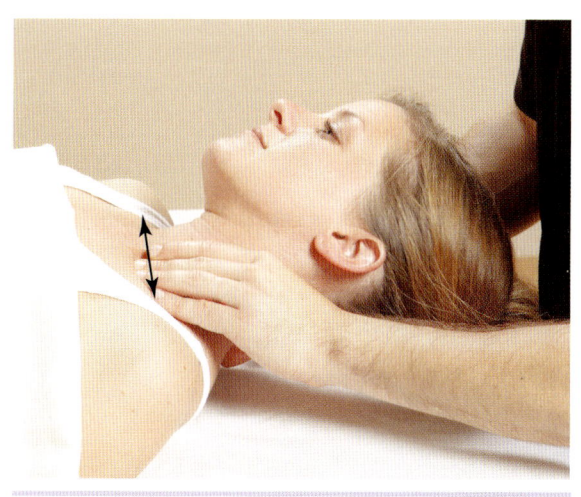

手順5-5　図8

胸郭出口症候群に働きかける手順

トリガーポイント

ストリッピングとピンスメントを用い、SCMに見つかるトリガーポイントに働きかける。癒着のある部位には横のフリクションが効果的。

注意

SCMは頸動脈と頸静脈の間にある。これらの構造を圧迫しないよう気をつけること。

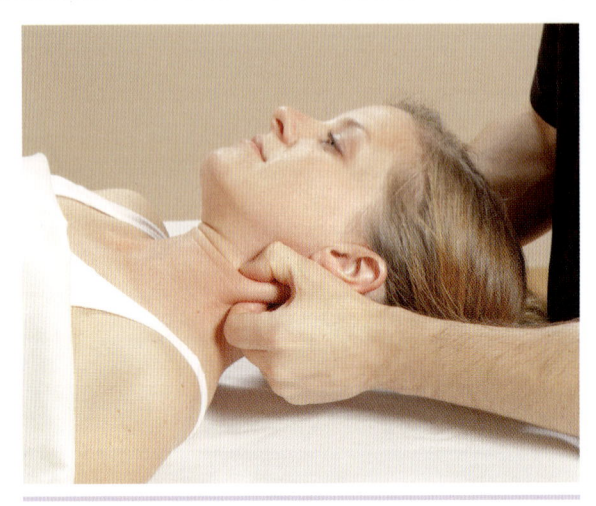

手順5-5　図9

ストリッピング

深いストリッピングで大胸筋に働きかけ、コンプレッションで小胸筋に働きかける。ストロークは横方向。

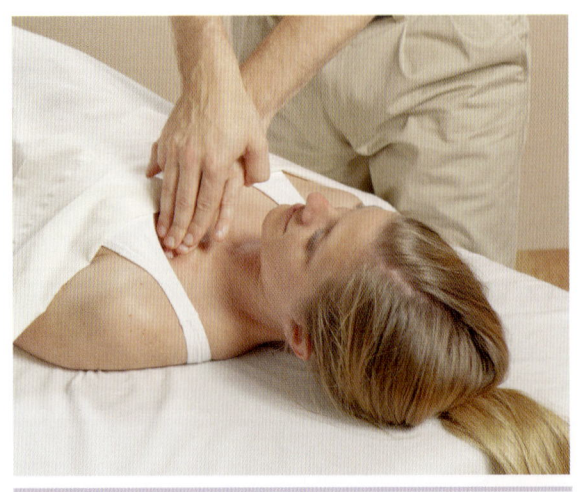

手順5-5　図10

5章　頭部と頸部

胸郭出口症候群に働きかける手順

ジョイント・ムーヴメント
仕上げに頸と肩にジョイント・ムーヴメントとストレッチを施す。

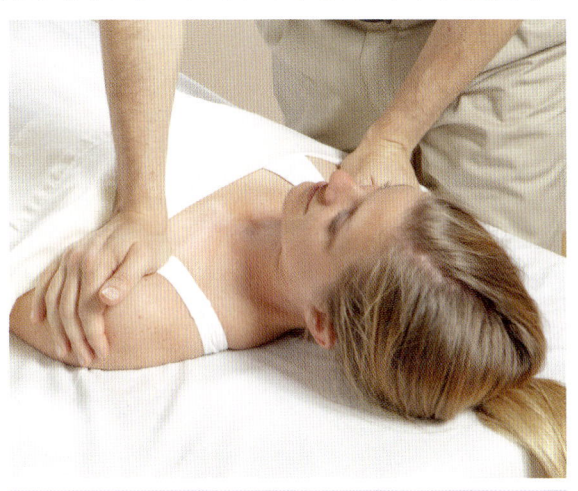

手順5-5　図11

6章

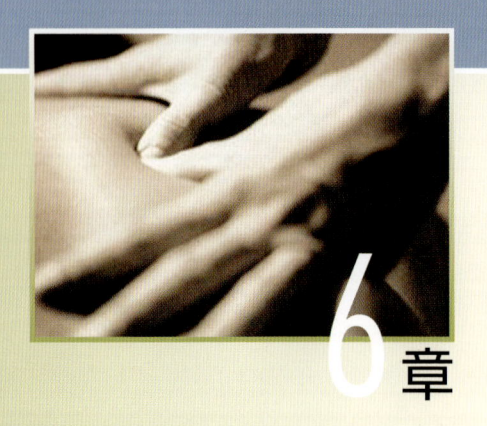

肩部

概　要
肩鎖関節損傷
癒着性関節包炎
ローテーターカフ損傷
　内旋筋
　外旋筋

キーワード
肩鎖(AC)関節
癒着性関節包炎
外旋筋
肩甲上腕関節
損傷のグレード
内旋筋
微小外傷
ポストアイソメトリック・リラクセーション(PIR)
保護・安静・冷却・圧迫・挙上(PRICE)の原則
ローテーターカフ
肩帯
癒着性関節包炎のステージ
胸鎖(SC)関節
翼状肩甲骨

目　的
1. 肩帯の解剖学を理解する
2. 肩部の関節とそれらに起こりやすい損傷を知る
3. 肩帯の各種の損傷にボディーワーク・テクニックを適用する

肩部は筋肉、骨組織、靱帯で構成される複雑な部位である。この部位は可動性が高いため、損傷や反復的な使用による外傷、筋断裂、疲労などが起こりやすい。**肩帯**とは、上肢が胸鎖関節により体幹部とつながっている部分である(図6-1)。

　肩帯の損傷の多くは、筋肉、腱、靱帯いずれかの損傷の結果として生じる。肩の損傷はスポーツ選手が経験しやすいものだったが、最近では加齢に伴う損傷として一般にも蔓延しつつある。肩帯には主要な関節が3つと、関節様構造が1つある。**胸鎖(SC)関節**はそれらの中でもっとも安定して強く、めったに損傷することはない。この関節が損傷する場合には、それ以前に鎖骨が骨折するか、**肩鎖(AC)関節**が損傷するのが普通である。AC関節は鎖骨の外側端を肩甲骨の肩峰突起とつないでいる。この関節は関節包が弱く、2つの靱帯で吊られた状態で位置を保っている。**肩甲上腕関節**は一般には「肩関節」と呼ばれる球関節である。この関節の浅い関節面は関節包と複数の靱帯でつながっている。この関節もこうした構造のせいで損傷しやすい。肩甲肋骨関節は本当の関節ではないが、肩甲骨と肋骨の間の動きを説明するために、この用語が用いられている。ここは肩を安定させながら肩帯の高い可動性を維持するのに役立っている重要な部位である。

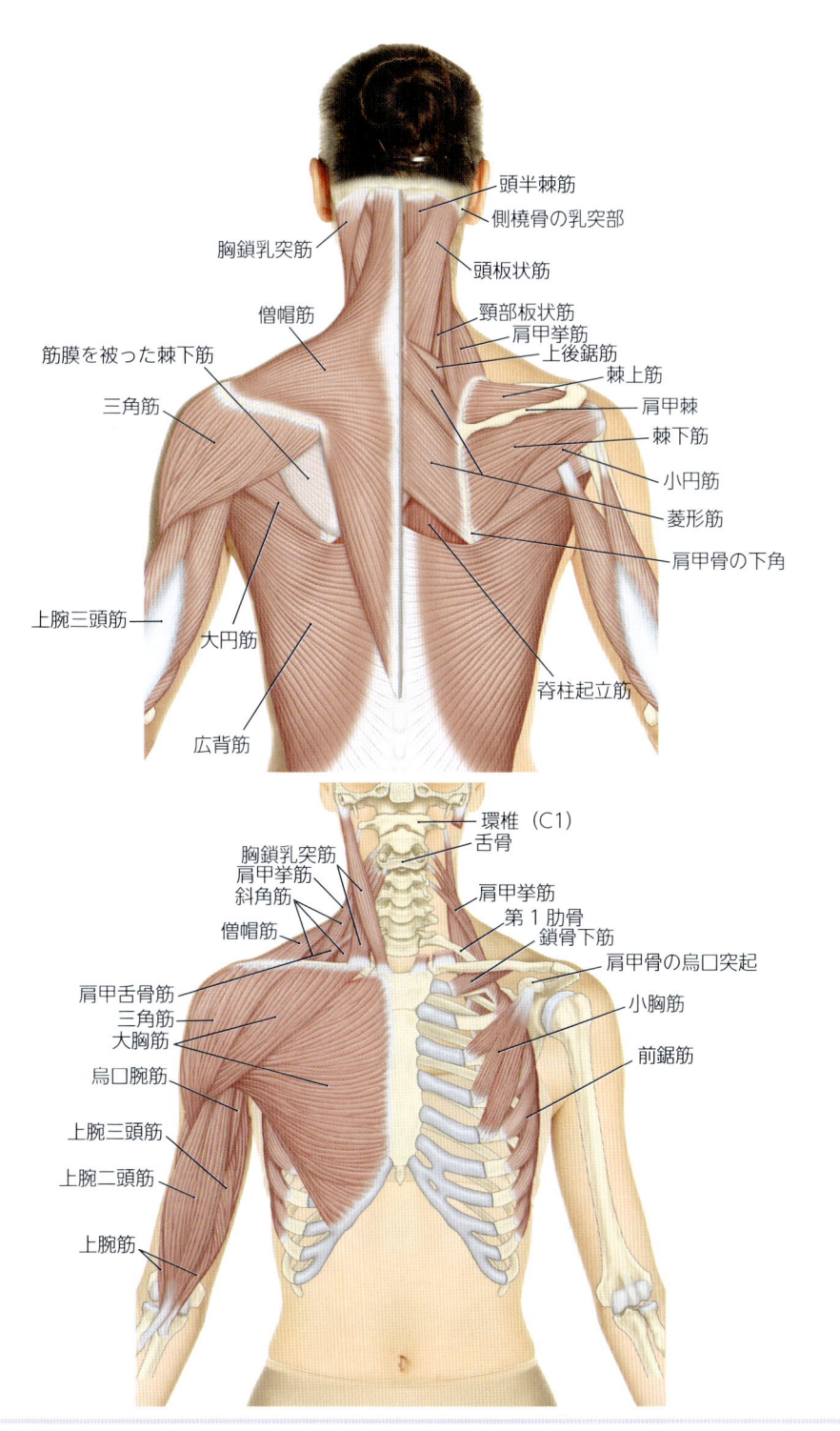

図6-1 ■ 肩帯 『筋骨格系の触診マニュアル―トリガーポイント、関連痛パターンおよびストレッチを用いた治療』（ジョセフ・E・マスコリーノ著、ガイアブックス、2011）より

肩鎖関節損傷

　肩鎖（AC）関節は肩甲骨と鎖骨とをつないでいる。先に述べたように、ここは2の靱帯、つまり肩鎖靱帯と烏口鎖骨靱帯に支えられた弱く滑りやすい関節である(図6-2)。大多数の人はこの2つの骨の間に線維軟骨板があるが、肩峰突起が鎖骨と一体化している人もいる。この関節はこうした構造のせいで、衝突、落下などの衝撃により損傷しやすい。AC関節の損傷はよく「肩の分離（separated shoulder）」と呼ばれる。この部位の外傷はたいてい靱帯の損傷であるため、「捻挫」に分類される。また、ACの捻挫のグレード（重症度）は、靱帯の過伸展から両靱帯の完全な断裂までの4つに分類される（表6-1）。

　AC関節損傷に働きかけるときは、それが靱帯の損傷であることを意識して行うことが重要である。この関節に直接の影響を与える筋肉はない。とはいえ、僧帽筋、大胸筋、三角筋、鎖骨下筋は鎖骨と肩峰突起に付着しているため、これらの筋肉をマッサージすることは、組織を柔軟にして肩の可動性の低さのせいで生じた癒着やトリガーポイントを取り除くのに有効である。新しい損傷には、つまり損傷してから48-72時間以内には、**保護・安静・冷却・圧迫・挙上(PRICE)** の原則を守り、どんな手技も用いてはならない。その時点ではまだ**損傷のグレード**に応じて筋組織の周辺を落ち着かせることに専念するべきである。痛みが落ち着いた段階に入れば、関節へのフリクションによって、望ましい瘢痕組織の形成を促すことができる（図6-3）。また、AC関節損傷のリハビリテーションにマッサージを確実に役立たせるためには、グレードに関わらず、医師や理学療法士と協力して働くことが重要である（手順6-1）。

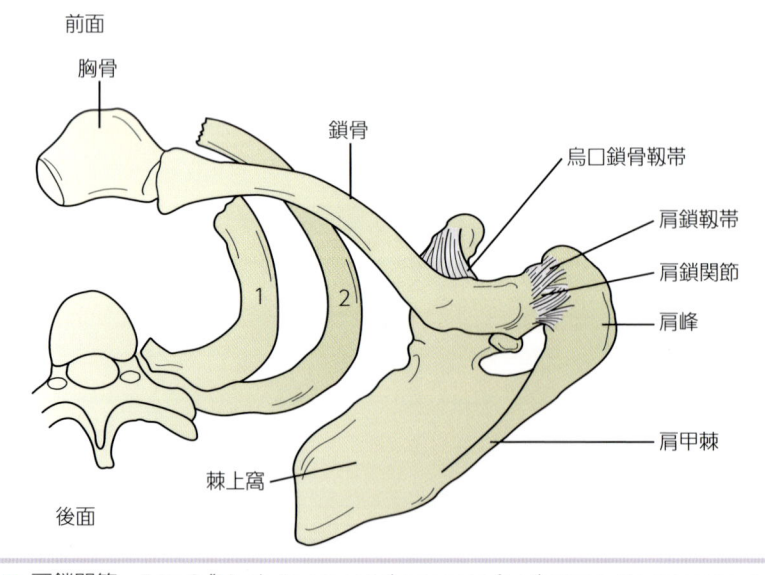

図6-2 ■ 肩鎖関節　Fritz S "Mosby's essential sciences for therapeutic massage: anatomy, physiology, biomechanics and pathology, ed 3" (St Louis, 2009, Mosby) より

表6-1 AC関節損傷のグレード

1度	両靱帯の捻挫
2度	肩鎖靱帯の断裂
3度	烏口鎖骨靱帯の断裂
4度	両靱帯の完全な断裂と鎖骨の位置のずれ

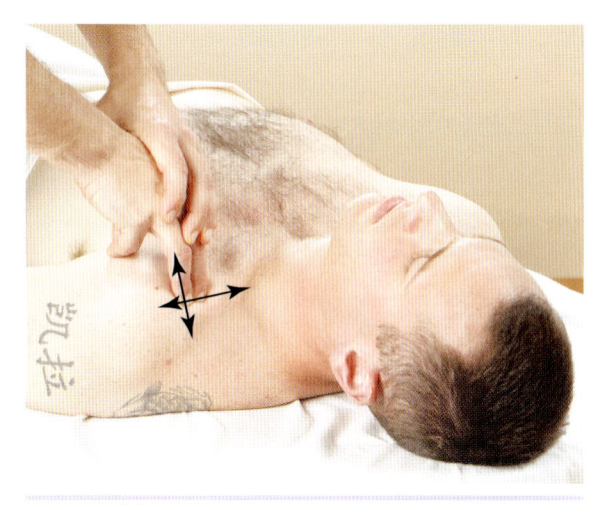

図6-3 ■ 肩鎖関節へのフリクション

癒着性関節包炎

　「肩のこわばり（五十肩）」として一般に知られている**癒着性関節包炎**は、肩甲上腕関節の関節包に関係する障害である。この関節包は厚くなると、それ自身や周りの骨に癒着し、痛みや関節可動域の縮小の原因となる（図6-4、p.87）。この障害の原因はわかっていないが、一般にはこの関節の小さな傷や捻挫、変性から始まると考えられている。また、怪我をした腕を三角筋で吊っていたなど、何らかの理由で肩を数週間動かさなかった場合にも起こりやすいと考えられている。

　この障害には「硬直していくステージ」、「硬直しているステージ」「硬直がとれていくステージ」の3つの**ステージ**がある。硬直していくステージでは痛みがゆっくりと増していき、夜間に痛みが増すようになる。また、肩の炎症が始まり、関節可動域（ROM）が縮小する。このステージは一般には2か月から9か月ほど続くが、攻撃的なアプローチを用いた場合にはもっと長引いて、その部位の**微小外傷**や過敏性の発生につながることがある。

　硬直しているステージになると痛みは和らぎ始め、不快の原因はおもに動きの悪さになる。このステージは4か月から1年続く。

　硬直がとれていくステージでも痛みは和らぎ続け、ROMが少しずつ広がっていく。セラピストや医師の中には、この第3ステージも最初の2つのステージにかかったのと同じくらいの時間がかかると言う人もいれば、癒着性関節包炎の治癒には約2年かかると言う人もいる。ある研究結果によれば、この障害は一度経験すると、その後長年にわたって軽い不調が続くことがある

肩鎖関節に働きかける手順

手順6-1

周辺組織のウォーミングアップ

　僧帽筋、三角筋、ローテーターカフ、斜角筋などの周辺組織すべてを温めて緩めることが重要。

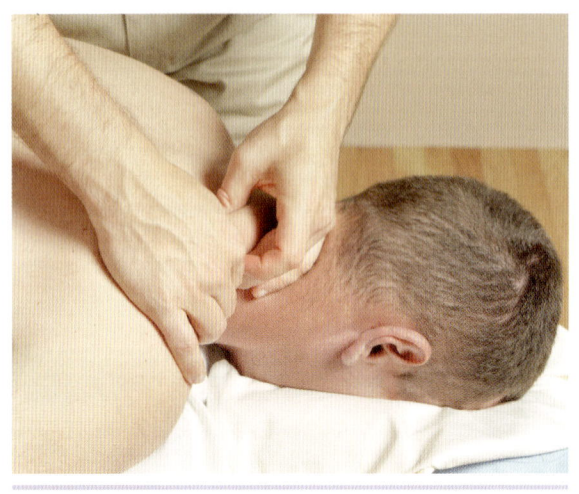

手順6-1　図1

上部の筋肉のストリッピング

　僧帽筋上部のうなじのラインからAC関節までにストリッピング。同様に斜角筋にもストリッピング。

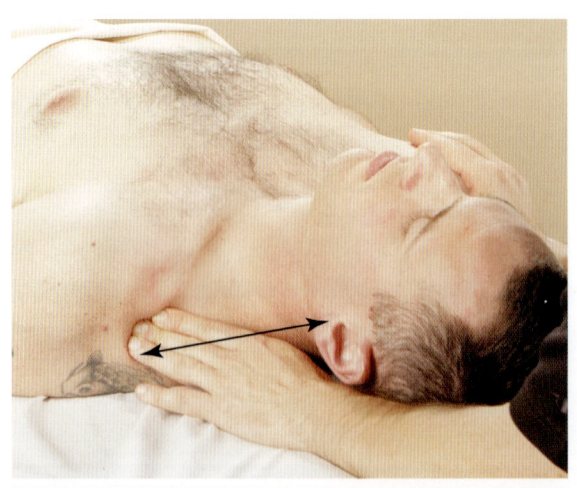

手順6-1　図2

肩鎖関節に働きかける手順

三角筋のニーディング

　三角筋に遠位［体幹から遠い側］から近位［体幹に近い側］に向かいながら、ニーディングとブロードニングを行う。遠位の付着部に沿って線維に垂直のストロークを施す。

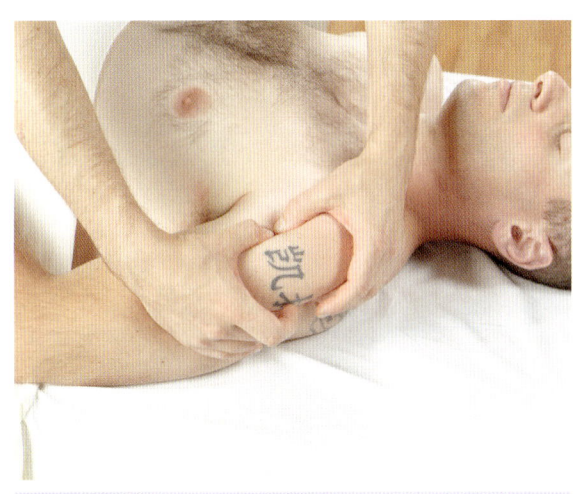

手順6-1　図3

AC関節へのフリクション

　AC関節と肩鎖靱帯の周りに多方向のフリクションを行う。

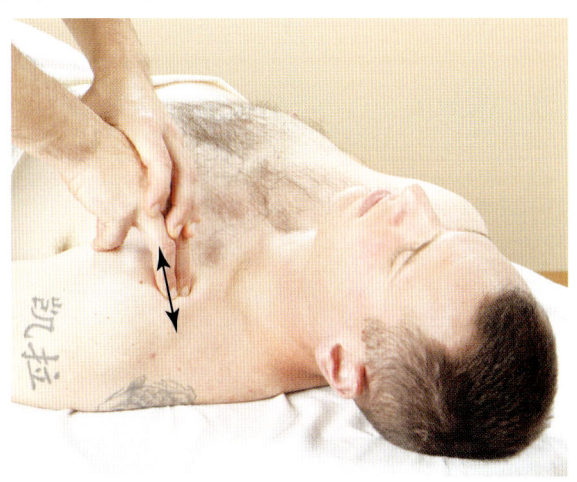

手順6-1　図4

鎖骨下部の施術

烏口鎖骨靭帯にクロスファイバー・フリクションを、鎖骨下筋にストリッピングを施す。

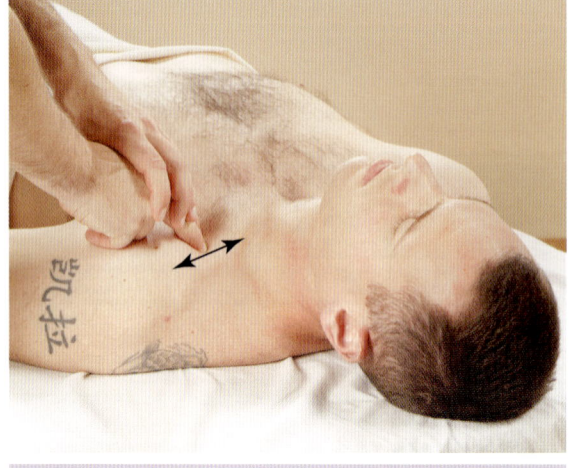

手順6-1　図5

組織のクーリング・ダウン

血液循環を促すために、また、次の部位に移行する準備として、エフルラージュとペトリサージュを行う。

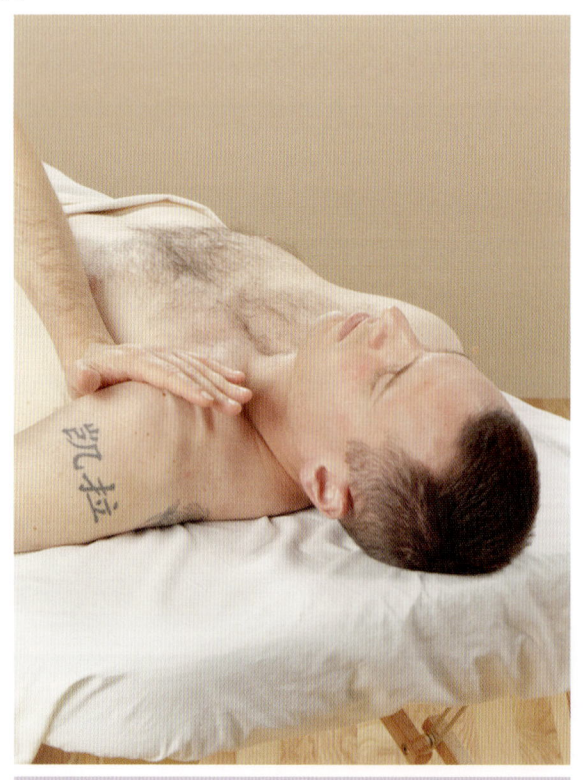

手順6-1　図6

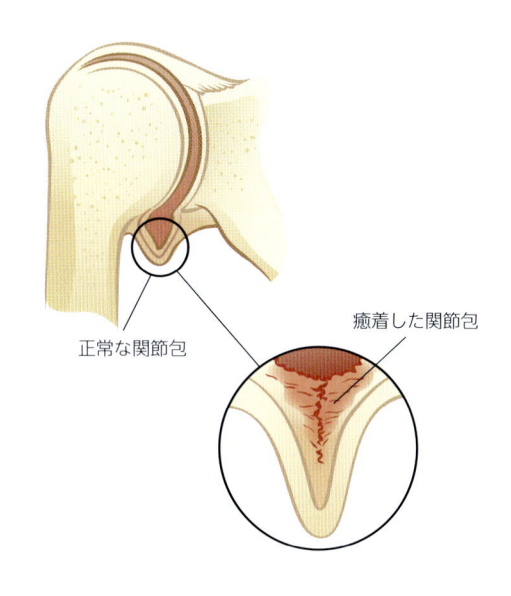

図6-4 ■ 癒着性関節包炎 『整形外科的理学療法／基礎と実践』(Gary A. Shankman著、医歯薬出版、2008)

　癒着性関節包炎はさまざまな治療法に反応する。硬直していく段階では腫れを抑えるために医師から抗炎症剤を処方されたり、ROMを助けるために理学療法が施されたりすることが多い。このステージでのマッサージ・セラピーはストレスと痛みの緩和を目的に行うべきである。重要なのは、回旋筋、三角筋、広背筋など関連のある筋肉に働きかけることにより、トリガーポイントの形成と緊張亢進を防ぐことだ。クライアントの痛みの許容範囲内で受動的なジョイント・ムーヴメントを行うのも有効である。攻撃的なアプローチは避けなければならない。硬直しているステージでは、緊張の亢進した筋肉とすでに形成されたトリガーポイントを減らすことが主眼となる。このステージではジョイント・ムーヴメントももっと積極的に行ってよい。**ポストアイソメトリック・リラクセーション (PIR)** のテクニックも有効である。筋膜の癒着を取り除くための筋筋膜ストレッチもこのステージで行うのに適している（手順6-2）。

ローテーターカフ損傷

　ローテーターカフ(回旋筋腱板)損傷は現在蔓延しつつある損傷である。先に述べたように、肩甲上腕関節は、その構造のせいで比較的不安定で無防備である。関節窩が浅いために、筋肉、関節包、靱帯、腱が定位置を保つ役を強いられている。ローテーターカフを構成する4つの筋肉は上腕骨頭を関節窩に固定するのを助けている。棘上筋は上腕骨大結節に付着し、肩の外転に使われる。棘下筋と小円筋は上腕骨大結節に付着し、外旋に使われる。肩甲下筋は上腕骨小結節に付着し、内旋に使われる（図6-5）。

癒着性関節包炎に働きかける手順

手順6-2

周辺組織のウォーミングアップ

　広背筋、三角筋、ローテーターカフに含まれる筋肉、菱形筋などの周辺組織すべてを温めて緩めることが重要。

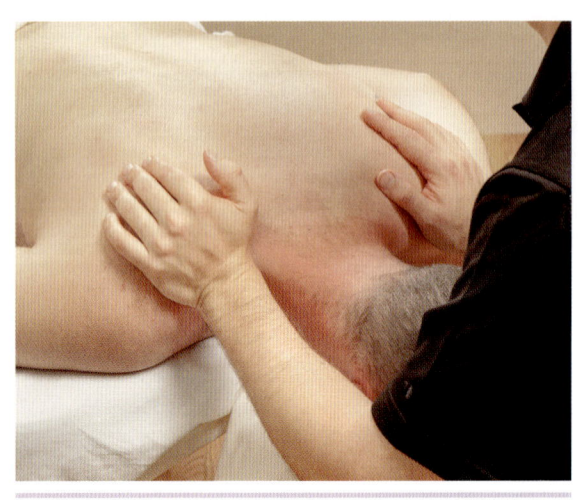

手順6-2　図1

関節可動域

　手首と肘を持った状態で軽い牽引を行う。クライアントにとって無理のない範囲で、クライアントの周りをゆっくりと歩きながら牽引状態を保つ。クライアントの痛みの許容範囲を超えないようにする。組織に無理な力を加えるのは禁物。

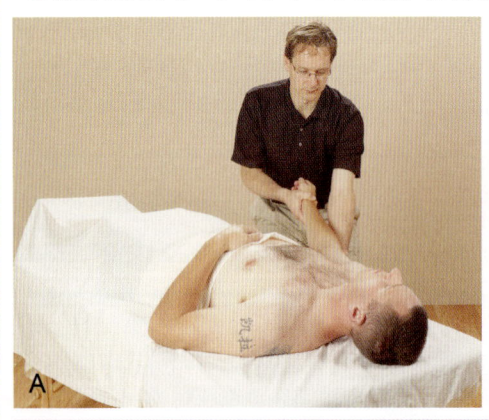

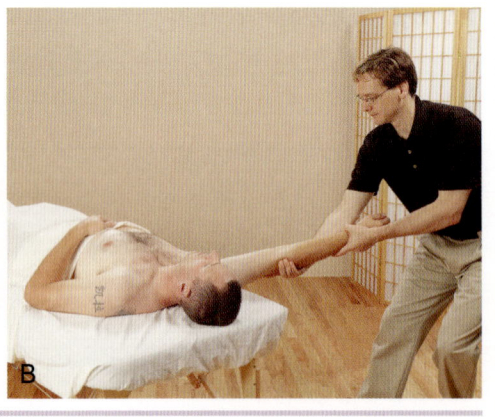

手順6-2　図2

癒着性関節包炎に働きかける手順

筋筋膜リリース

関節包の筋膜を意識しながら肩の牽引を続ける。筋膜がリリースされて動くのを感じたら、その動く方向にしたがって動く。

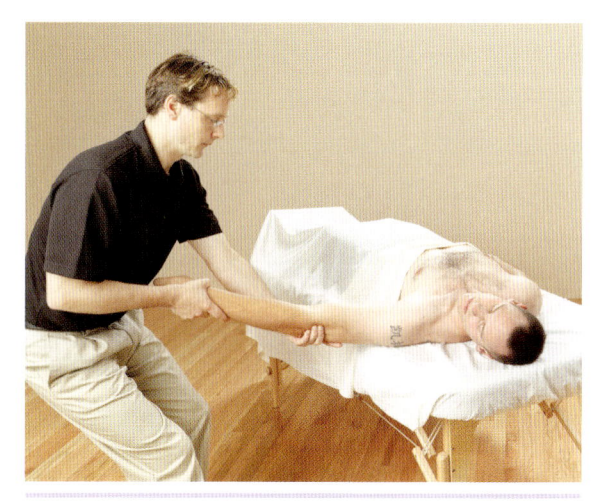

手順6-2　図3

広背筋へのブロードニングとストリッピング

痛みの許容範囲内で肩を屈曲させ、広背筋に働きかける。

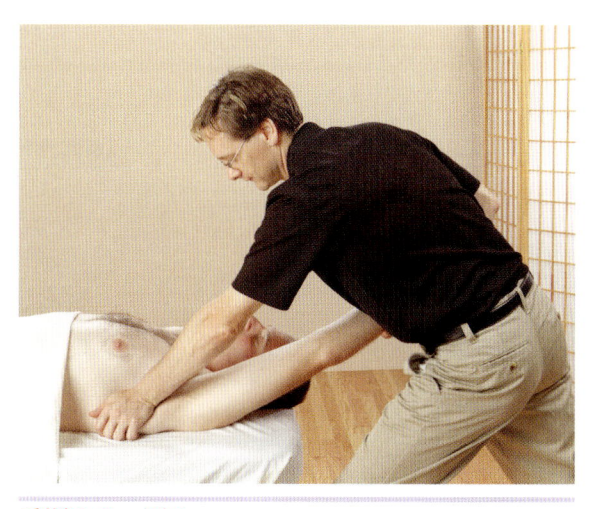

手順6-2　図4

癒着性関節包炎に働きかける手順

関節包周りの深部の筋膜への働きかけ

関節包周りへの働きかけは「ゆっくりと、痛みの許容範囲内で」行わなければならない。

注意

血管、神経、腋窩の構造に気をつけること。硬直していくステージおよび硬直しているステージでは攻撃的になりすぎる危険がある。

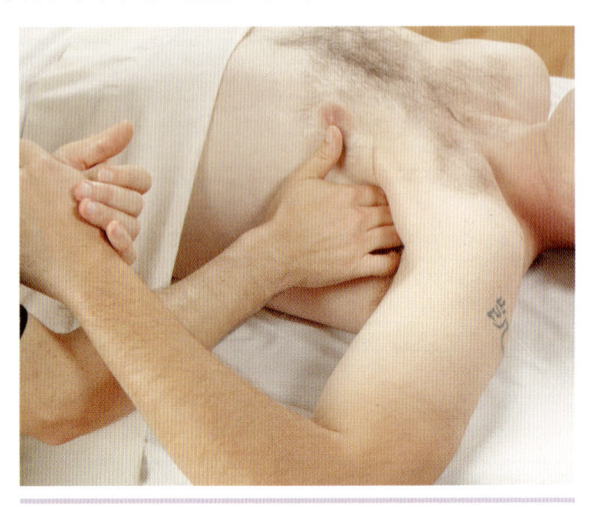

手順6-2　図5

トリガーポイントへの働きかけ

周辺に見つかるトリガーポイントや緊張の亢進した筋肉に働きかける。

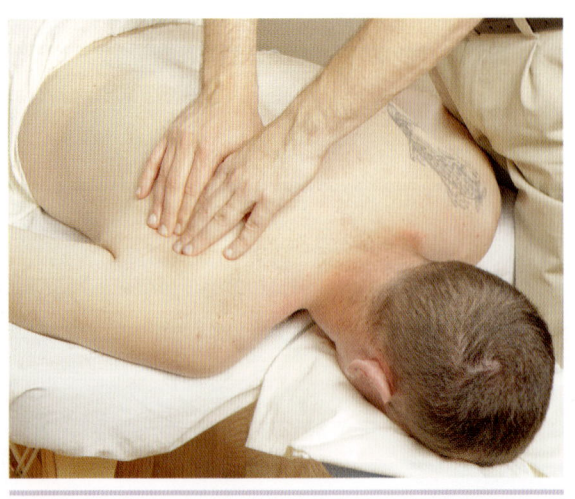

手順6-2　図6

6章 肩部

癒着性関節包炎に働きかける手順

軽いストレッチ
肩を軽くストレッチする。

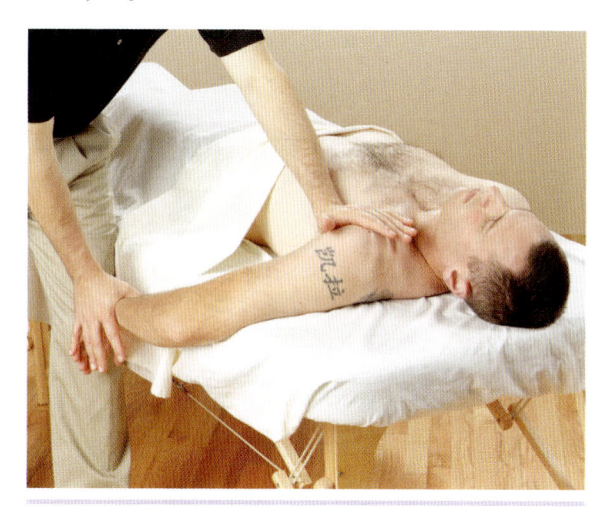

手順6-2　図7

仕上げのエフルラージュ
局所に集中した施術のあとはエフルラージュなどの血液循環を促すストロークが重要。

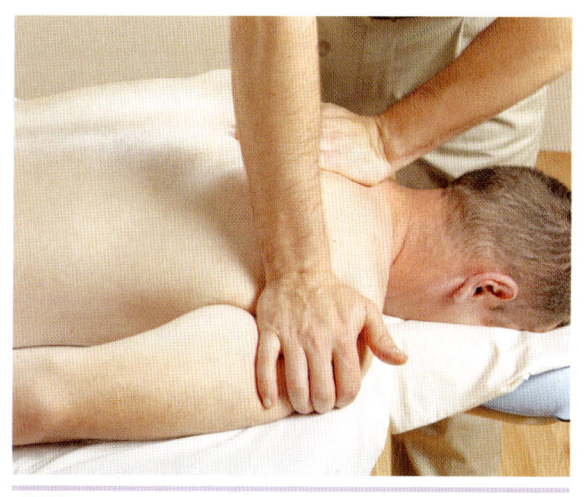

手順6-2　図8

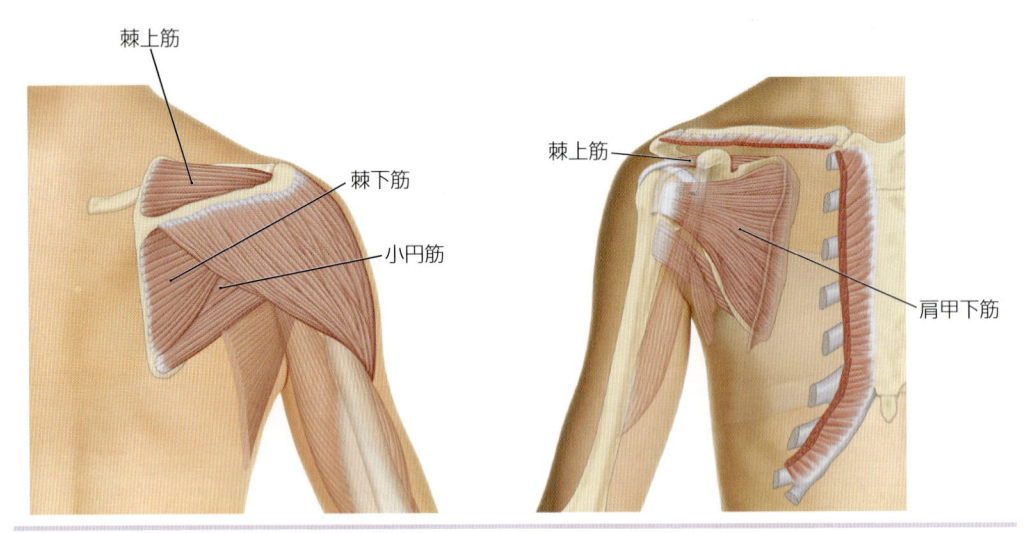

図6-5 ■ ローテーターカフ 『筋骨格系の触診マニュアル─トリガーポイント、関連痛パターンおよびストレッチを用いた治療』（ジョセフ・E・マスコリーノ著、ガイアブックス、2011）より

内旋筋

　　肩甲下筋は胸郭と肩甲骨の間にある。私たちは車の後ろの座席に手を伸ばして物を取って前の座席に持ってくるとき、必ず肩を内旋させる。この筋肉はボールを野球のピッチャーやアメフトのクォーターバックやサッカーのゴールキーパーのように投げるときも使われる。**内旋筋**は外旋筋よりも日常の活動によりストレスを受けやすい。この筋肉が反復的な使用や酷使により疲労すると靱帯と腱が損傷しやすくなる。

　　セラピストは多様なアプローチにより肩甲下筋に働きかけることができる。伏臥位の場合、クライアントの手首と前腕を背中に回して行う。こうすると肩甲骨の脊椎側の端が持ち上がって胸郭から離れるので、肩甲下筋の近位の付着部に触れることができるようになる。ただしセラピストにとって好都合なこの姿勢は、クライアントにとっては必ずしも快適ではない（図6-6）。この姿勢では外旋筋が伸ばされるので、その遠位の付着部が引かれる力が強まる。また、体の前面の関節包に圧が加わりすぎて、関節とその周辺組織のさらなる損傷につながることがある。生活習慣や仕事のせいで肩に微小外傷や癒着がある人は多く、そうした微小外傷や癒着が筋肉を縮め、トリガーポイントをつくる。高齢のクライアントはとくに、肩の反復性外傷のせいでこの姿勢をとることができないことが多い。

　　肩甲下筋の近位の付着部に触れるための別の選択肢として、肩甲骨を手で持ち上げて胸郭から離す方法もある。これを行うには、伏臥位で肩の前面を下から手のひらで支え、反対の手で肩甲骨をつかむようにすればよい。肩甲骨を持ち上げる前にジョイント・ムーヴメントを少し行うのも有効である。そうすることでクライアントの肩をリラックスさせ、深部の筋膜と関節包を温めることができる。この選択肢を用いる場合は、肩の前面に当てた手のひらで肩を持ち上げながら、肩甲骨側に当てた手の四指を肩甲下筋に向かってスライドさせていく。ただしこれを行う前に僧帽筋と菱形筋に働きかけて緩めておかなければならない。そうしなければ、それらを通過してその奥の筋肉に到達することはできないからだ。この方法は側臥位でも用いることができる（図6-7）。

　　肩甲下筋の筋腹に働きかけるには仰臥位がベストである。ただしこの体位では腋窩部に触れる必要があるので、血管に気をつけ、ゆっくりと働きかけなければならない。これ

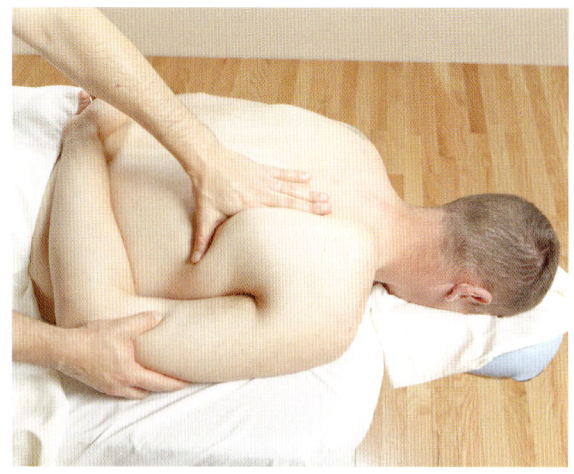

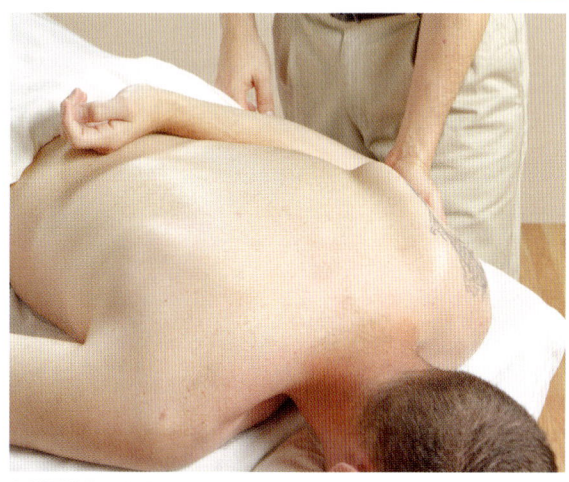

図6-6 ■ **リンギング**：腕を背中に回す方法。　**注意**：仰臥位は体の前面の関節包への圧が強くなるので、クライアントにとって不快となることもある。一般には勧められない。

を行うにはまず、肩を外転させて腋を開く。それから体の前面と後面のほぼ中央に四指を肋骨に向かって立てるように置き、体の後部─上部に向かって肋骨を辿る。こうして広背筋と円筋の下に到達する。正しい位置にいるかどうかは、肩を外旋させてこの筋肉が「浮き出る」ようにするとよい。この体位で用いるのに有効なテクニックは、ピン・アンド・ストレッチ［ポイントに圧を加えながらストレッチを行うテクニック］、ゆっくりとしたストリッピングなどである（図6-8）。

　仰臥位は肩甲下筋の遠位の付着部に働きかけるのにも向いている。それを行うには、クライアントの両手を腹部に乗せ、肩を触診して上腕骨小結節と烏口突起を見つける。それからこの2つの目印のほぼ中央に四指を当て、位置的な下方かつ体の外側かつ体のやや下方に向かって圧を加えることにより、小結節の内側端に触れる。そこで肩甲下筋の腱にクロスファイバー・フリクションを行うと、この筋肉の癒着の破壊を促すことができる（図6-9）。

　肩の内旋に使われる筋肉は肩甲下筋だけではない。広背筋、三角筋前部、大円筋も内旋に使われている。そのため肩甲下筋が断裂または損傷した場合はそれらの筋肉の負担が増えることになり、それらも損傷や疲労を起こしやすくなる（手順6-3）。

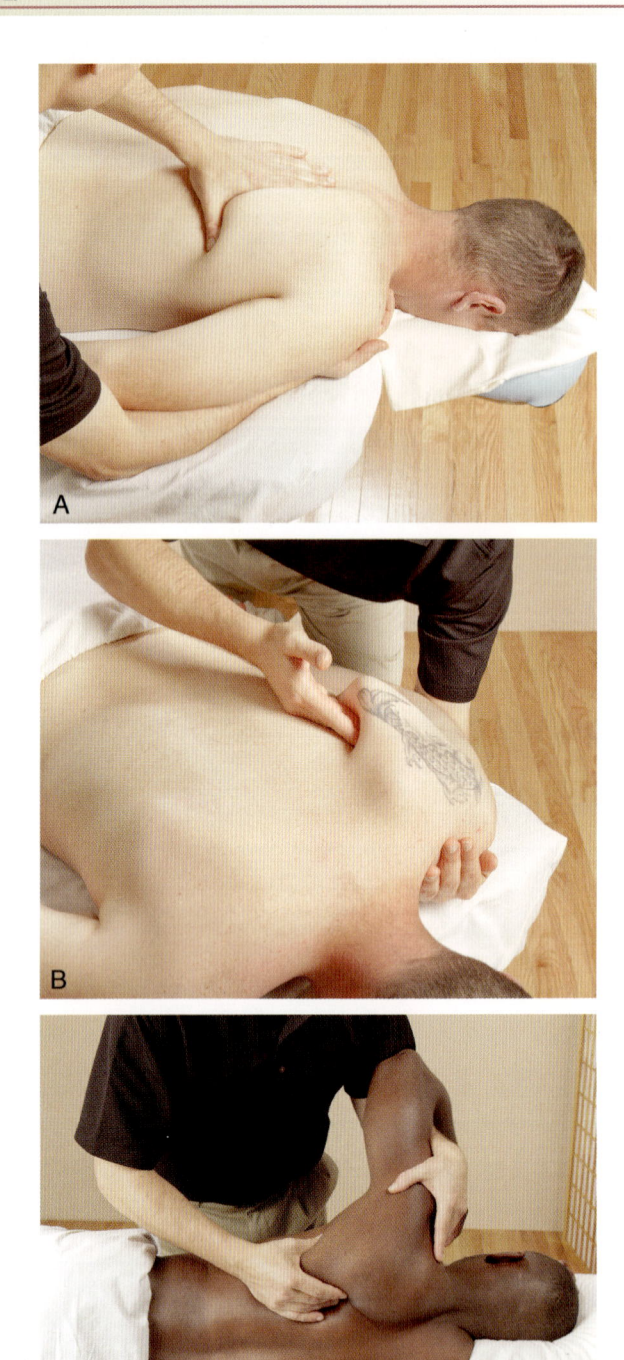

図6-7 ■ 肩甲骨を持ち上げる。　**AとB** 肩を支える方法。一方の手で肩を支え、肩甲骨が胸郭から離れて持ち上がる姿勢に。伏臥位はクライアントに比較的不快を与えずに深部組織に触れやすい。　**C** 側臥位。側臥位なら肩甲骨を突出させることができる。

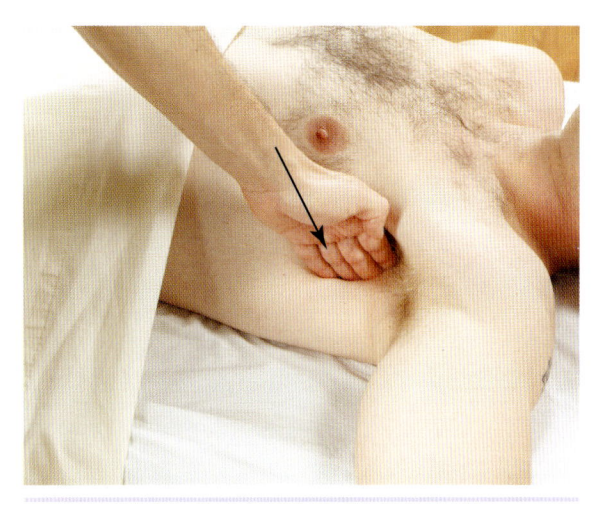

図6-8 ■ 仰臥位で肩甲下筋に働きかける

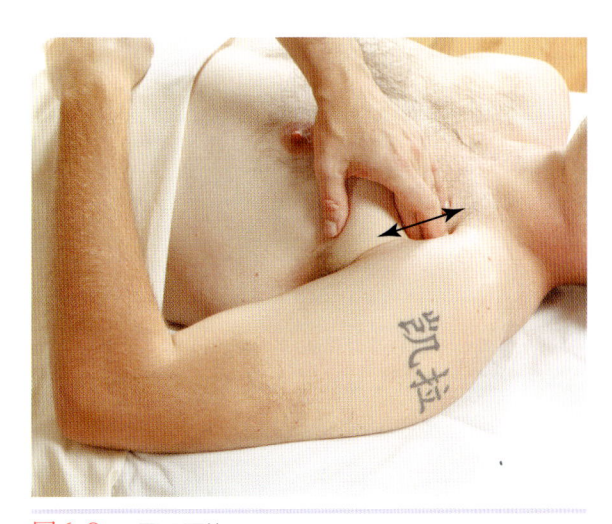

図6-9 ■ 肩甲下筋へのフリクション

外旋筋

　外旋筋の損傷は内旋筋の損傷ほどは起こりにくく、内旋筋の場合よりも評価が難しい。ともに協力してローテーターカフを形づくっている外旋筋は、肩甲下筋、棘下筋、小円筋である。外旋筋の深刻な損傷はたいてい腱に影響しており、そのせいで診断がむずかしくなりやすいのである。受動的、能動的および抵抗を用いるROMは損傷のある筋肉の発見に役立つ（図6-10、p.100）。

内旋筋に働きかける手順

手順6-3

組織のウォーミングアップ
　コンプレッション、筋肉のスクイージング、関節可動域運動を用いて組織をウォーミングアップする。

注意
　腋窩部は敏感な人が多いのでグライディングではくすぐったがらせてしまうかもしれない。くすぐったさを防ぐには、コンプレッションと筋肉のスクイージングがよい場合が多い。

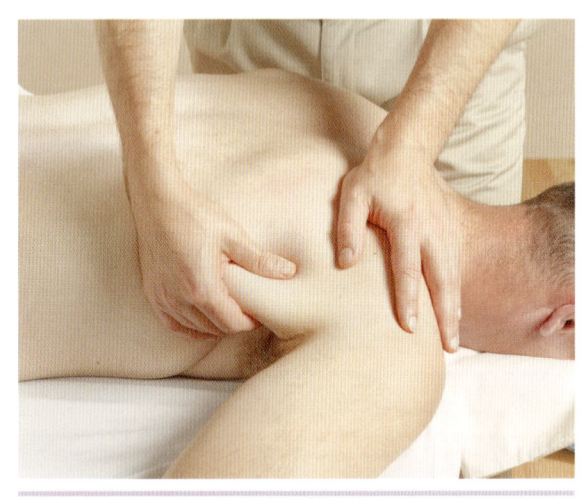

手順6-3　図1

緊張の亢進した筋肉とトリガーポイントへの働きかけ
　広背筋、肩甲下筋、三角筋前部に見つかるトリガーポイントに働きかける。

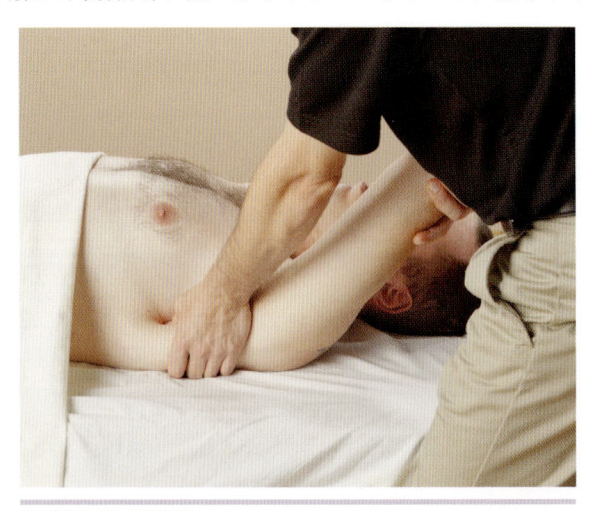

手順6-3　図2

内旋筋に働きかける手順

肩甲下筋の筋腹への働きかけ

ゆっくりと押しながらの深いストロークを用いる。

注 意

この部位は血管と構造に注意。ストロークはゆっくりと丁寧に行うこと。

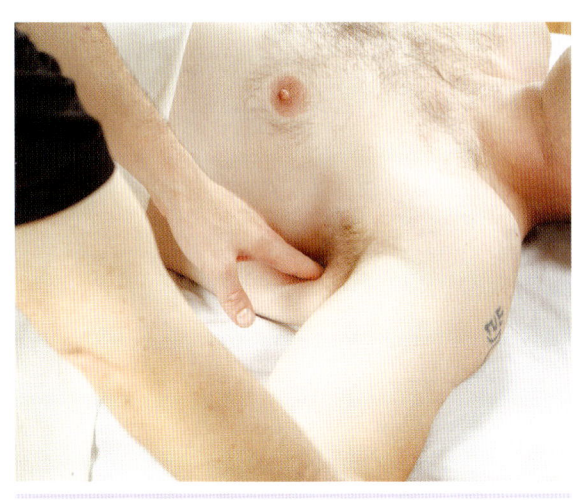

手順6-3　図3

関節可動域

一連の動作を通して軽い牽引を続ける。肩を無理のないように動かし、制限を感じるたびに一時停止する。筋膜が溶けてほぐれるような感覚に意識を集中して行う。

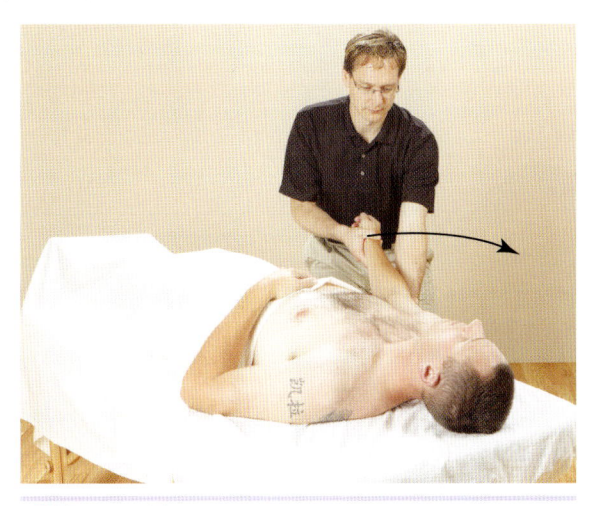

手順6-3　図4A

内旋筋に働きかける手順

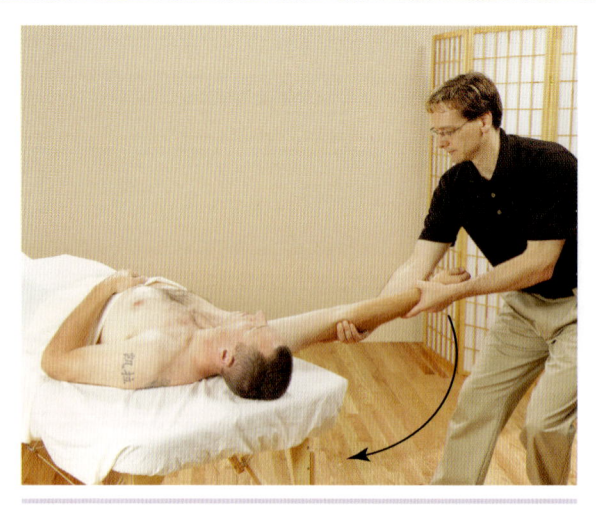

手順6-3　図4B

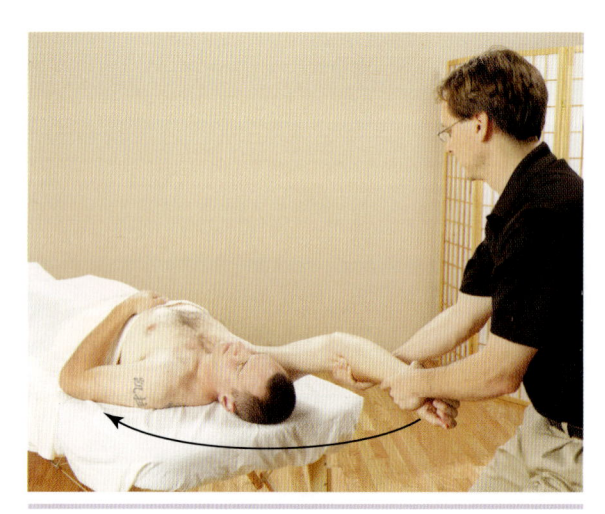

手順6-3　図4C

6章 肩部　99

内旋筋に働きかける手順

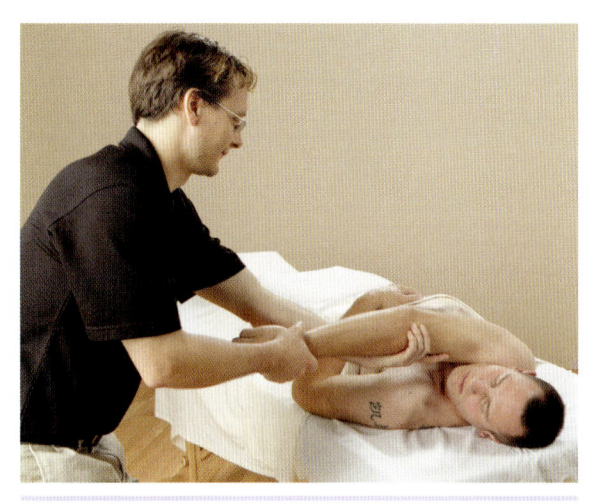

手順6-3　図4D

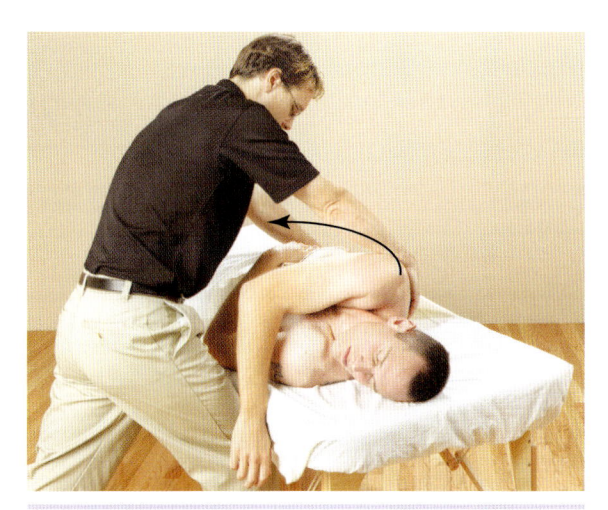

手順6-3　図4E

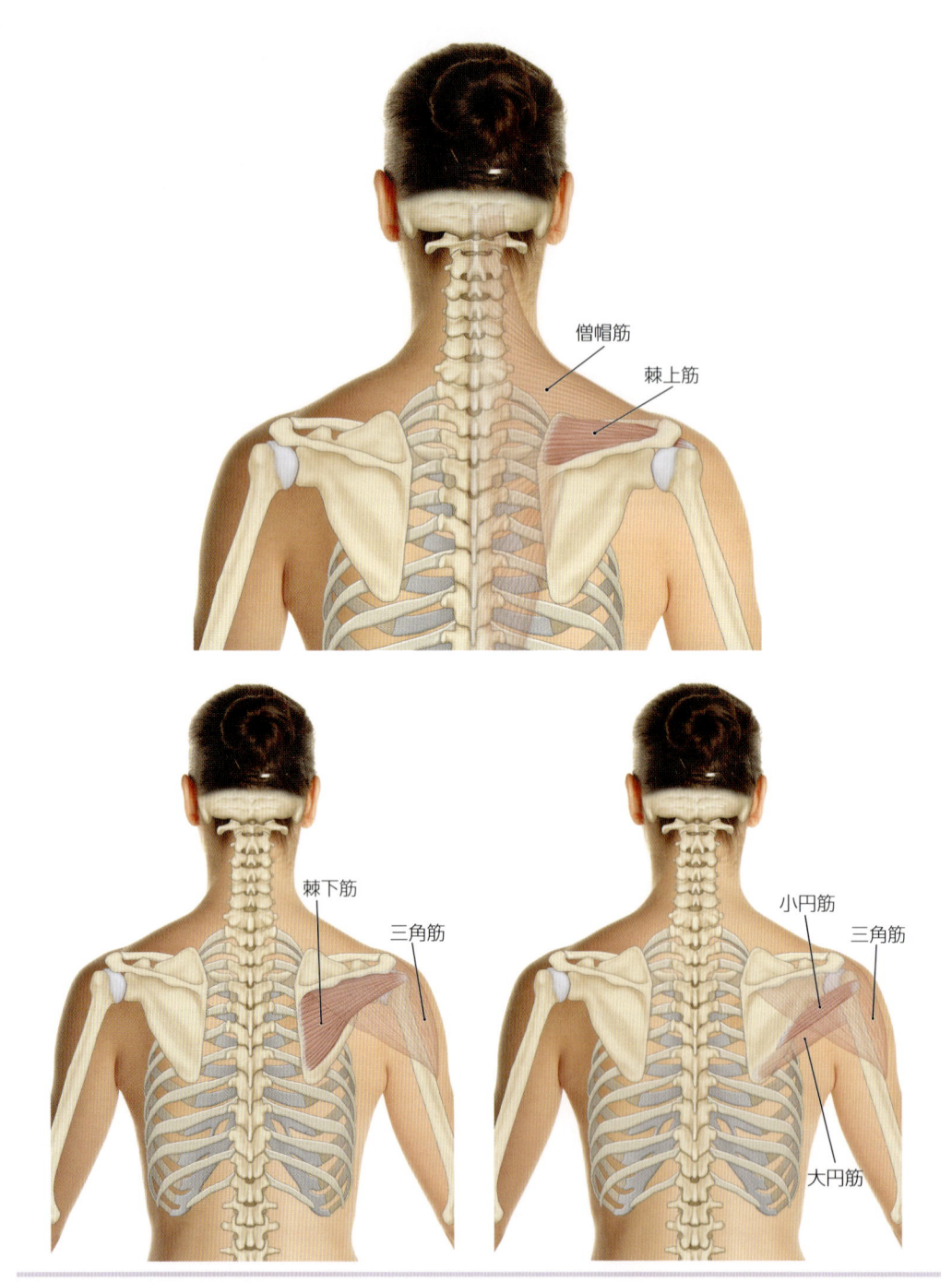

図6-10 ■ 外旋筋 『筋骨格系の触診マニュアル―トリガーポイント、関連痛パターンおよびストレッチを用いた治療』(ジョセフ・E・マスコリーノ著、ガイアブックス、2011) より

　　棘上筋は肩甲骨の棘上窩と僧帽筋の下端の間に挟まっている。この筋肉の遠位の付着部は上腕骨大結節上部にある。この筋肉は肩峰突起の下から出ているので、セラピストはそこからクロスファイバー・フリクションでその腱に触れることができる。棘上筋には、肩の動きに関しては、外転の主動と外旋の補助という2つの役割がある。またこの筋肉は上腕骨を関節窩に引き寄せて安定させるうえでも重要な役割を果たしている。

棘下筋は表層にあるにもかかわらず、払われるべき注意を払われていない。棘下筋は外旋筋の中で最大の筋肉であり、敏感になっていることが多い。この筋肉には一般に過敏な箇所が3箇所ある。遠位の付着部に働きかけるには、上腕骨大結節との境界部分にフリクションを施すとよい。

　小円筋も腋窩部から触れやすい位置にある。この筋肉は肩甲骨後面の外側縁に起始し、上腕骨大結節に停止する。この筋肉に用いるのにとくに適したテクニックはピンスメントである。

　肩の損傷はスポーツ選手だけの問題でなく、加齢とともに起こるものである。肩の痛みで医師にかかる原因の60％はローテーターカフ損傷である。多くの人がかかりやすい損傷とその発生率と原因と予防については、一般に知識を普及させるべきだろう。肩の痛みが起き始めたときは、ストレッチとエクササイズの2つが、健康促進のために、また、損傷からのリハビリテーションを促すために重要な要素である。

7章

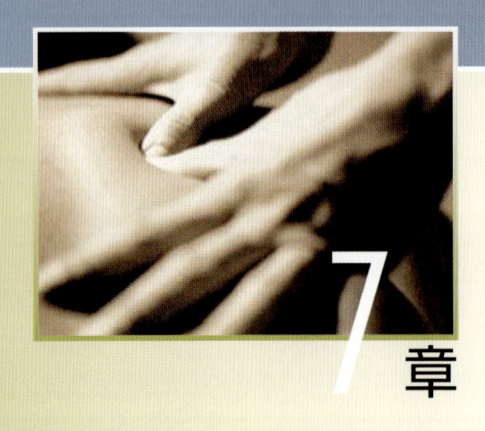

腕部と手部

概 要
神経侵害
　尺骨神経
　橈骨神経
　正中神経
腕の筋肉
　回外筋
　円回内筋
上顆炎：腱炎または腱症
手根管症候群

キーワード
輪状靱帯
腋窩神経
腕神経叢
手根管
手根管症候群
頸神経叢
尺骨神経管
離開
筋膜
線維性関節包
屈筋支帯
ギヨン管
腕橈関節
腕尺関節
侵害
外側（橈側）側副靱帯
内側（尺側）側副靱帯
正中神経
筋腱
円回内筋症候群
近位橈尺関節
肘部管
橈骨神経
反復的な動き
牽引
横手根靱帯
腱炎
腱症
管
尺骨神経

目 的
1　腕の筋骨格構造を理解する
2　肘関節の構造を理解する
3　肘関節の靱帯について考察する
4　肘の神経侵害が起きやすい位置を知る
5　腕の神経の種類を知る
6　腱炎と腱症の違いを知る
7　腕のマッサージの方法を学ぶ
8　手根管症候群に働きかけるテクニックを学ぶ

腕と手の筋肉と関節は構造が複雑である。この章では、肘と手首の周辺に起きやすい**筋腱**の不調に注目する。腕と手の筋肉は**反復的な動き**や酷使のせいで疲労や緊張や痛みを起こしやすい。

　肘は蝶番関節に分類されてはいるが、1つの関節包の中に3つの関節構造が含まれるという点で独特な関節である。**腕橈関節**と**腕尺関節**が協力して働いて前腕の屈曲と伸展を可能にし、**近位橈尺関節**が手首の回内と回外を可能にしている（図7-1）。

　肘には複雑な構造の靱帯があり、それにより3つの骨と3つの関節構造が守られている。肘の靱帯に含まれるのは、**内側（尺側）側副靱帯、外側（橈側）側副靱帯、輪状靱帯、線維性関節包**である（図7-2）。

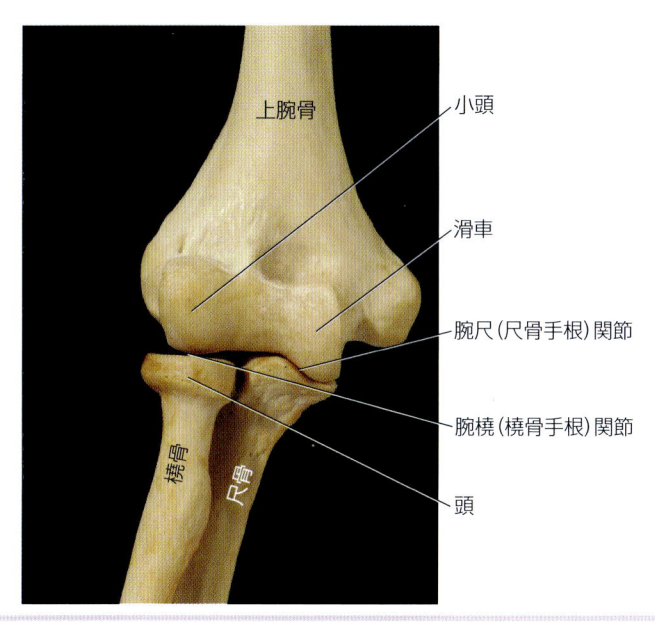

図7-1 ■ 肘関節　Muscolino JE "the skeletal system and muscle function, ed 2" (St Louis, 2011, Mosby)より

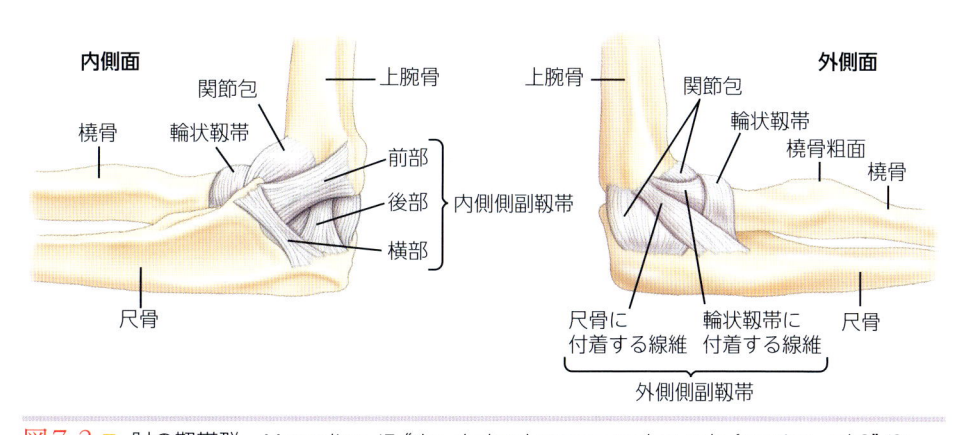

図7-2 ■ 肘の靱帯群　Muscolino JE "the skeletal system and muscle function, ed 2" (St Louis, 2011, Mosby)より

　外側および内側側副靱帯は尺骨と上腕骨をつなぐ役に立っており、肘の横方向の動きと安定を助けてもいる。外側側副靱帯は近位［体幹に近い側］の付着部が1つ、遠位［体幹から遠い側］の付着部が2つ（尺骨と輪状靱帯）ある。内側側副靱帯には線維の向きの異なる3つの部分がある。前部は内側上顆から起こり、尺骨の鈎状突起に付着し、後部は内側上顆から起こり、尺骨の肘頭突起に付着している。また、横部は前部の遠位の付着部から起こり、滑車切痕を横切って、後部の遠位の付着部に付着している。肘の外転と内転はこれらの靱帯にストレスを与えることがある。また、外転や内転の方向への反復的な動

103

きや突然の動きはこれらの靱帯の損傷や断裂につながることがある。

　橈骨は輪状靱帯によって尺骨に固定されている。この靱帯は尺骨の橈骨切痕の後部に付着し、橈骨頸部を包帯状に取り巻いて尺骨の橈骨切痕に戻り、その前部に付着している。この構造により肘の屈曲と伸展が可能になるだけでなく、橈骨が尺骨の上を回ることによる前腕の回内と回外が可能になる。

　肘関節を直接動かすおもな筋肉は上腕二頭筋、腕橈骨筋、上腕三頭筋、肘筋である。橈尺関節を動かす筋肉は、上橈尺関節では円回内筋と回外筋、下橈尺関節では方形回内筋である。前腕の屈筋群と伸筋群も前腕の屈曲と伸展に多少の役割を果たしているが、それらの主要な働きは手首の屈曲と伸展である。

神経侵害

　腕神経叢は、第5頸神経から第1胸神経までの脊髄神経から起こり、肩で**尺骨神経、正中神経、橈骨神経、腋窩神経、筋皮神経**という5つの神経に分岐し、腕に続いている。これらの神経は、肘部の構造のせい、あるいは体の表層にあるせいで、圧迫や衝突により損傷しやすい。尺骨・正中・橈骨神経は**管**と**筋膜**と筋肉と骨に守られてはいるが、肘関節をまたいでいるために侵害や損傷を受けやすい（図7-3）。

尺骨神経

　尺骨神経は2つの尺骨管を通っている。**肘部管**は上腕骨内側顆の遠位端と尺骨の肘頭突起の間にある。これはよく「ファニー・ボーン（おかしな骨）」と呼ばれる神経で、たいていの人はこの神経を何かにぶつけると、痺れる感覚が前腕を伝わって小指全体と薬指の内側半分に達するのを覚える。**尺骨神経管（ギヨン管）**は手首の豆状骨と有鈎骨鈎の間にある。

橈骨神経

　橈骨神経は回外筋の下に位置する橈骨管を通っている。この筋肉が硬くなると橈骨神経が圧迫され、肘周りの痛み、前腕の弱化や不快感、肘の伸展時や前腕の回内時の痛みにつながる。こうした**侵害**は、症状が似ている外側上顆炎と間違えられることがある。

正中神経

　正中神経は手根管症候群との関連でよく知られている。これも腕神経叢から分岐した神経であり、肘部で円回内筋の2つの頭部の間を通る。正中神経は手首で手根管を通る唯一の神経であり、手のひらの外側つまり橈骨側と第1-3指、第4指の橈骨側半分に分布している。

　正中神経が侵害されやすい位置は、円回内筋に圧迫される部分と手根管である。正中神経の侵害は橈骨神経の侵害と容易には区別できないことがある。どちらか判断がつかないときは、クライアントに医師を紹介し、検査を受けてもらう必要がある。

7章　腕部と手部

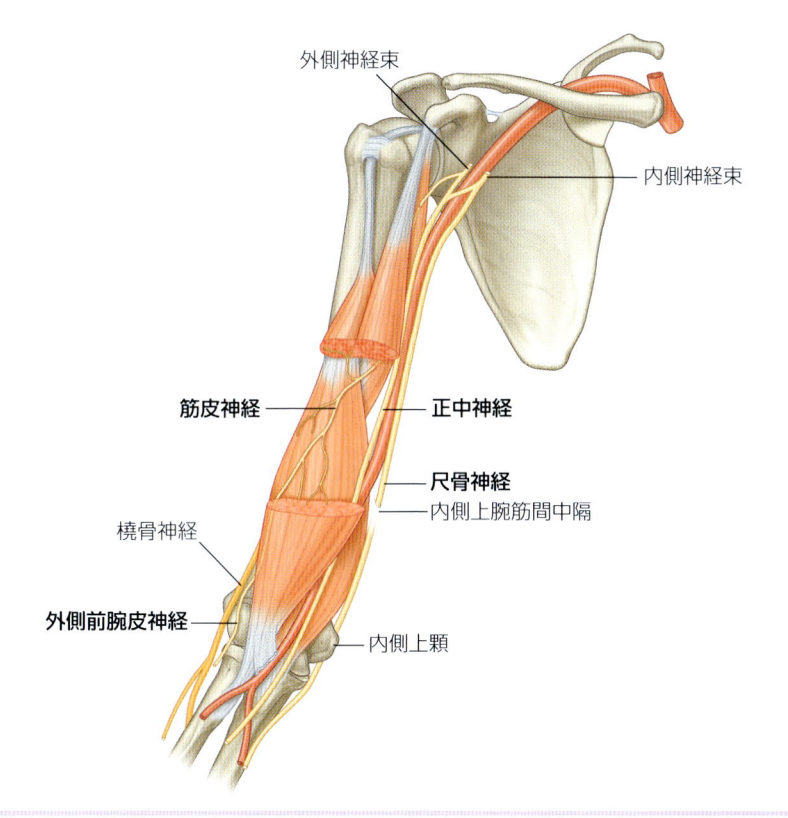

図中ラベル：外側神経束、内側神経束、**筋皮神経**、**正中神経**、**尺骨神経**、内側上腕筋間中隔、橈骨神経、**外側前腕皮神経**、内側上顆

図7-3 ■ 腕の神経　Richard L. Drake 他著『グレイ解剖学　原書第2版』（エルゼビア・ジャパン、2011）より

腕の筋肉

回外筋

　　回外筋に働きかけるには、短橈側手根伸筋（たんとうそく）と総指伸筋を中心に伸筋群を緩める必要がある。肘を約90度に曲げると伸筋群が縮んで弛緩する。近位の前腕から始めると、まず腕橈骨筋が見つかる。そこから少し外側に動くと、長橈側手根伸筋（ちょうとうそく）と短橈側手根伸筋が見つかる。この2つの橈側手根伸筋と総指伸筋との間に谷間があるが、そこが回外筋にもっとも触れやすい部分である（図7-4）。

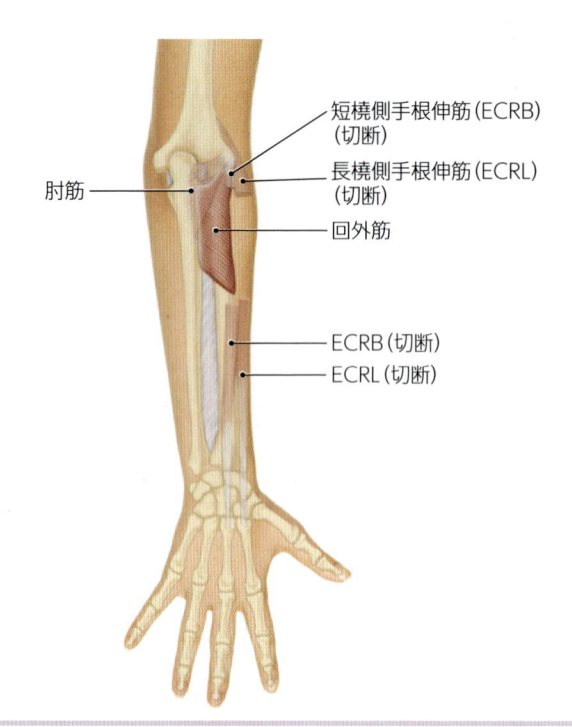

図7-4 ■ 回外筋 『筋骨格系の触診マニュアル―トリガーポイント、関連痛パターンおよびストレッチを用いた治療』（ジョセフ・E・マスコリーノ著、ガイアブックス、2011）より

円回内筋

　円回内筋は二頭筋、つまり頭部が2つある筋肉である。この筋肉の近位の付着部つまり起始部は上腕骨の内側上顆と尺骨の鈎状突起である。この二頭が途中で合体し、橈骨の外側面に付着している。円回内筋は前腕の回内がおもな働きだが、肘の屈曲にも重要な役を果たす。この筋肉は**円回内筋症候群**と呼ばれる正中神経の侵害の原因となることがある。円回内筋症候群は、第1-3指の麻痺などの症状が手根管症候群と似ているため、それとよく間違えられる。円回内筋症候群ではとくに人差し指の力が弱くなり、つまむ動作に影響する（図7-5）。

　円回内筋に働きかけるには、表層の筋膜と橈側手根屈筋と腕橈骨筋を十分に緩めておくことが重要である。円回内筋は前腕前面（内側面）のこの2つの筋肉の間に見つかる。円回内筋は表層筋であり、危険部位である肘前のくぼみの遠位の内側縁を形成する。そのため、この筋肉への働きかけは慎重に行わなければならない。トリガーポイントへの指による静圧やクロスファイバー・フリクション、能動運動などのテクニックが有効である。

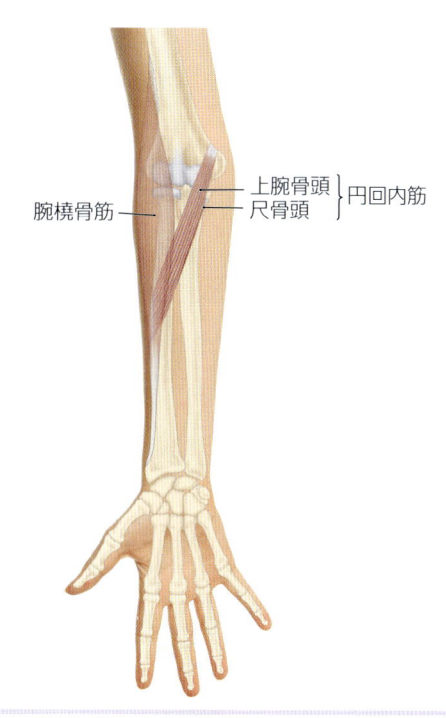

図7-5 ■ 円回内筋 『筋骨格系の触診マニュアル―トリガーポイント、関連痛パターンおよびストレッチを用いた治療』（ジョセフ・E・マスコリーノ著、ガイアブックス、2011）より

上顆炎：腱炎または腱症

　　筋膜と筋膜の障害に関する最近の研究の結果、私たちは上顆炎への働きかけ方を見直す必要に迫られている。「上顆炎」とは、簡単に言えば「上顆の腫れ」だが、もう少し正確には、上顆に付着する腱の「腱炎」または「腱症」である。上腕骨の外側上顆は前腕の伸筋腱との、上腕骨の内側上顆は手首の屈筋腱との関わりが深い。

　　私たちの研究のパラダイムシフトは、この障害が腱炎なのか腱症なのかを考えるところから始まる。**腱炎**とは、何らかの損傷や外傷による腱の炎症のことである。この炎症には発赤、発熱、腫れ、痛みを伴う。私たちの施術を受けにくるクライアントにはこうした症状はないことが多いが、ある場合には、新しい損傷に対して行うべき基本的な応急処置を施す。新しい、つまり急性の損傷に対して行ってよい治療は、PRICE（保護・安静・冷却・圧迫・挙上）だけである。

　　腱症は腱の線維と細胞の退行変性のことであり、慢性的なストレス、反復的な動き、酷使により、腱のコラーゲンと線維が損傷した状態である。腱症という言葉を用いることにより、クライアントの腱の障害をより正確に定義することができる。腱症は腱炎と違い、発赤や腫れなどの症状を示さないが、痛みや不快の原因となる。

　　この「症」と「炎」の違いを理解すると、外側上顆炎、つまりテニス肘への働きかけ方も変わってくる。外側上顆炎は長橈側手根伸筋の変性により引き起こされることが多い。新しい線維組織が瘢痕組織として形成されるので、コラーゲン線維を整えて健康な組織の成長を促すために、従来は、横方向のフリクションを行うのがよいと考えられていた。しかし、この考え方は2つの点で間違っている。1つは、多方向の線維で構成される基質に一方向のフリクションを行うことに、多方向のフリクションを行うのと同様の効果が

あると考えている点である。そして、もう1つの、もっと重大な間違いは、筋腹と筋膜の組織中にまだ癒着と収縮が存在する段階で、腱に自己修復し、自然治癒する力があると考えている点である。

　上顆炎を持つクライアントに施術するときの最初のステップは、必要に応じて関連のある筋肉群に働きかけ、それらを安静時の正常な長さに戻すことである。筋肉を緩めて過収縮や刺激過敏に働きかけると、腱に加わっている緊張を和らげることができる。すべての層に順番に働きかけていくことは、どんなタイプの肘の痛みに対処するときにも重要である。最初に用いるとよいのは、スキン・ローリング［皮膚をつまんで転がすように動かす動作］と筋筋膜テクニックである。続いて前腕の筋肉にニーディングを行うとよい。ストリッピングまたはブロードニングのあとに多方向のフリクションを行ってもよい結果が得られることがわかっている。重要なのは、緊張して縮んだ筋肉を伸ばし、伸びて弱くなった筋肉を強化することにより、筋肉のバランスを回復することだ。上顆炎の周辺にアイスマッサージを施す方法でもよい結果が得られている。この方法は、セラピストが上顆炎に働きかけている間に発生させがちな炎症をコントロールするのに役立つ（手順7-1）。

7章　腕部と手部

肘に働きかける手順

手順7-1

ウォーミングアップ

ペトリサージュを用いて腕の組織をウォーミングアップする。ブロードニング・ストロークで前腕を近位から遠位に向かって深めにスライドしながら組織を緩めていく。

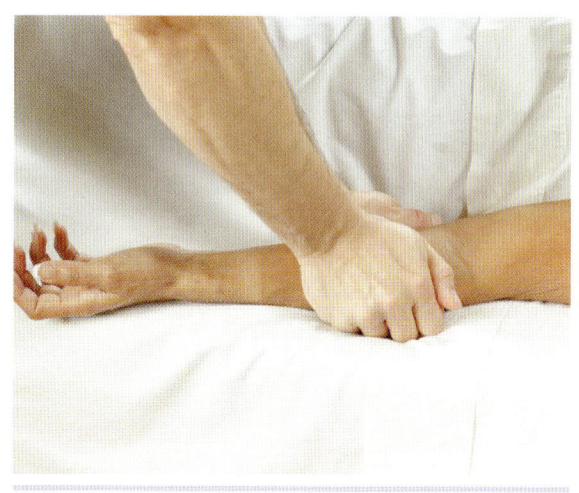

手順7-1　図1

前腕の筋肉

つまむテクニックを用いて伸筋群のトリガーポイントに働きかける。手首の屈曲と伸展の受動運動を行う。癒着を破壊するために縦方向の深いストリッピングも施す。

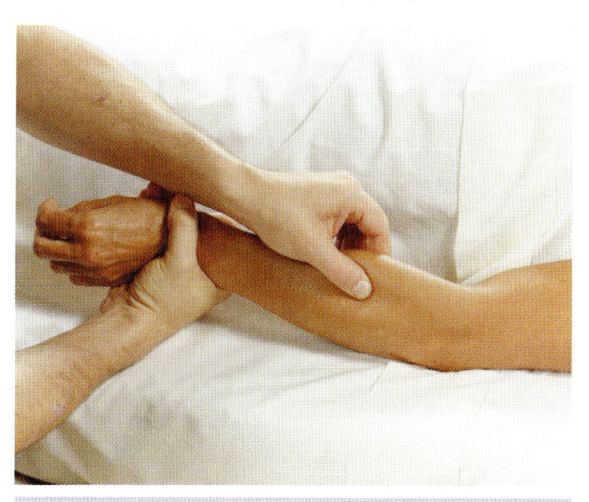

手順7-1　図2

肘痛に働きかける手順

屈筋腱と伸筋腱

伸筋腱と屈筋腱の全体に深い多方向のフリクションを施す。

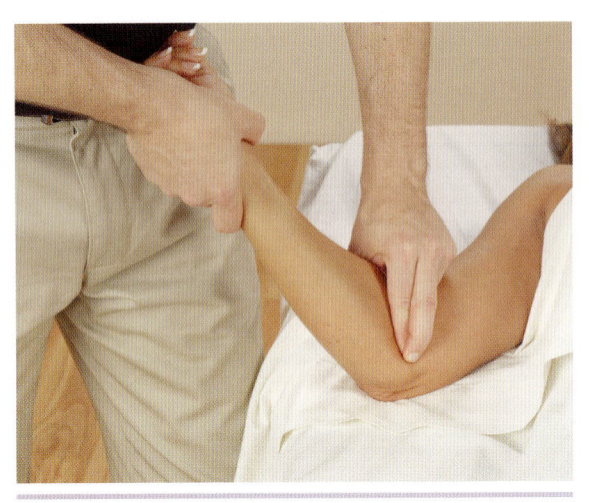

手順7-1　図3

円回内筋

　円回内筋に縦方向の深いストロークを施す。円回内筋に圧を加えた状態で、手首を回内の状態から回外の状態に動かす。

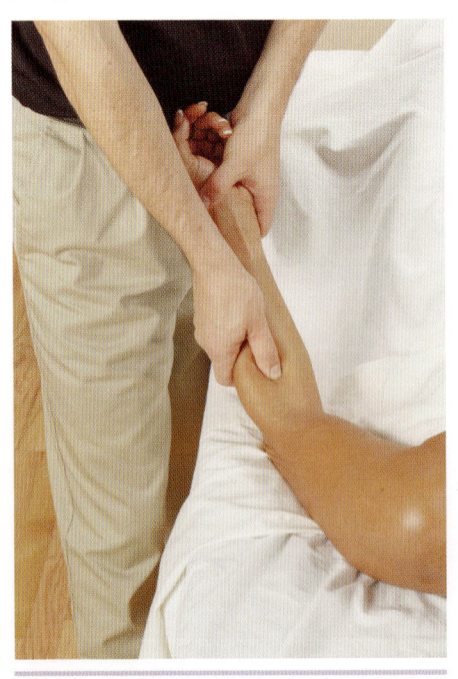

手順7-1　図4

7章 腕部と手部

肘痛に働きかける手順

回外筋

　回外筋に圧を加えながらのストロークと、ゆっくりとした深いストリッピングを施す。回外筋に圧を加えながら、手首を回外の状態から回内の状態に動かす。

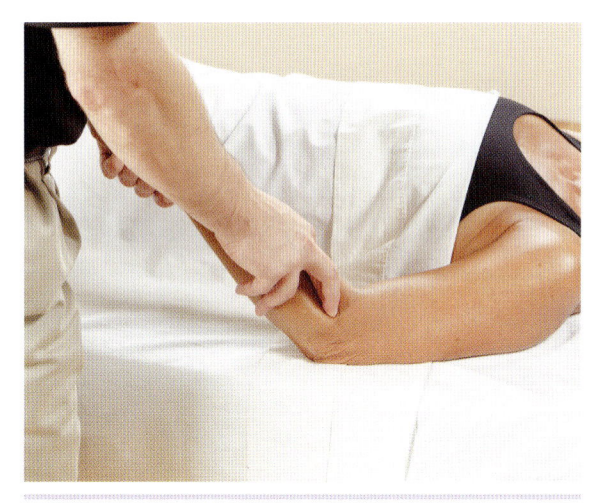

手順7-1　図5

ストレッチ

　腕と手首の筋肉を、屈筋群と伸筋群に注目してストレッチする。

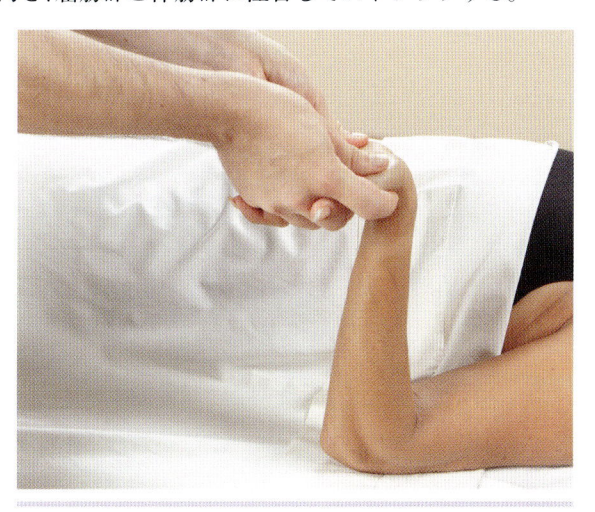

手順7-1　図6

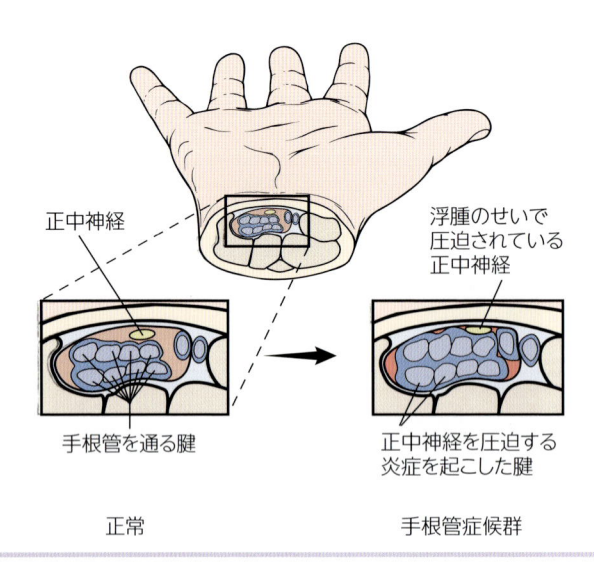

図7-6 ■ 手根管症候群　Frazier MS, Drzymkowski JW "Essential of human diseases and conditions, ed2," (Philadelphia, 2000, WB Saunders)より

手根管症候群

　手根管症候群は正確な診断をめぐって議論の分かれてきた障害である。正中神経と屈筋腱は**手根管**を通る。手根管は手首の**横手根靭帯（屈筋支帯）**の下、手根骨の上に位置する。本当の手根管症候群の場合、この部位で正中神経が締めつけられている。この侵害のおもな原因は体内の水分の増加、炎症、（手根管の直径を縮める）瘢痕組織の形成などである。この障害には、麻痺や痺れ、親指、人差し指、中指、薬指の半分の弱化などの症状がある。手根管症候群は多くの場合、手術により瘢痕組織を取り除き、管のスペースを広げて正中神経への圧迫を和らげる方法をとることになる (p.112 図7-6)。

　しかし、神経が別の位置で侵害されている場合も手根管症候群と診断される場合がある。頸部、肩部、肘部における侵害も手根管症候群と同様の症状を示すからだ。したがって、試験により腕神経叢の侵害や橈骨神経の侵害の可能性を除外する必要がある。とはいえ、この試験は平均的レベルのマッサージセラピストには難しい。したがって、難しい場合には、クライアントに医師を紹介し、正式な診断を受けてもらうことが重要である。つねに自分の実力の及ぶ範囲で仕事をしなければならない。

　手根管は手首にあるが、とくに不調を起こしやすいのは屈筋群の腱である。したがって手首から肘までの屈筋群に働きかけることが重要である。上顆炎の場合と同様に、筋膜ワーク、ニーディング、トリガーポイント・アプローチなどを手首の屈筋に施すことで、筋肉が安静時の正常な状態に戻るのを促すことができる。手根管部にブロードニングを施しながら、手のひらにストリッピングを施すと、屈筋支帯がストレッチされて正中神経への圧迫が和らぐ。手首の**離開**つまり**牽引**も効果がある。ただし、それを行うさいには手首を脱臼させないように、力加減に気をつけなければならない。安定した力をゆっくりと直線的な動きで加えるべきである。重要なのは、引くのは抵抗のあるポイントまでにすることと、手首を捻じらないようにすることである。屈筋群へのストレッチと、能動・受動運動を行いながらの屈筋群への指によるコンプレッションは、これらの筋肉が正常な休止時の位置に戻るのに役立つ（手順7-2）。

手根管に働きかける手順

手順7-2

ウォーミングアップ

ペトリサージュを用いて腕の組織をウォーミングアップする。ブロードニング・ストロークで前腕を近位から遠位に向かって深めにスライドしながら、組織を緩めていく。

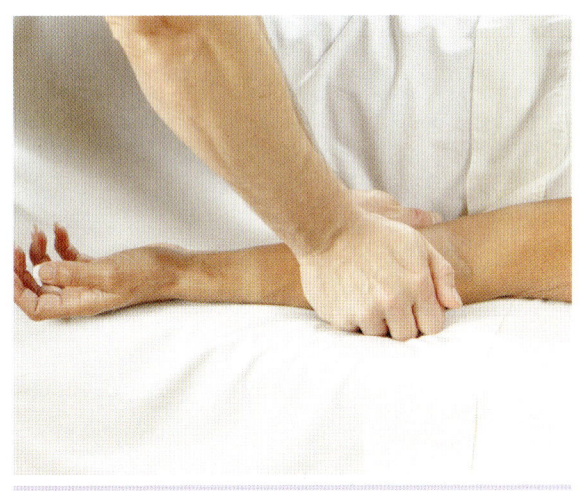

手順7-2　図1

円回内筋

円回内筋に縦方向の深いストロークを施す。円回内筋に圧を加えた状態で、手首を回内の状態から回外の状態に動かす。

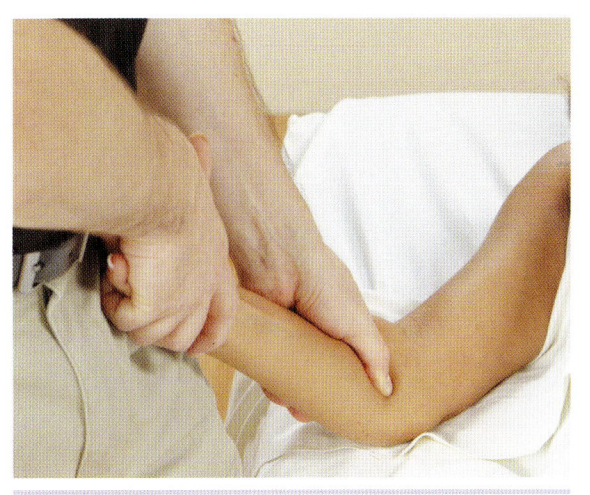

手順7-2　図2

手根管に働きかける手順

屈筋腱と伸筋腱
伸筋腱と屈筋腱の全体に深い多方向のフリクションを施す。

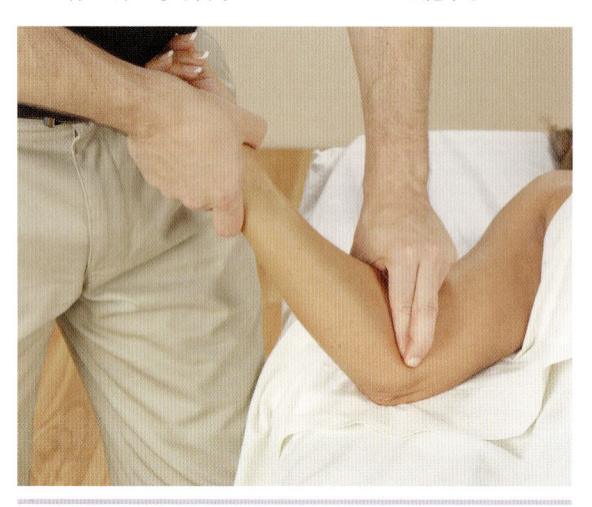

手順7-2　図3

屈筋支帯
屈筋支帯の中心線から外側の線までに縦のストロークを施し、多方向のフリクションも施す。

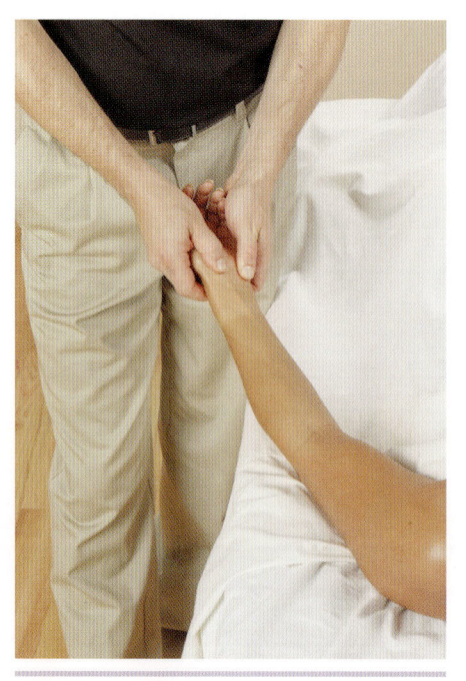

手順7-2　図4

手根管に働きかける手順

手掌腱膜

　自分の指とクライアントの指を組み、手掌腱膜にブロードニング・ストロークを施し、中手骨の間にフリクションを施す。

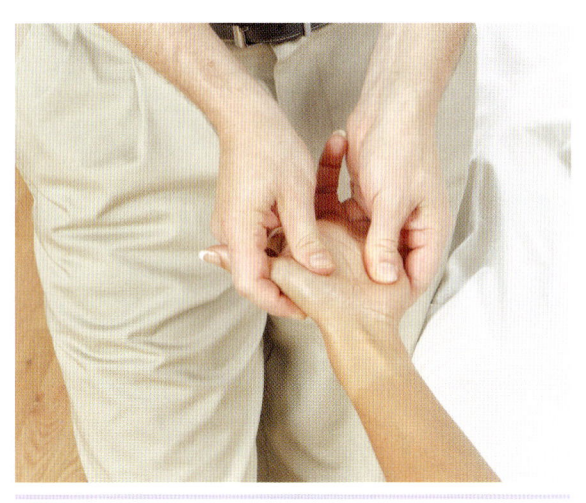

手順7-2　図5

ストレッチ

　手首を伸展、肘を屈曲させることにより、手首と手のストレッチをする。ストレッチを強化するために手を広げる。

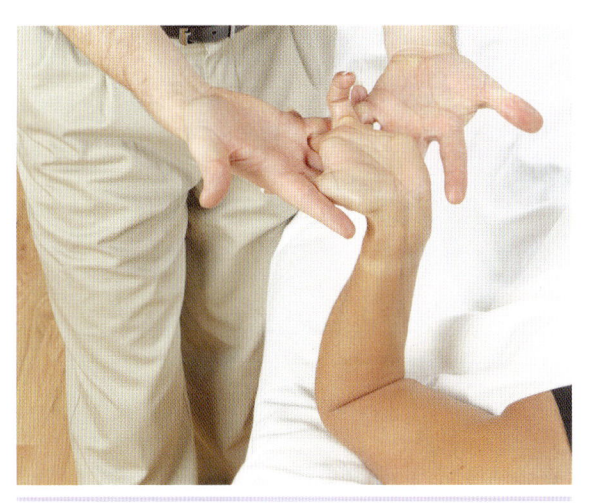

手順7-2　図6

8章

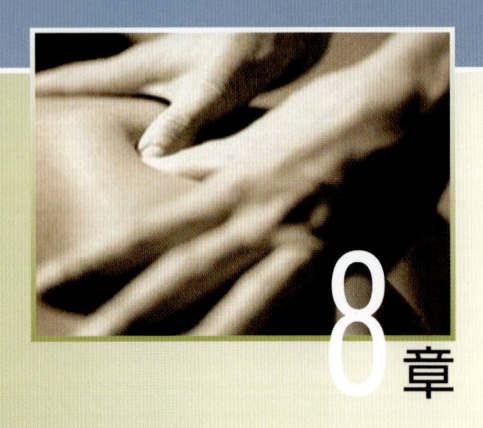

背部と腹部

概 要
胸部から骨盤部までの解剖学
姿勢の歪み
 後方への湾曲
 前方への湾曲
 脊柱側湾曲
腰痛
腹筋
姿勢に働きかける

キーワード
中軸骨格
デーヴィスの法則
深層
最深層
脊柱の平坦化
頭部前傾
機能性側湾
脊柱過後湾
脊柱過前湾
緊張亢進
脊柱後湾
脊柱前湾
下位交差症候群
筋層
骨盤
姿勢の歪み
脊柱側湾
構造性側湾
表層
胸—骨盤部
胸部
上位交差症候群
ウォルフの法則

目 的
1 胸—骨盤部の解剖学を理解する
2 背部の筋層について学ぶ
3 脊柱の自然な湾曲を理解する
4 一般的な姿勢の歪みを定義する
5 腹部の解剖学を理解する
6 姿勢の歪みに働きかけるうえでの注意点を学ぶ

　研究によれば、現代人5人のうち約4人は一生のうちに少なくとも一度は腰痛に悩まされている。どの瞬間にも、つねに3,100万人ほどのアメリカ人が腰痛を経験しているらしい。原因はたいてい明らかな損傷（急性の外傷）ではなく、反復性のストレスや姿勢の悪さや酷使（慢性的な状態）である。

　胸部と骨盤部は体の中でも複雑な部位に入る。筋肉の多くは1つか2つの関節にまたがっているが、胸部の筋肉はたいていもっと多くの、脊椎などの関節にまたがっている。そうした多関節筋は、一度にすべての関節上で十分に伸びるようにできていない。この伸展性の低さが損傷のしやすさにつながる。

　胸部には筋肉の厚い層があり、それにより特別な動きが生み出されるだけでなく、姿勢が維持され、臓器がバランスを整えられ、保護されている。この筋膜と筋肉と靱帯と関節の複雑なネットワークを理解することは、ディープティシュー・マッサージのアプローチとテクニックにおいて重要なことである。

胸部から骨盤部までの解剖学

　本書は解剖学の教科書ではないが、クライアントが訴える不調を理解するために**胸─骨盤部**の解剖学を見直しておきたい。この部位は椎骨からなる脊柱、胸郭、**骨盤**、仙骨、尾骨を基盤に構成されており、靱帯、筋膜、腱、筋肉の複雑なネットワークにより構造的につながっている(図8-1)。動く部位が多数あることと、形状のせいで、損傷しやすく、とくに反復運動による障害を起こしやすい。悪い姿勢や体の不適切な使い方が外傷や反復による損傷、ストレス障害、筋肉の痛みにつながる。

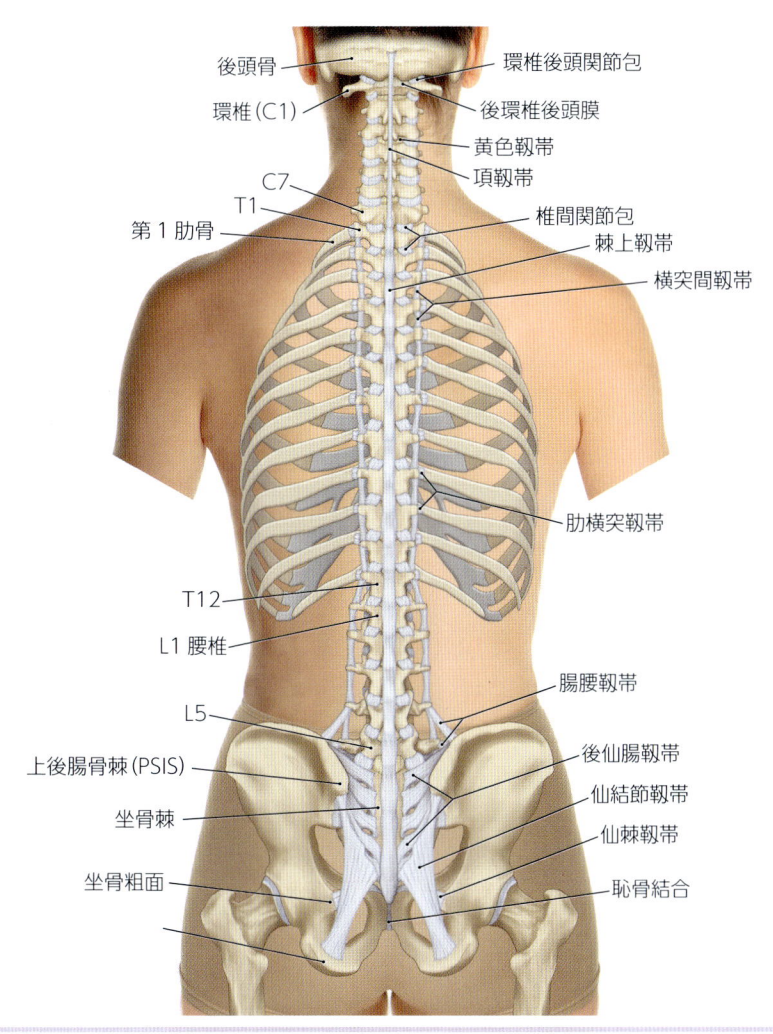

図8-1 ■ 体軸骨格　『筋骨格系の触診マニュアル─トリガーポイント、関連痛パターンおよびストレッチを用いた治療』(ジョセフ・E・マスコリーノ著、ガイアブックス、2011)より

8章　背部と腹部

　背部の筋肉組織は**表層**、**深層**、**最深層**の3段階の深さに分類できる。この層に対する理解が、ディープティシュー・マッサージを成功させる鍵となる。胸部の細かく複雑な筋肉すべてを解説することは本書の範囲を超えるので、マッサージセラピストが注目すべき各層の筋肉についてのみ解説する。

　最深層は姿勢筋で構成されている。これはセラピストの多くが働きかけるのに苦労する筋肉群である。ここには後頭下筋、横突棘筋（多裂筋、回旋筋、半棘筋）、肋間筋が含まれる（図8-2）。

　深層は板状筋（頭板状筋、頸板状筋）、肩甲挙筋、脊柱起立筋群（腸肋筋、最長筋、棘筋）、後鋸筋（上後鋸筋、下後鋸筋）で構成される。ここはセラピストがもっとも時間をかけて働

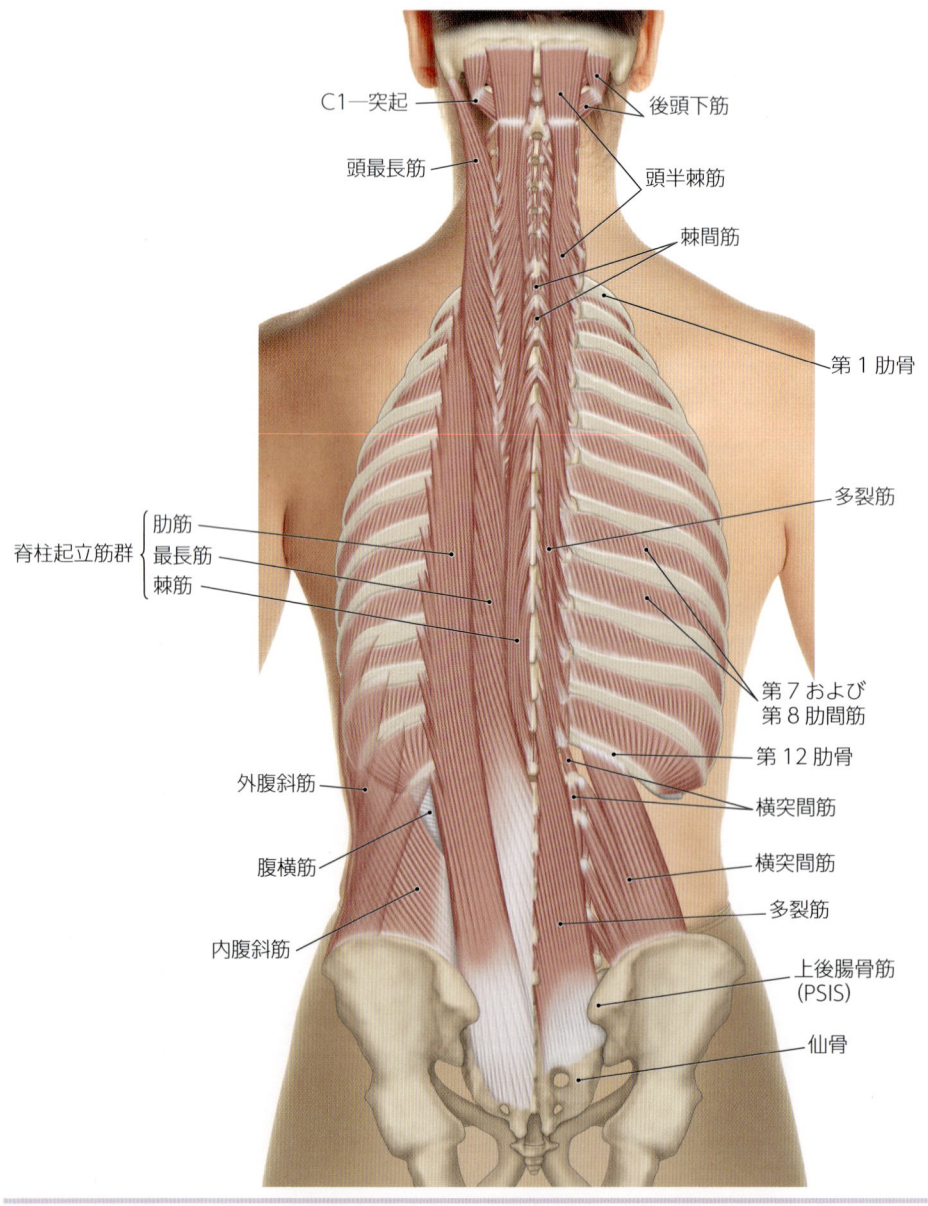

図8-2 ■ 最深層図 『筋骨格系の触診マニュアル―トリガーポイント、関連痛パターンおよびストレッチを用いた治療』（ジョセフ・E・マスコリーノ著、ガイアブックス、2011）より

きかける部位である(図8-3)。

　表層は僧帽筋、菱形筋、広背筋、前鋸筋で構成される(図8-4)

　背部を**筋層**ごとに視覚化すると、人体という複雑な三次元体を理解しやすくなる。どの筋肉に働きかけるべきかを判断すると、注目すべき層がおのずと決まる。注目すべき層が決まれば、深さと圧とテクニックを用いる速度が決まる。このプロセスを理解することが、ターゲットとなる筋肉に最適のアプローチとテクニックを見極める助けになる。

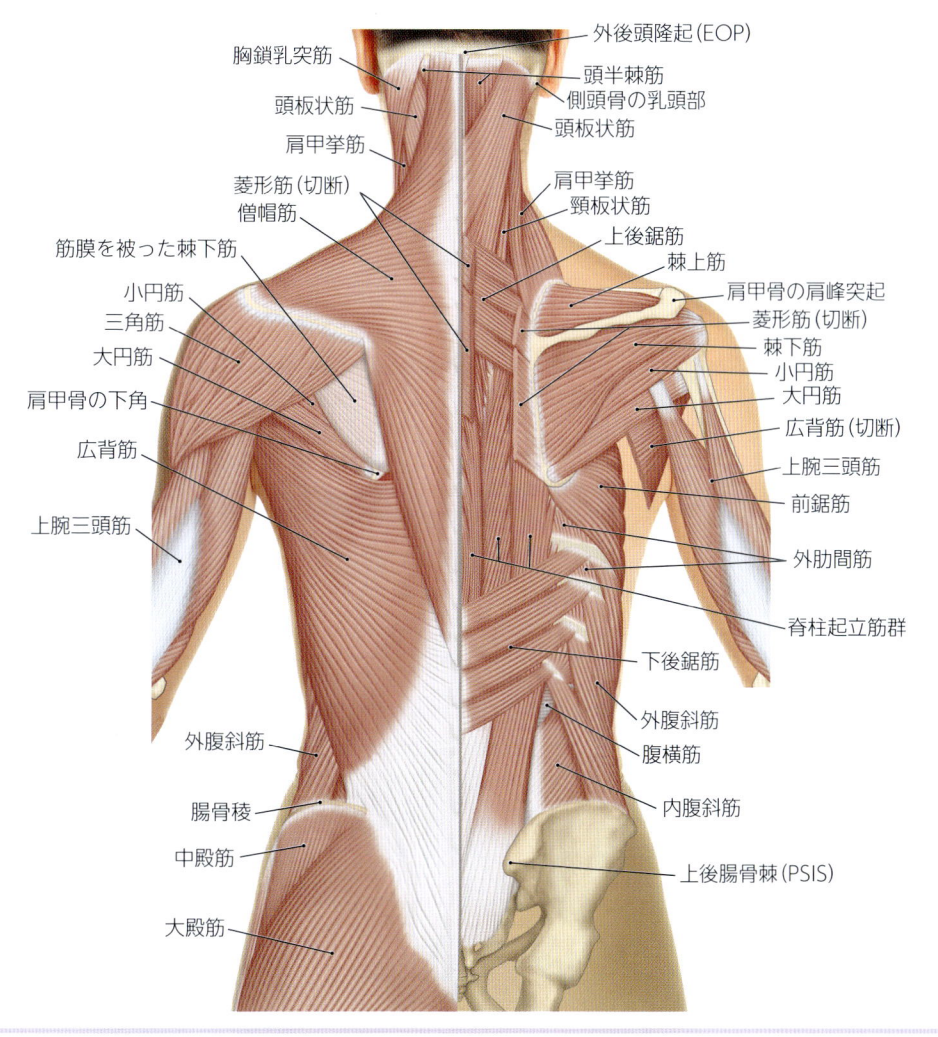

図8-3 ■ 左は表層図、右は深層図。『筋骨格系の触診マニュアル―トリガーポイント、関連痛パターンおよびストレッチを用いた治療』(ジョセフ・E・マスコリーノ著、ガイアブックス、2011)より

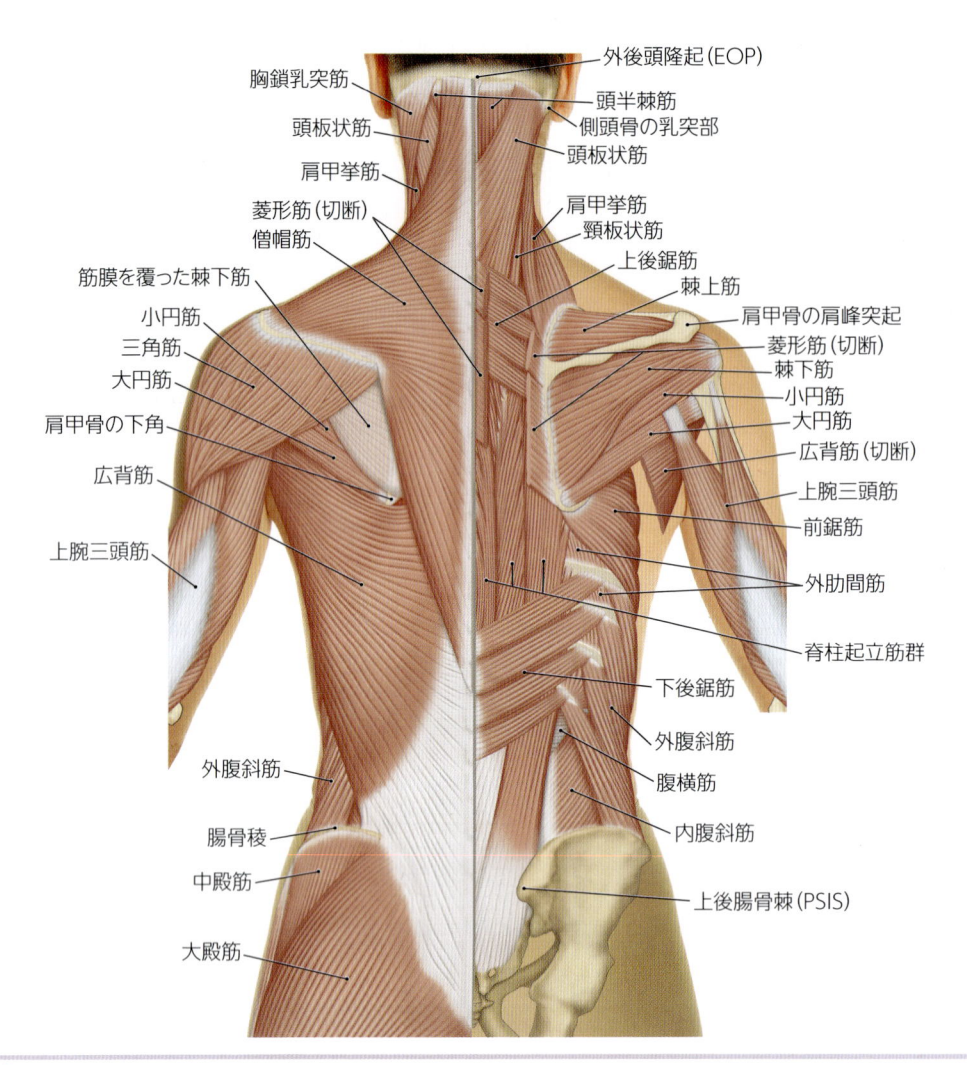

図8-4 ■ 左は表層図、右は中間図。『筋骨格系の触診マニュアル―トリガーポイント、関連痛パターンおよびストレッチを用いた治療』(ジョセフ・E・マスコリーノ著、ガイアブックス、2011)より

姿勢の歪み

　背部の不快は、何らかの形の**姿勢の歪み**が直接の原因であることがある。姿勢の歪みについては2章でも、クライアントのアセスメントに関連して簡単に述べた。そのときに説明したように、脊柱過前湾、脊柱過後湾、脊柱側湾は問題となる歪みである。しかし、そうした歪みが生じる原因については、2章では説明していない。セラピストの多くはそうした姿勢の歪みを脊椎の並びのパターンとして考えるよう訓練されている。

　たとえば過後湾の場合、後方への湾曲が強すぎるために、背中が丸くなっている。この現象は胸椎の部分でのみ起こる。脊柱の湾曲の大半は椎骨の捻じれが原因である。捻じれが湾曲を助長するからだ。こうした捻じれは脊柱のどこにでも起こる。その湾曲の方向を示すのが、「脊柱前湾」「脊柱後湾」「脊柱側湾」という言葉である。

　日常の動作が体にもたらす影響を理解することも重要である。そのさいに問題となるのは構造と機能である。**ウォルフの法則とデーヴィスの法則**によれば、体の機能の変化

は構造の変化につながる。アセスメントや病歴の聴取のさいには、その裏にある問題や、痛みが構造の異常のせいなのか、あるいは姿勢の悪さのせいなのかなどを探るべきである（囲み8-1）。

　姿勢の歪みの原因には、先天性異常、骨の発達、時間をかけて形成された習慣のパターンなどがある。ボディアライメントへの対処に「即効薬」はないと理解しておくことも重要である。

後方への湾曲

　脊柱後湾とは脊柱の体の外側への湾曲を表す用語である。胸椎部には20度から40度の自然な後方への湾曲がある。これが40度を超えた状態が、**脊柱過後湾**である。頸椎の後湾、つまり過少前湾を示すクライアントもいる。これは一般に「ストレートネック」と呼ばれる**頭部前傾**の状態でもある。また、この障害を「逆角度（reverse angle）」、「逆湾曲（reverse curvature）」などの言葉を使って表現する人もいる。しかし、これらは状態を正確に言い表した言葉ではない。腰椎部も後湾や過少前湾となることがある。これはフラットバック（平背）と呼ばれる状態である。

囲み8-1　骨の適応に関するウォルフの法則とデーヴィスの法則

　ウォルフの法則は、骨の形状と機能の、または骨の機能のみのどんな変化も、骨の内部の組織と外部の形状の変化につながるという現象を説明している。
　ウォルフの法則によれば、骨格の変化は、外から加えられた圧によって決まる。また、デーヴィスの法則は、軟組織が外からの要求に応じて自己改造することを説明している。

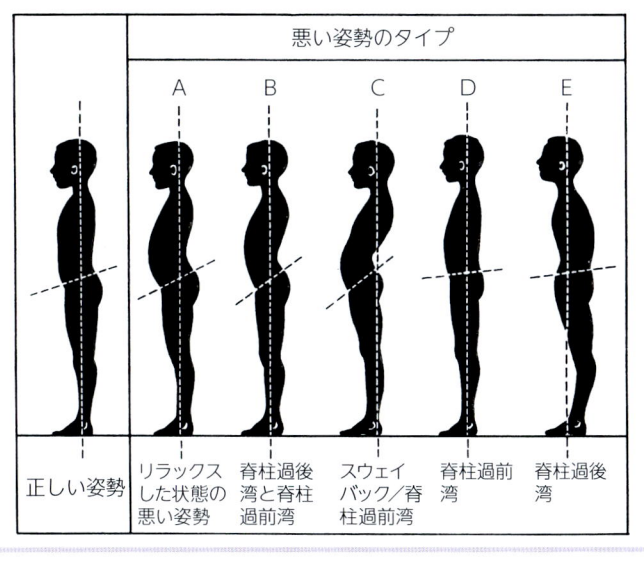

図8-4 ■ 姿勢の歪み (McMorris RO: Faulty postures, Pediatr Clin North Am 8: 217, 1961の図を改定)

脊柱過後湾は先天的な異常が原因のこともあるが、多くは発達性または進行性の障害が原因である。つまり、過後湾の多くは、退行性の椎間板の障害、習慣的な姿勢の悪さ、骨粗鬆症などさまざまな後天的な異常が原因なのである。脊柱過後湾には注目すべきいくつかの姿勢の歪みが見られる。その1つが頭部前傾であり、それによって頸部後面の筋肉の緊張が増し、頸椎の前方への湾曲が強くなる。また、この湾曲によって胸郭が圧迫されることもある。胸郭が圧迫されると呼吸器系と消化器系の機能に影響し、胸部上部の筋肉の緊張にもつながる（図8-6）（手順8-1）。

前方への湾曲

脊柱前湾とは脊柱の体の内側への湾曲を表現する用語であり、この現象は一般に腰椎部と頸椎部に見られる。頸部には通常20-30度の、腰椎部には40-60度の前方への湾曲がある。湾曲がこの範囲を超えた状態が**脊柱過前湾**と考えられる。また湾曲がこの範囲を下回る場合、セラピストはそれを**脊柱の平坦化**(flattening of the spine)または直線化(straightening of the spine)と呼んでいる。正常な老化、悪い姿勢、発達性または進行性の障害が、脊柱の平坦化と過前湾のどちらの原因にもなる（手順8-2）。

悪い姿勢と日常の活動は脊柱過前湾を促進する二大要素である。腰椎部の過前湾は股関節屈筋の短縮と緊張が直接の原因であることが多い。これは一日の大半を机の前で座って過ごす人に多い現象である。座った姿勢では、腰筋と腸骨筋が縮まった状態にあり、それが続くと、筋肉はその長さになるよう教育され、筋膜の動きも制限されやすい。

立っているときはこれらの筋肉が伸びようとしないので、腰椎の前面が前方に引かれやすくなり、結果的に前方への湾曲が強くなる（図8-7）

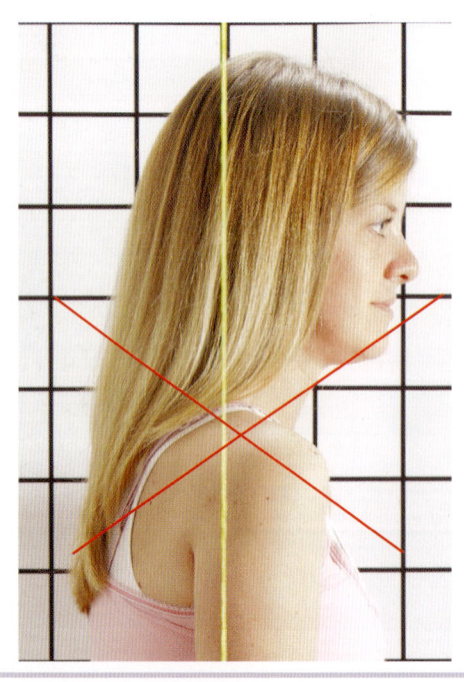

図8-6 ■ 脊柱過後湾の筋肉の状態。弱くなっている筋肉：頸部深部の屈筋群、菱形筋群、前鋸筋。縮んでいる筋肉：胸筋群、僧帽筋、肩甲挙筋。

8章　背部と腹部　123

脊柱過後湾に働きかける手順

手順8-1

体幹部上部のウォーミングアップ

エフルラージュと筋筋膜ストレッチを用いて胸部組織をウォーミングアップする。

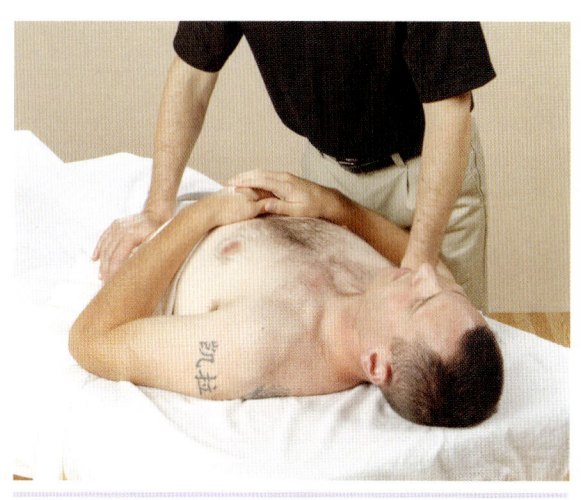

手順8-1　図1

大胸筋

胸筋群に必要な働きかけをする。ニーディングや深いグライディングを内側から外側に向かって行い、縮んだ筋肉を伸ばす。筋肉の停止部への横方向のフリクションも筋肉を伸ばすのに有効。

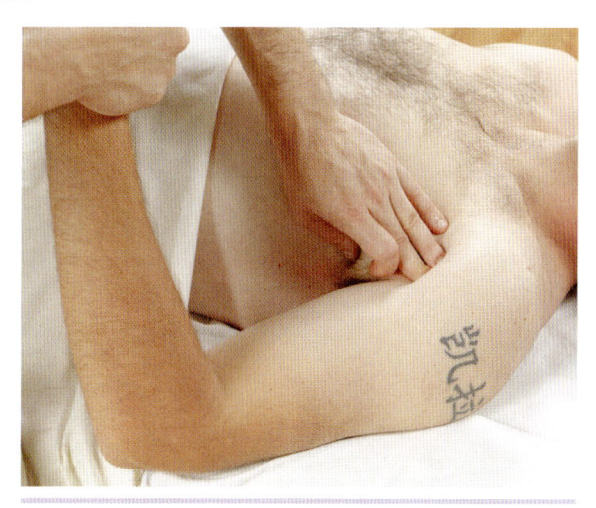

手順8-1　図2

脊柱過後湾に働きかける手順

小胸筋

　小胸筋は**下位交差症候群**に対処するときに見過ごされることが多い。ここにはゆっくりとしたスライドやコンプレッションが適切。

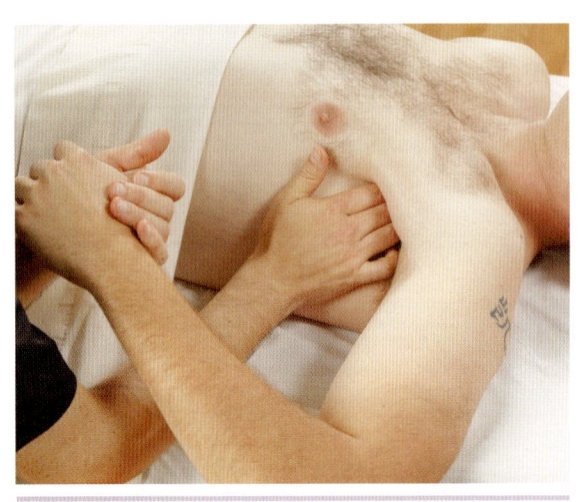

手順8-1　図3

広背筋

　広背筋を伸ばすのも効果的。停止部への横方向のフリクションがこの筋肉を緩めるのに役立つ。

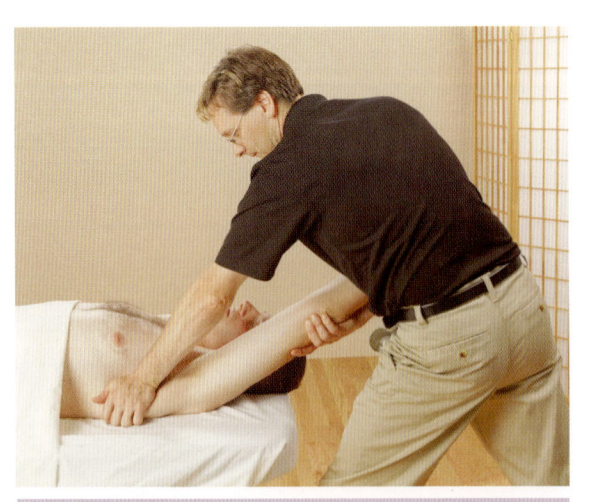

手順8-1　図4

脊柱過後湾に働きかける手順

肩甲挙筋

　肩甲挙筋に上部から下部に向かってニーディングとストリッピングを行い、停止部で横方向のフリクションを行うと、この筋肉を緩めるのに役立つ。肩甲挙筋にはストレッチも効果的。

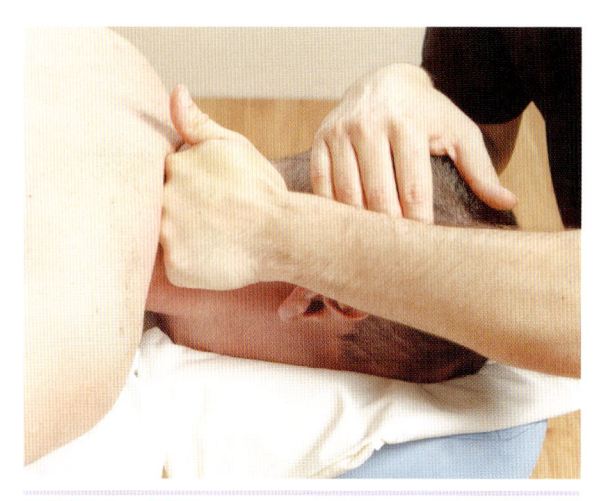

手順8-1　図5

僧帽筋

　僧帽筋上部にニーディングとストリッピングを施す。起始部から停止部への深いストリッピングと横方向のフリクションもこの筋肉を伸ばすのに役立つ。

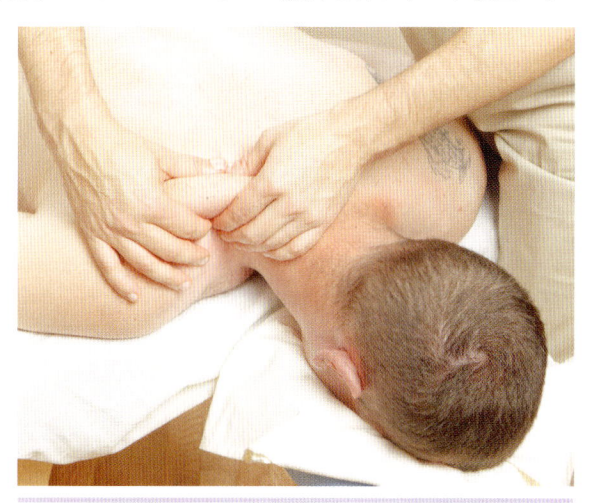

手順8-1　図6

脊柱過後湾に働きかける手順

菱形筋と鋸筋

　重要なのは、菱形筋を刺激して肩を正常な位置に戻すこと。肩を手で持ち上げるか、肩の下にタオルを置くとよい。それから菱形筋に刺激するテクニックを用いて働きかける。

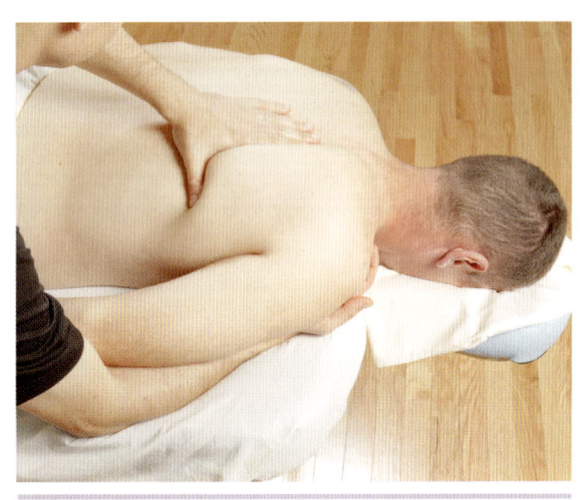

手順8-1　図7

ストレッチと血液循環

　エフルラージュで血液循環を促し、ストレッチをして手順を終える。ストレッチは胸腔を広げることに集中して行う。

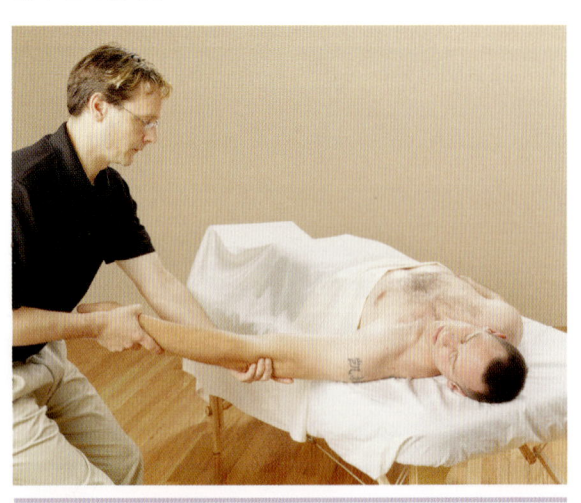

手順8-1　図8

脊柱過後湾に働きかける手順

手順8-2

ウォーミングアップ

下背部の組織をエフルラージュ、ペトリサージュ、筋筋膜テクニックでウォーミングアップする。

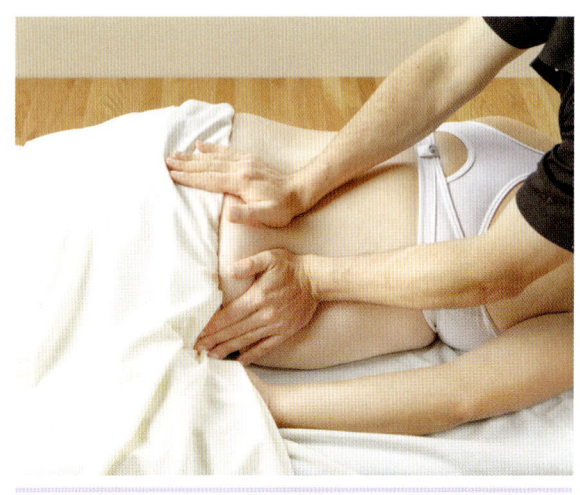

手順8-2　図1

脊柱起立筋

揺らしながらのコンプレッション、ストリッピング・ストローク、フリクションを用いて胸腰筋膜と起立筋の拘束を取り除く。起立筋のうち最長筋に注目して行う。

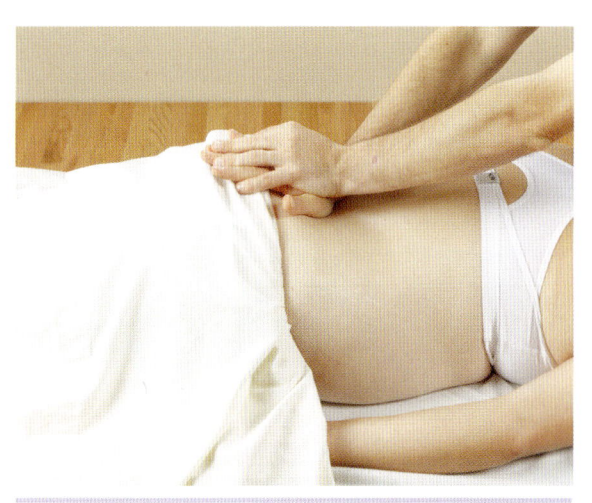

手順8-2　図2

脊柱過後湾に働きかける手順

腰方形筋

　ブロードニングとストリッピングで腰方形筋に働きかける。腸骨稜に沿ってフリクションと横方向のストロークを行うのも効果的。

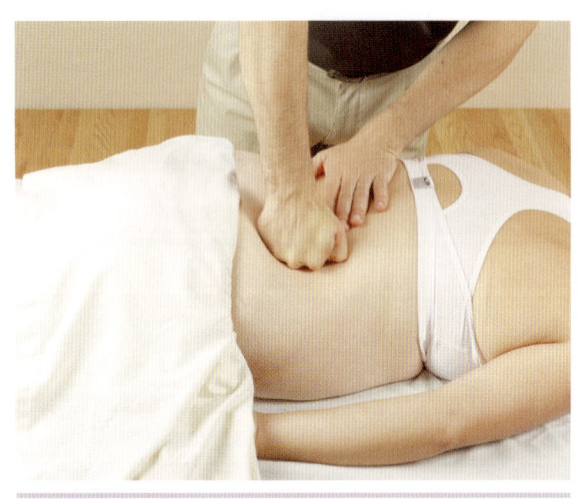

手順8-2　図3

腰筋

　仰臥位または側臥位で腰筋に働きかける。能動運動を利用して腰筋のリラックスを助ける。

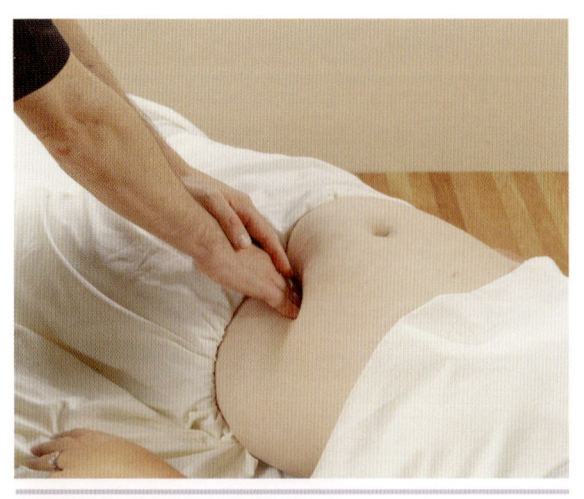

手順8-2　図4

8章　背部と腹部　129

脊柱過後湾に働きかける手順

殿 筋

ペトリサージュと刺激するテクニックを用いて殿筋に働きかける。能動および受動運動と同時にコンプレッションを行って筋肉の拘束を解放する。

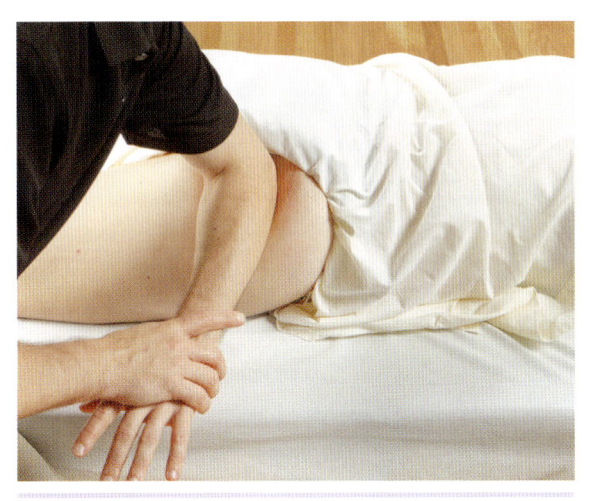

手順8-2　図5

ストレッチ

腰筋と下背部の筋肉をストレッチして手順を終える。

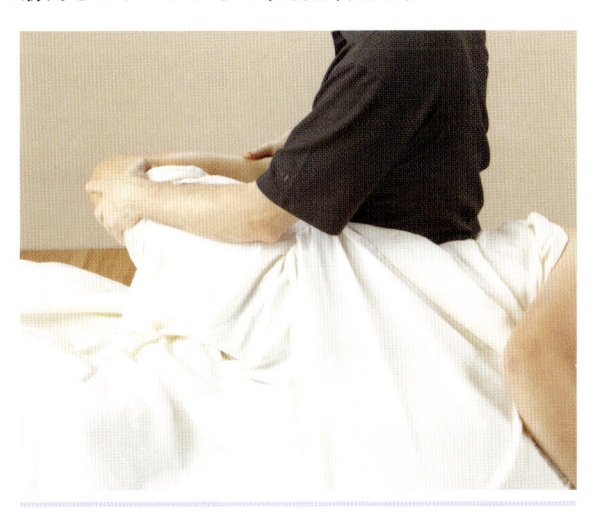

手順8-2　図6

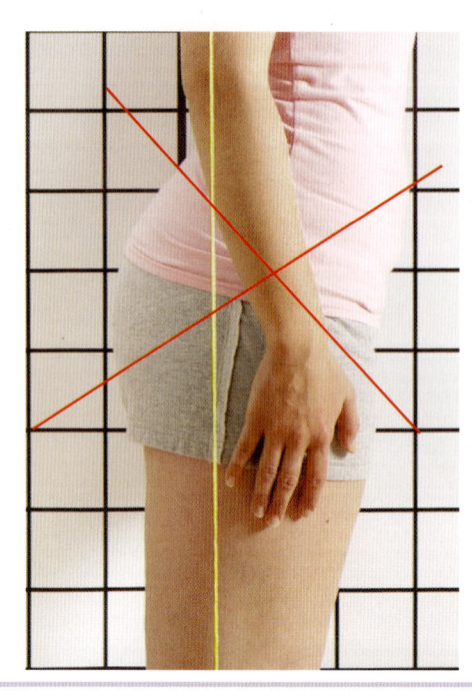

図8-7 ■ 脊柱過後湾の筋肉の状態。弱くなっている筋肉：大殿筋、腹筋群。縮んでいる筋肉：脊柱起立筋、腸腰筋群。

脊柱側湾

　　脊柱側湾は脊柱の側方への湾曲の総称である。脊柱が側方に湾曲した状態とは、もう少し正確に言うなら、脊柱が捻じれた結果として、側方への湾曲が進んだ状態である（図8-8）。この状態は子どもに比較的多く、多くは筋肉のバランスの乱れや病気が原因である。**構造性側湾**の場合、脊椎に実際に奇形がある。これは遺伝性の障害であり、治療には通常、ロッドを挿入するなどの手術を要する。

　　機能性側湾は腰方形筋、脊柱起立筋、横突棘筋群の**緊張亢進**などの結果としての筋肉のバランスの乱れから生じる。ただしそうした筋緊張が機能性側湾の主要な原因だとしても、左右の足の長さの違いなどの些細な構造上の異常が筋肉のバランスの乱れを増幅させていることがある。そのためクライアントの筋肉をアセスメントする前に骨格系をアセスメントすることが、効果的な治療プランを立てるために重要となる。

腰 痛

　　先に述べたように、どの瞬間にもつねに3,100万人ほどのアメリカ人が腰痛を経験している。腰痛の原因はさまざまで、腰痛を経験する人の数だけあると言えるかもしれない。とはいえ、大まかには、筋緊張、過伸展、靱帯や腱の外傷、炎症、構造の歪み、姿勢のパターン、病気や障害が腰の痛みや不快一般の原因と言えるだろう。クライアントがどのような痛みを感じているかを理解し、綿密なアセスメントを行うことが、痛みの源泉を理解するうえで必須である。

　　腰痛はあまりに壮大なテーマなので、ここでは腰痛時に起きている一般的な筋肉の変化に焦点を絞る。ドクター・ウラジミール・ヤンダは**下位交差症候群**と呼ばれるものを

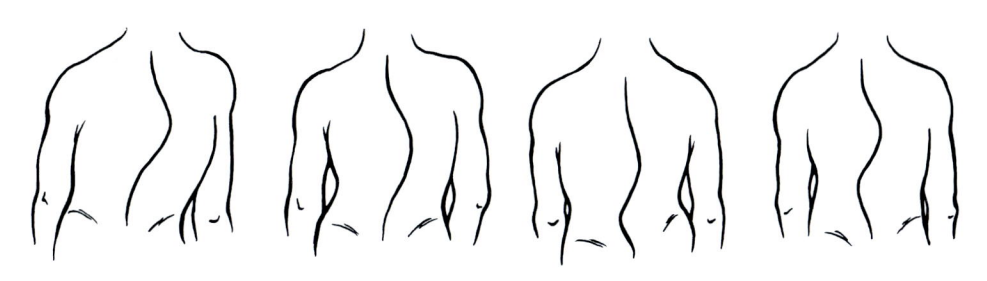

| 胸椎の右への湾曲 | 胸椎と腰椎の右への湾曲 | 腰椎の左への湾曲 | 胸椎の右への湾曲と腰椎の左への湾曲（主要な湾曲が2箇所） |

図8-8 ■ 脊柱の側方への湾曲　Barkauskas VH et al: Health and physical assessment, ed 3, St Louis, 2002, Mosbyより

世に広めた。この用語は骨盤の角度の変化によって引き起こされる予測できる筋肉の変化を表現している。下位交差症候群はたいてい骨盤前傾を伴っており、骨盤前傾の状態にあるクライアントは腰方形筋、最長筋、腸腰筋、大腿直筋が縮んでいる。ドクター・ヤンダによれば、拮抗筋抑制と呼ばれる現象のせいで、縮んだ筋肉の拮抗筋は長くなり、弱くなる。弱くなる筋肉は腹直筋と体幹の筋肉群と殿筋群である。こうした骨盤の角度の変化や脊柱過前湾や筋肉のアンバランスがあると、そうでない場合よりも将来、深刻な損傷を受けやすくなる。

腹筋

　背部の強さは腹筋の強さにかかっていると言われる。この考え方と、「シックスパック」の（6つに割れた）腹部が理想だという一般の認識から、スポーツジムに通い、腹筋のトレーニングに励んでいる人は多い。幸い、スポーツトレーナーは腹筋強化の焦点を腹斜筋や腹横筋などの体幹の筋肉に当てるよう指導してはいる。とはいえ、たとえ体の安定に焦点を当てて腹筋運動を行ったとしても、腹筋だけを鍛えすぎれば、体幹のバランスが乱れ、姿勢の歪みにつながる。

　表層部から深部に順に働きかけていくときに、初めに見つかるのが胸郭から恥骨結合まで続く腹直筋である。内腹斜筋と外腹斜筋は体幹部側面に斜めに走り、腹横筋は体幹部側面の最深層に腹直筋に垂直に走っている（図8-9）。腹横筋は天然のコルセットの役を担っている。

　これらの層に働きかけるには、各筋肉の線維の方向を理解しておくことが重要である。また、こうした体幹筋が体幹の安定とバランスを保つうえでいかに重要であるかを理解すると、これらの筋肉が内臓と腹腔を保護するようすを視覚化しやすくなる。

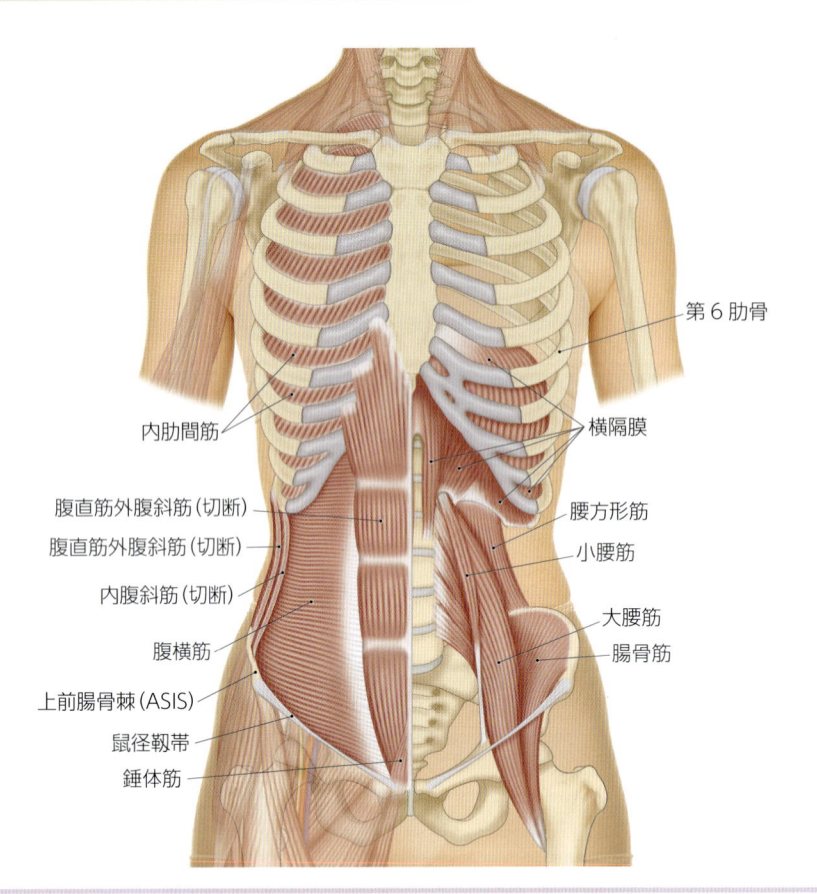

図8-9 ■ 体幹筋　『筋骨格系の触診マニュアル—トリガーポイント、関連痛パターンおよびストレッチを用いた治療』（ジョセフ・E・マスコリーノ著、ガイアブックス、2011）より

姿勢に働きかける

　背部に働きかけるときに心に留めておくべきことの一つは、体のバランスを取り戻すことである。セラピストは縮んだ筋肉とトリガーポイントにばかり気をとられやすいが、それらは全体のバランスの一部でしかない。縮んだ筋肉があれば必ず、それに対応する伸びた筋肉がある。そのため、たとえば緊張して痛みのある僧帽筋への働きかけに長時間を費やす前に、胸筋をストレッチして正常に戻すことを忘れてはならない。胸筋が両肩の位置を正常に戻す力を持つようになって初めて、僧帽筋を効果的に正常な形に戻すことができる。

　脊柱側湾の場合、一般に曲線の凹状部が硬く緊張が亢進した部分であり、凸状部が弱く伸びた部分である。この作用と反作用の関係にバランスを取り戻す必要がある。そのためには、どのテクニックを選び、どの方向にストロークを施すかに大きな意味がある。クライアントにとって禁忌なことや体の制限に留意することは、脊柱の湾曲に働きかけるときにはとくに重要である。20歳を過ぎたクライアントには構造上の異常があるかもしれない。過敏症で深部へのアプローチが難しいクライアントもいるかもしれない。重症の側湾の場合にはマッサージで大きな効果を得ることはあまり期待できない。しかし、左右の脚の長さの違いなどが原因のわずかな側湾であれば、バランスを修正することにより、側湾に伴う腰痛を軽減することができる。

9章 股関節と大腿部

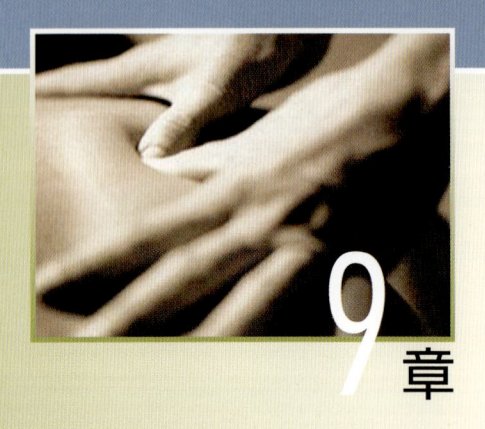

概 要
股関節部と大腿部の筋肉
　殿筋群
　深部の外旋筋
　股関節屈筋
大腿部の筋肉
　大腿四頭筋
　ハムストリングス
　内転筋
股関節のバランスを整える
　腰筋
　大腿四頭筋
　深層6筋
　膝関節

キーワード
寛骨臼
境界
深部の外旋筋
人間工学
歩行アセスメント
脊柱過後湾
脊柱過前湾
腸脛靭帯炎
腸脛(IT)靭帯
下位交差症候群
膝蓋大腿部の機能障害
骨盤
姿勢筋
姿勢のとり方
姿勢アセスメント
坐骨神経痛
安定
大腿筋膜張筋(TFL)
胸腰筋膜

目 的
1　腰帯の筋骨格構造を理解する
2　股関節の筋肉を定義し特定する
3　腰筋に働きかけるテクニックを学ぶ
4　股関節と大腿部に起こりやすい障害について学ぶ

骨盤は体のきわめて重要な部位であり、下肢が仙腸(SI)関節によって中軸骨格とつながる部位である。骨盤の中には消化器系の一部と泌尿器系と生殖器系がある。下肢と体幹と脊柱は骨盤の動きと角度に影響を与え、骨盤の角度は下肢と体幹と脊柱の動きと角度に影響を与える。骨盤部の深層にある**姿勢筋**は、脊柱の**安定**と適切な角度を維持するために、つねに重労働を強いられている。骨盤内には深部にあるために働きかけにくい筋肉があり、それらの筋肉が硬くなると体は正常な姿勢を保つことができなくなる。たとえば殿筋や深部の外旋筋が硬くなると股関節が外向きに捻じれる原因となる。この外向きの捻じれは仙骨の位置のずれにつながりやすく、仙骨の位置のずれにより、問題のある側の股関節が引き上げられる。硬さに左右差がなければ骨盤後傾になりやすく、骨盤後傾はフラットバックすなわち腰椎の前方への湾曲の過少につながりやすい。このフラットバック症候群は、胸椎部での**脊柱過後湾**の前兆となることがある。

　クライアントの腰痛の原因が、さらには頭痛の原因さえもが、殿筋と「深層6筋」の緊張であることもある。

股関節と大腿部の筋肉

殿筋群

　骨盤の後面には殿筋がある。表層から深層に、また後面から側面に働きかけていくと、大殿筋、中殿筋、小殿筋の3つの殿筋がある。これらの筋肉は上半身を安定させ、歩行を助け、股関節を伸展させる役を果たしている。仙骨から起こる大殿筋は脚を骨盤につなぎ止める要となる筋肉である（図9-1）。

　腸脛（IT）靱帯は大腿部の側面全体にわたっているが、大殿筋の停止部の1つとしての役割があるので、股関節の一部と見ることができる。IT靱帯は**大腿筋膜張筋(TFL)** の付着部でもある。TFLは股関節の外転筋であり、股関節を固定するという重要な役も果たしている（図9-2）。

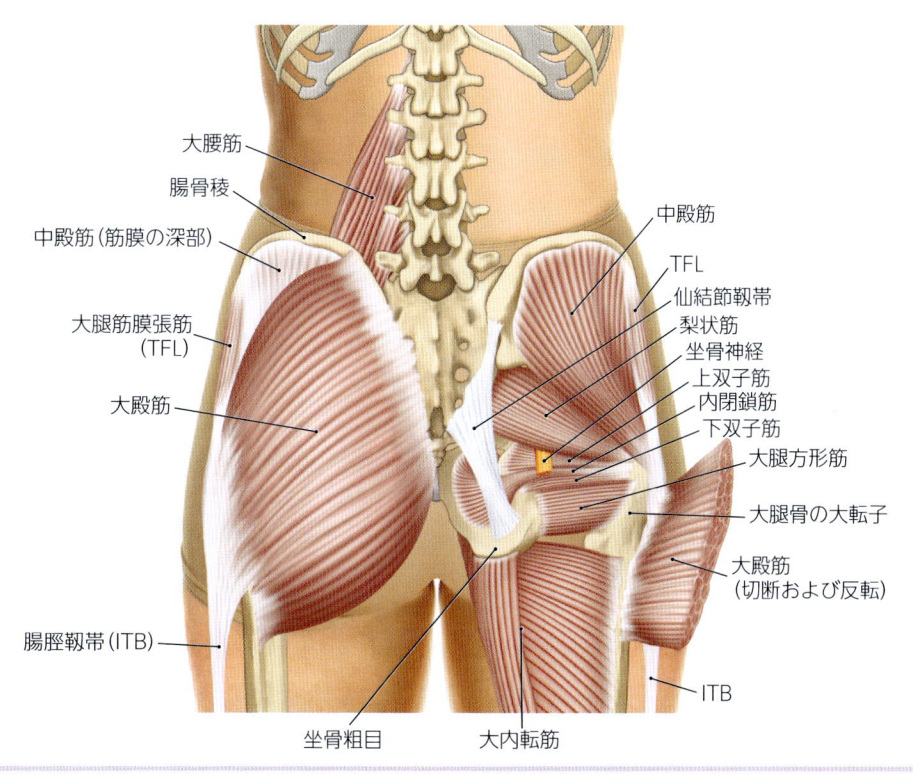

図9-1 ■ 殿筋　『筋骨格系の触診マニュアル─トリガーポイント、関連痛パターンおよびストレッチを用いた治療』（ジョセフ・E・マスコリーノ著、ガイアブックス、2011）より

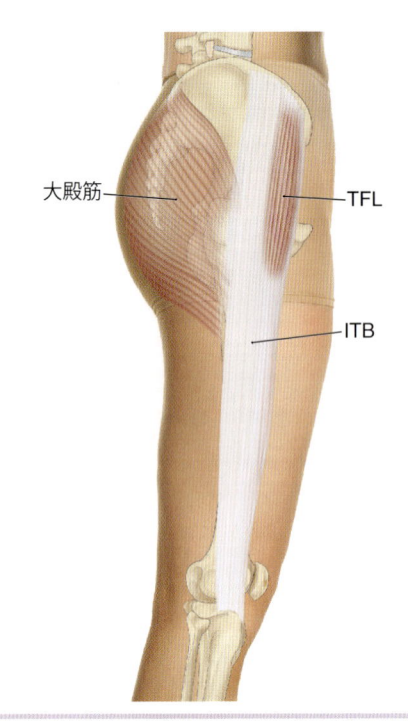

図9-2 ■ 大腿筋膜張筋(TFL)と腸脛靱帯(ITB) 『筋骨格系の触診マニュアル―トリガーポイント、関連痛パターンおよびストレッチを用いた治療』(ジョセフ・E・マスコリーノ著、ガイアブックス、2011)より

深部の外旋筋

　　深部の外旋筋とは殿筋の下にある6つの筋肉からなる筋肉群であり、**深層6筋**とも呼ばれている。この筋肉群に含まれるのは、梨状筋、上双子筋、内閉鎖筋、下双子筋、外閉鎖筋、大腿方形筋であり、骨盤の固定と股関節の回旋　において重要な役を果たしている。小さな筋肉群ではあるが、これらが腰痛や脚の痛みの大きな原因となる。梨状筋は仙骨前面から起こり、大腿骨大転子に付着する。この筋肉は大転子を平衡錘として使い、仙骨経由で脊柱の位置を維持している。このような位置にあるせいで硬くなりやすく、坐骨神経を圧迫しやすい。大腿方形筋は坐骨結節から起こる。施術中に触れると硬く敏感であることが多い(図9-3)。

股関節屈筋

　　股関節屈筋は骨盤後面の筋肉のバランスを助けている。股関節屈筋の中で日常の動きによりとくに硬く縮みやすい筋肉は、腸骨筋、大腰筋、大腿直筋の3つである。腸骨筋と大腰筋は停止部が同じ大腿骨小転子なので、まとめて腸腰筋と呼ばれることが多い。小腰筋は恥骨上枝に付着し、脊柱の自然な前湾の維持を助けているが、この筋肉はじつは人口の約40%にしか存在しない。大腰筋は腰椎の前面から起こり、大腿骨小転子に停止する。この筋肉は股関節の屈曲を助けるだけでなく、腰椎の前方への湾曲にも影響を与えている。大腿直筋は**寛骨臼**から起こり、脛骨粗面に停止する。この長い筋肉は股関節の屈曲と脚の伸展の両方の働きがある。

　　これらの筋肉は**人間工学**的理由と**姿勢のとり方**のせいでつねに緊張を強いられていると、硬く縮んで腰椎を前方に引っ張り、**脊柱過前湾**を生じさせ、骨盤を前に傾かせること

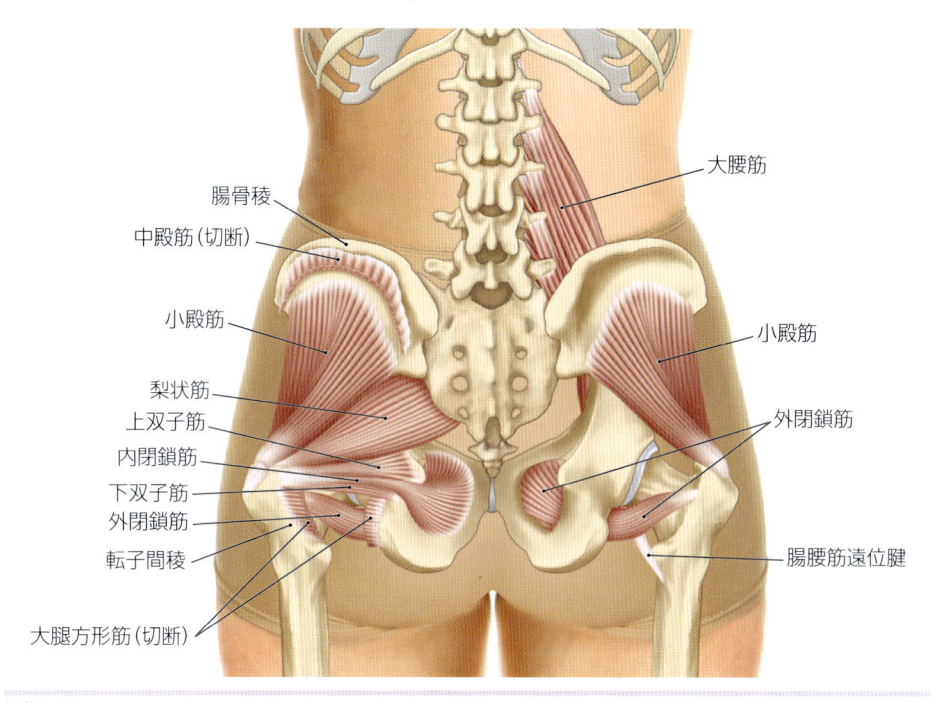

図9-2 ■ 深層6筋：梨状筋、上双子筋、内閉鎖筋、下双子筋、外閉鎖筋、大腿方形筋 『筋骨格系の触診マニュアル―トリガーポイント、関連痛パターンおよびストレッチを用いた治療』（ジョセフ・E・マスコリーノ著、ガイアブックス、2011）より

になりやすい。この現象はオフィスワーカーやコンピュータプログラマーなど、毎日机の前に長時間座っている人によく見られる。そうした人びとには、人間工学的に正しい作業の方法や運動やセルフケアを指導することが重要である。

　骨盤部の施術はセラピストとクライアントのどちらにとっても難しい問題をはらんでいる。この部位の施術にはデリケートな問題が関わってくるため、必ず守るべき注意事項と**境界**がある。骨盤部はプライベートな部位なのでセラピストに触れられたくないとういクライアントもいる。また、この部位には腸や子宮、腎臓、膀胱などの内臓があることにも注意しなければならない。さらに、腸骨筋と腰筋は鼠径靱帯の下を通って大腿骨小転子に停止しており、触れないように気をつけるべき大腿三角が近くにある。クライアントに気まずい思いをさせることなく、侵襲性の高い方法をとることもなく、効果的にこれらの筋肉に働きかけるには、ボディポジショニング［特定の時と場所での体の構え］の工夫が有効なこともある。

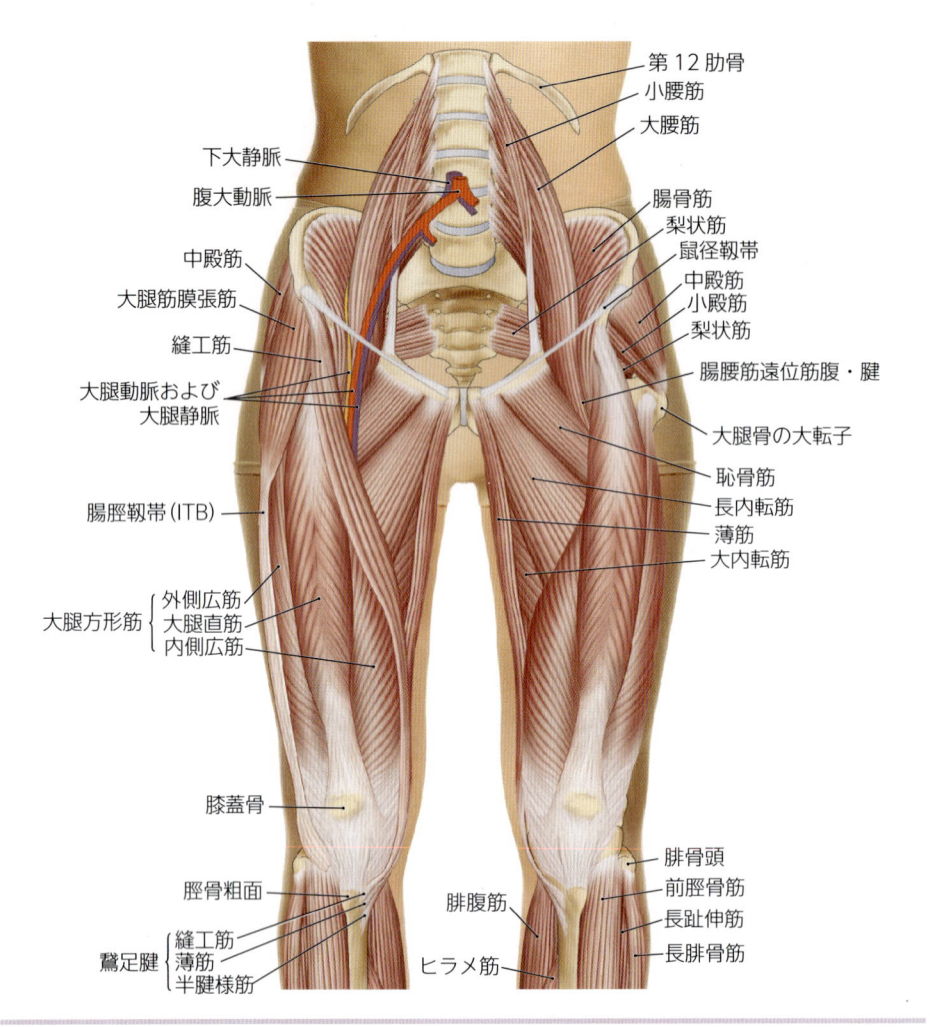

図9-4 ■ 股関節屈筋　『筋骨格系の触診マニュアル—トリガーポイント、関連痛パターンおよびストレッチを用いた治療』（ジョセフ・E・マスコリーノ著、ガイアブックス、2011）より

大腿部の筋肉

　本書では、その目的上、大腿と言ったときは、脚の上部、つまり股関節と膝の間の筋組織を指す。その部位にある筋肉は脚と股関節の位置関係を決めるうえで重要な役を果たしている。脚の位置と脚の長さは骨盤の傾きに大きく影響し、骨盤の傾きは脊柱の並びに影響する。内旋または外旋した股関節は骨盤の傾きに影響するだけでなく、歩行にも影響する。アセスメントを十分に行うことが、どの筋肉が緊張し拘束されているかの判断に役立つ。また、足から骨盤まで上に向かって働きかけていくことで、セッションでどこに焦点を当てるべきかを判断しやすくなることがある。

大腿四頭筋

　大腿四頭筋群は大腿直筋、外側広筋、内側広筋、中間広筋の4つの筋肉で構成される。4つの筋肉すべてが協力して膝の伸展を可能にしているが、大腿直筋は股関節の屈曲にも関わっている。大腿直筋は二関節筋である。つまりこの筋肉は膝と股関節という2つの

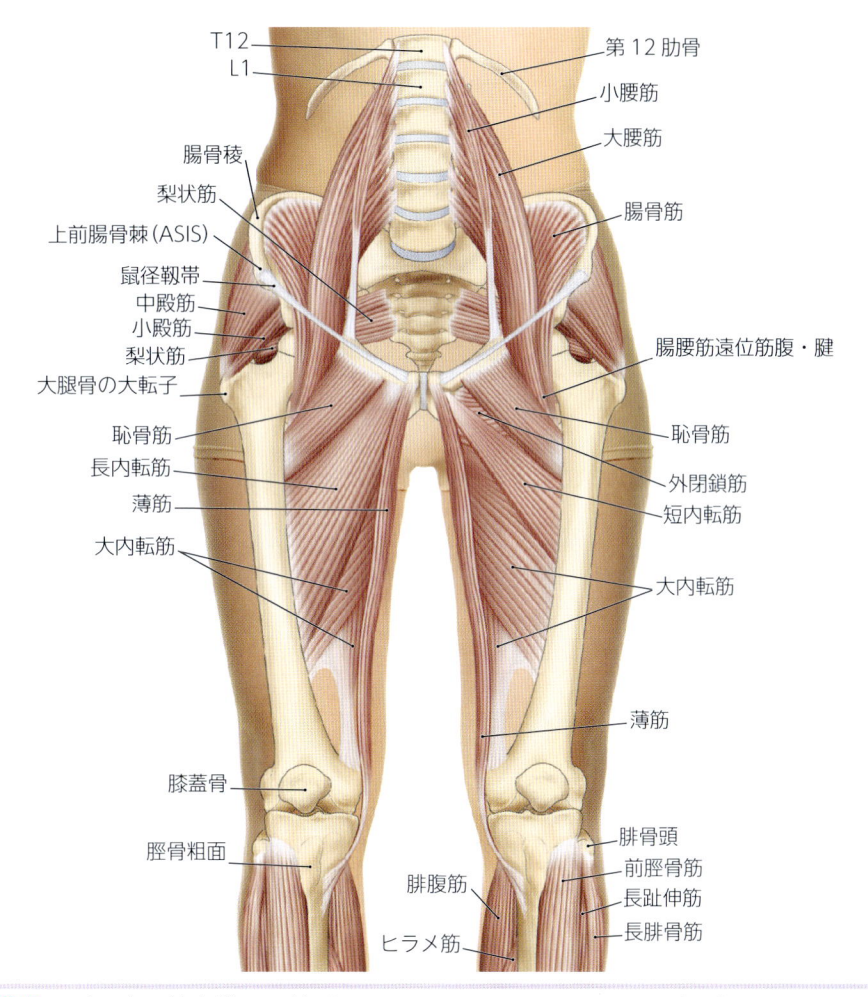

図9-5 ■ 大腿部の筋肉（後面と前面）『筋骨格系の触診マニュアル—トリガーポイント、関連痛パターンおよびストレッチを用いた治療』（ジョセフ・E・マスコリーノ著、ガイアブックス、2011）より

関節にまたがっている。この筋肉のおもな働きは膝の伸展だが、起始部が下前腸骨棘と寛骨臼であるために、股関節屈筋の役も果たしている。4つの筋肉は遠位で集結して四頭筋腱を形成し、四頭筋腱はこれら筋肉の停止部である脛骨粗面まで続いている。膝蓋骨はこの腱に覆われており、この腱の動きを調整している（図9-6）。

ハムストリングス

ハムストリングスは脚の後面の3つの筋肉からなる筋肉群である。3つの筋肉はすべて骨盤の坐骨結節から起こるが、大腿二頭筋は腓骨頭に停止し、半腱様筋と半膜様筋は脛骨の内側面に鵞足腱を挟んで停止する。ハムストリングスのおもな働きは膝の屈曲と股関節の伸展の2つである（図9-7）。ハムストリングスが硬く縮んでいると、立ったときに坐骨結節が引っ張られるので、骨盤が後ろに傾くかたちで下がる。この骨盤後傾が腰椎の湾曲の平坦化に、ひいては脊柱過後湾と頭部前傾につながりやすい。

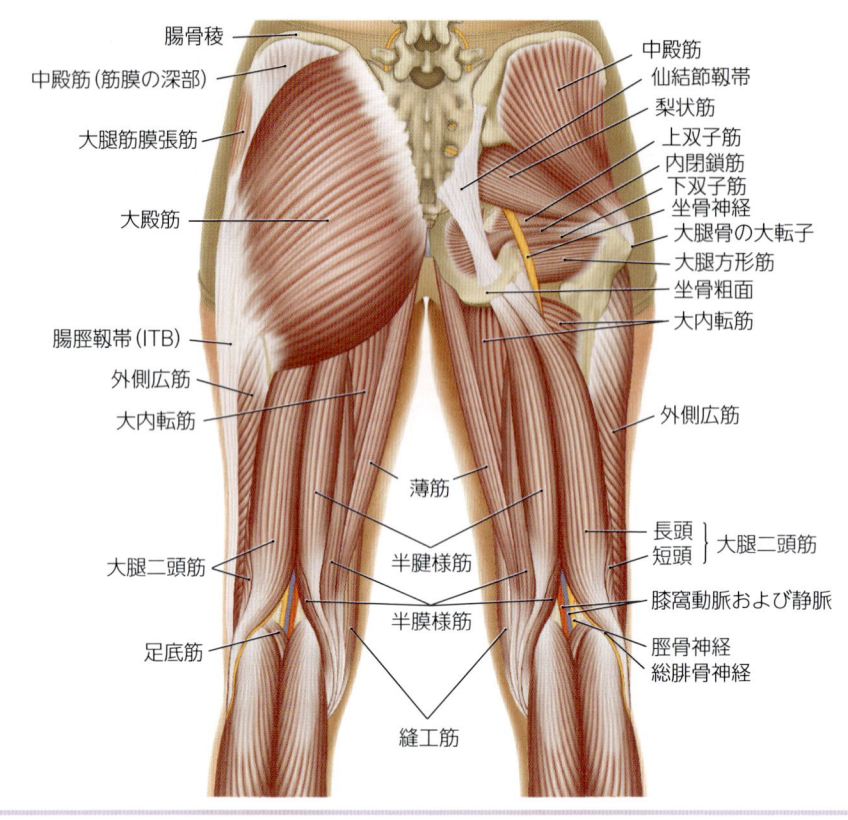

図9-5 ■ 大腿部の筋肉(後面と前面)『筋骨格系の触診マニュアル―トリガーポイント、関連痛パターンおよびストレッチを用いた治療』(ジョセフ・E・マスコリーノ著、ガイアブックス、2011)より

内転筋

　この部位の「内転筋」とは、恥骨筋、薄筋、長内転筋、短内転筋、大内転筋の5つの筋肉のことを指す。これらに加え、縫工筋が股関節と膝において、股関節の内転の補助を含む多様な働きをしている。これらの筋肉のおもな働きは股関節の内転だが、大内転筋はハムストリングスが働いているときの膝の安定に重要な役を果たしている。ハムストリングスが弱いときや動きが制限されているときは、これらの内転筋が膝の動きを助ける(図9-8)。

股関節のバランスを整える

　2章でも簡単に述べたように、**下位交差症候群**は、股関節屈筋と下背部の筋肉を硬く縮ませて動きを制限し、それらの拮抗筋を伸ばして弱化させる原因となる。そうしたことが起こると、結果として骨盤が前傾し、脊柱過前湾の姿勢となる。セラピストの多くは腰方形筋と脊柱起立筋群下部に働きかけることでこの姿勢を修正しようとするが、それではバランスをとるべき2つの対象の1つにしか働きかけていないことになる。股関節屈筋にもストレッチ以上の施術を行わないかぎり、それらが骨盤を前傾の状態に戻してしまう。

9章 股関節と大腿部　141

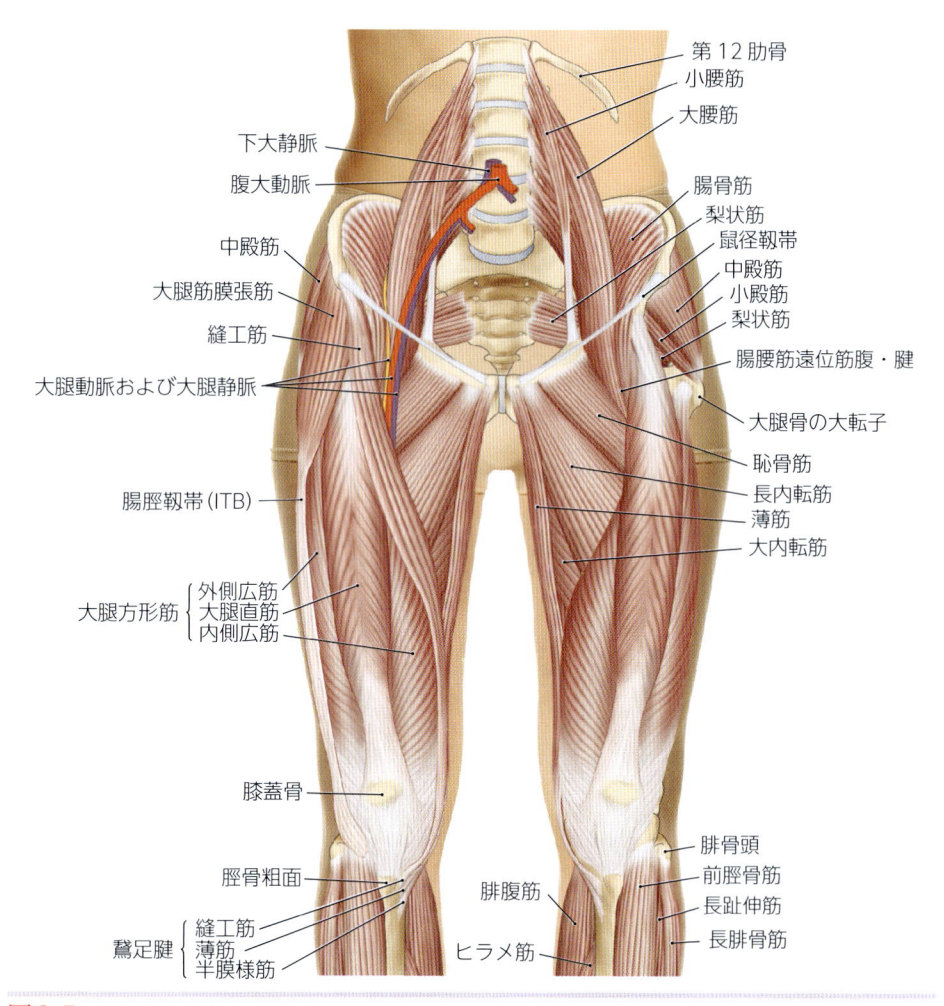

図9-5 ■ 続き『筋骨格系の触診マニュアル―トリガーポイント、関連痛パターンおよびストレッチを用いた治療』（ジョセフ・E・マスコリーノ著、ガイアブックス、2011）より

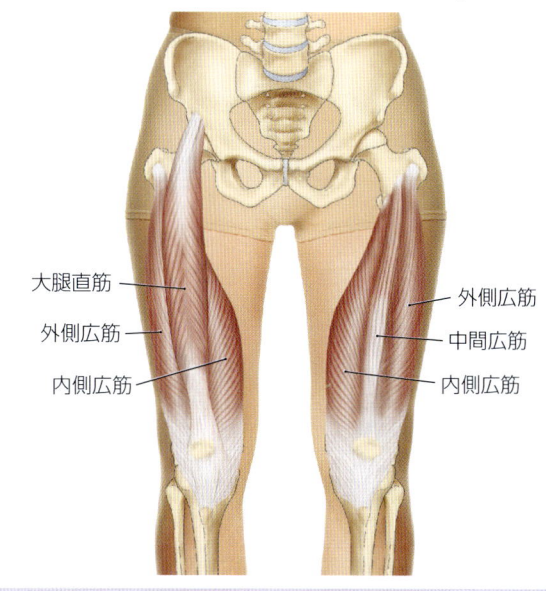

図9-6 ■ 大腿四頭筋群『筋骨格系の触診マニュアル―トリガーポイント、関連痛パターンおよびストレッチを用いた治療』（ジョセフ・E・マスコリーノ著、ガイアブックス、2011）より

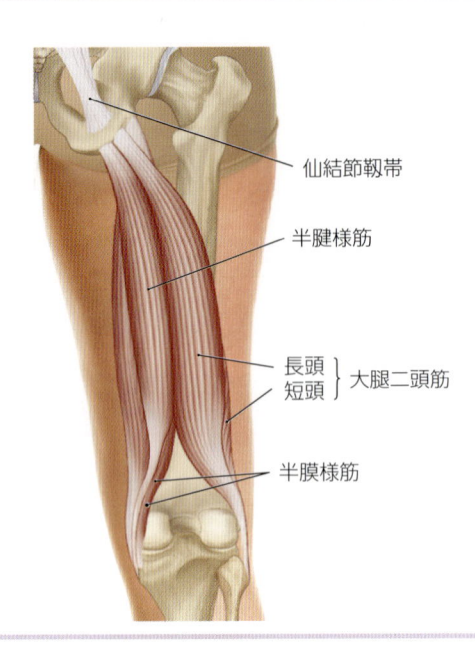

図9-7 ■ ハムストリングス 『筋骨格系の触診マニュアル―トリガーポイント、関連痛パターンおよびストレッチを用いた治療』（ジョセフ・E・マスコリーノ著、ガイアブックス、2011）より

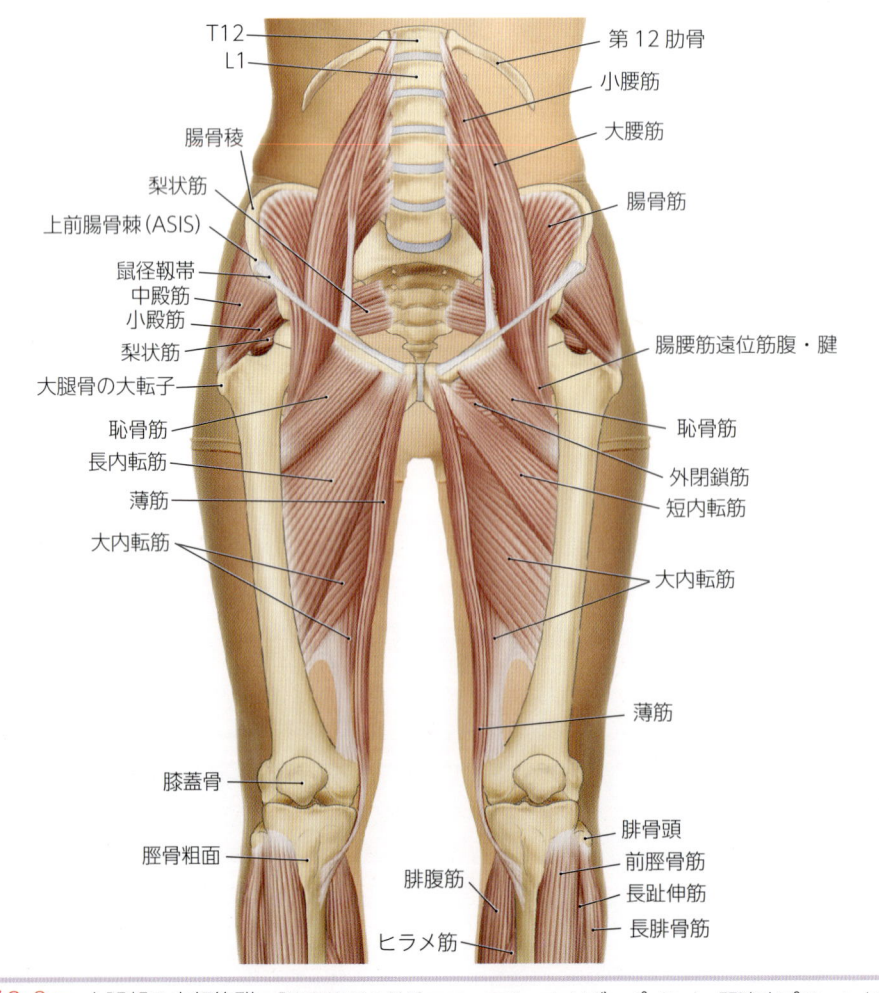

図9-8 ■ 大腿部の内転筋群 『筋骨格系の触診マニュアル―トリガーポイント、関連痛パターンおよびストレッチを用いた治療』（ジョセフ・E・マスコリーノ著、ガイアブックス、2011）より

腰筋

　　ディープティシュー・マッサージでは、深部組織に働きかけるどんなテクニックでもそうであるように、体の深部に働きかけるときほど、テクニックをゆっくりと用いなければならない。腰筋に働きかけるときはクライアントに側臥位になってもらうと、最後まで体位を変えずに、筋肉のリリースとストレッチを行うことができる。側臥位で重力により内臓が下に移動していると、内臓がアクセスポイントから外れて都合がよい。腰筋は深層筋なので、表層筋と違い、エフルラージュなどのテクニックで働きかけることはできない。もっとも効果的に用いることのできるテクニックはコンプレッションである。また、能動的および受動的関節可動域運動もこの筋肉のリリースに役立つ。

　　セラピストが最初に触れるポイントは、上前腸骨棘の2.5cmほど内側である。そのポイントで、体の内側（腰椎の前面）に向かって圧を加える。また、受動運動で股関節を屈曲することにより、股関節屈筋の皮膚と筋組織を緩める。触れているのが腰筋であるかどうか自信がないときは、クライアントに、セラピストが触れている手に抵抗して股関節を屈曲してもらうことで確認できる。手の位置を調整したら、コンプレッションを施した状態を保つ。それから、そのコンプレッションを保ちながら、受動運動で股関節を屈曲した状態から伸展した状態まで動かす。この動作は、必要に応じ、腰筋に沿って指の位置をずらしながら繰り返す。最後にクライアントの腰を自分の股関節で支えた状態で股関節を伸展させることにより、腰筋をストレッチする。

　　クライアントに仰臥位になってもらう方法もある。上前腸骨棘の2.5cmほど内側からスタートし、腰椎の前面の方向に圧を加える。このとき骨盤内器官、とくに女性の場合は卵巣に注意する。クライアントに膝を曲げてもらうことにより、骨盤部下部の皮膚と筋膜を緩める。そうすると指を正確な深さに到達させやすくなる。仰臥位では股関節の伸展ができないが、能動運動が容易である。組織にコンプレッションを施している間、クライアントに脚を伸ばしたままテーブルから20-30cm挙げてもらい、それからセラピストが受動的に脚をテーブルに下ろす間、リラックスしてもらう。この脚挙げを3回ほど行ったあと、今度は脚をテーブルにゆっくり戻すのでなく、脚をテーブルに落とす。こうすると股関節のより多くの自己受容器に働きかけることができる（手順9-1）。

　　腰筋をリリースして伸ばすことができたら、次に働きかけるべき筋肉は下背部の筋肉、とくに腰方形筋と脊柱起立筋下部である（8章を参照）。こうしたテクニックを用いたあとは、クライアントに部屋を歩き回ってもらうことにより、股関節の動きが楽になったことに気づいてもらうとよい。動作時の股関節の正しい角度をクライアント自身に意識してもらうことにより、筋肉をプログラムし直すことができる。

大腿四頭筋

　　大腿直筋は骨盤部で股関節屈筋として働くだけでなく、膝部で膝の伸筋として重要な働きをする。その起始部である下前腸骨棘はこの筋肉の股関節屈筋としての役割を助けており、もう1つの起始部である寛骨臼は大腿骨が骨盤につながるのを助けている。この筋肉は骨盤に2つの影響を与えている。1つは骨盤を引いて前傾にしていること、もう1つは股関節に圧を加えていることである。この2つの影響があるために、この筋肉が緊張したときには伸ばして拘束を解くことが重要なのである。

　　基本的なマッサージトレーニングでは、ストロークはつねに静脈環流を促すもの、つまり、心臓に向かうものであるべきであると教えられる。しかし、股関節に加わる圧を減らすためには、この基本に反する方法をとる。股関節を減圧するには、深いストリッピング

腰筋リリース手順

手順9-1

仰臥位

ウォーミングアップ
ペトリサージュを用いて股関節と大腿部の組織をウォーミングアップする。基本的な腹部のマッサージを時計回りに行って腹腔のリラックスを促す。

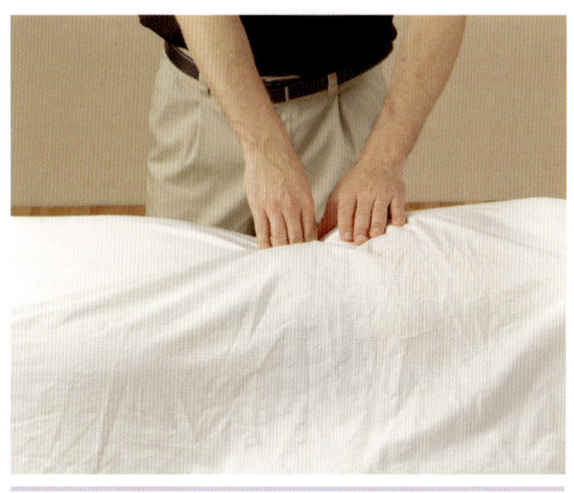

手順9-1　図1

大腰筋
上前腸骨棘の1-2.5cmほど内側に四指を当て、下向きかつ内向きかつ体のやや上部向きに圧を加える。クライアントの足裏をテーブルにつけることにより、股関節を屈曲させて、腹骨盤部を緩める

注意
ゆっくりと動く。テクニックを無理に用いない。内臓に気をつける。

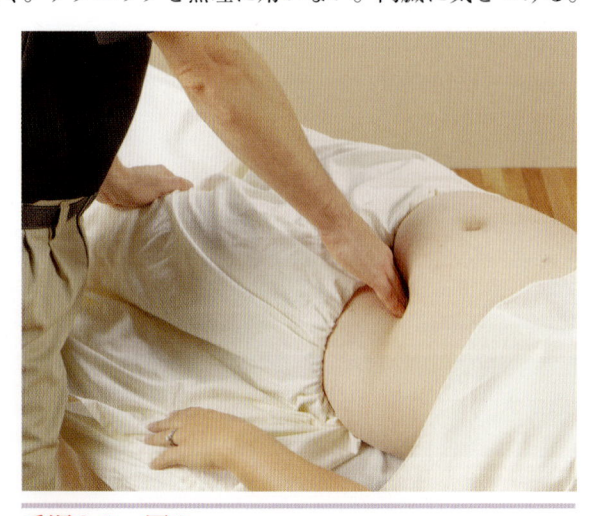

手順9-1　図2

腰筋リリース手順

能動および受動運動

　クライアントに股関節を屈曲して腰筋を使ってもらう。これによりセラピストが正しく腰筋に触れているかを確認できる。クライアントに能動的に股関節の伸展と屈曲をしてもらう。ゆっくりと縦と横のフリクションを施す。脚を伸ばした状態で、脚を受動的に15-20cm挙げ、テーブルに落とす。これを3-5回繰り返す。

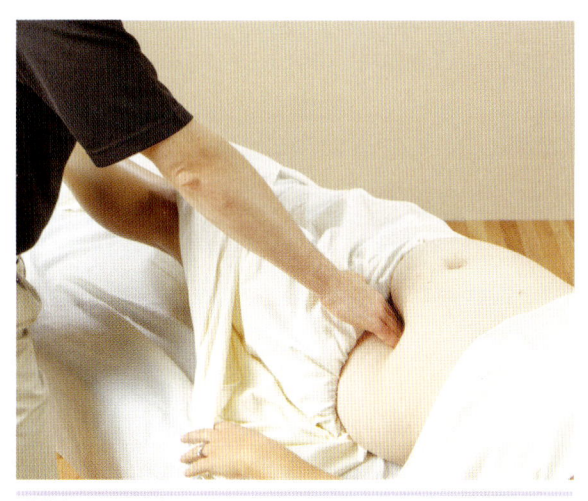

手順9-1　図3

ストレッチ

　伏臥位で腰筋と股関節屈筋をストレッチする。一方の手または前腕は骨盤の固定に用いる。膝を屈曲させ、膝のすぐ上の大腿部を持つ。この状態で股関節を、抵抗を感じるポイントまで伸展させる。

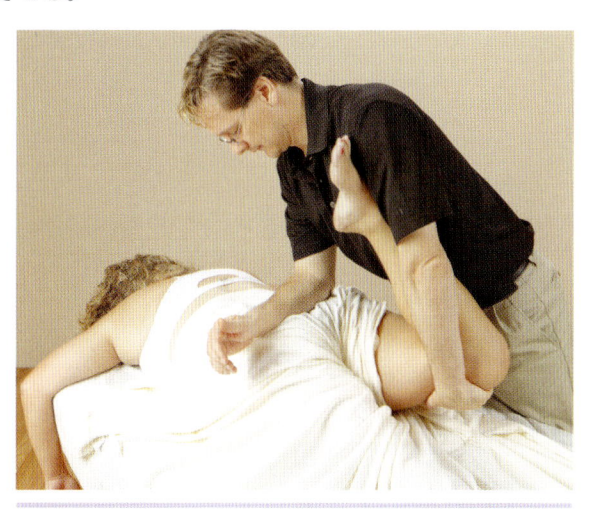

手順9-1　図4

腰筋リリース 手順

側臥位
基点を用いる
　上前腸骨棘を基点として、その1–2.5cmほど内側に四指を当て、下向き、内向き、体のやや上部向きに圧を加える。股関節を屈曲させて腹骨盤部が緩むのを助ける。

注意
　ゆっくりと動く。テクニックを無理に用いない。内臓に気をつける。

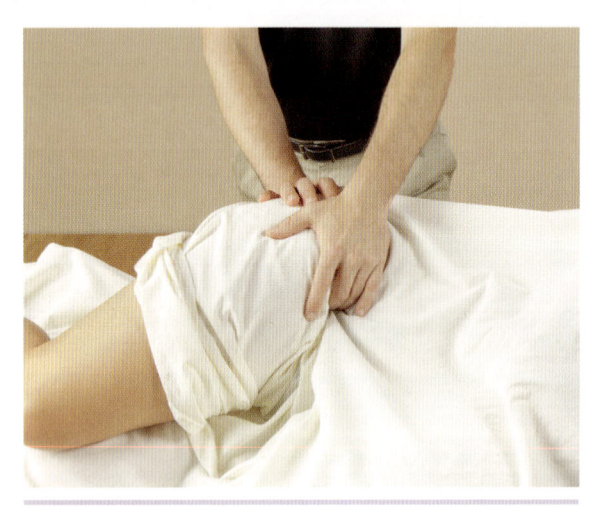

手順9-1　図5

フリクションとコンプレッション
　股関節を屈曲させた状態で、ゆっくりと縦と横のフリクションを施す。腕か枕で股関節を支え、股関節が動くのを防ぐ。

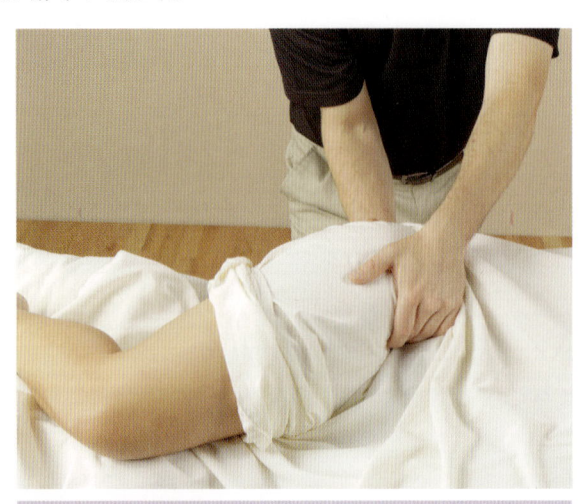

手順9-1　図6

腰筋リリース手順

ストレッチ

　骨盤の位置を固定するために、セラピストがベッドに腰かけ、自分の股関節でクライアントの仙骨を支える。股関節を伸展させて腰筋を伸ばす。膝を屈曲させた状態で行うと、すべての股関節屈筋をストレッチすることができる。

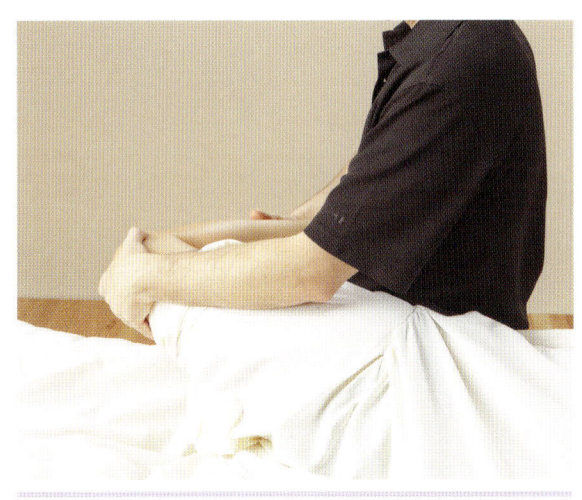

手順9-1　図7

を股関節から遠ざかる方法に施すべきなのである。大腿直筋に働きかけたあとは、エフルラージュなどの軽いスウェディッシュのストロークを心臓方向に行って静脈の流れを促す。こうしたストロークは次の部位へのなめらかな移行にも役立つ(手順9-2)。

深層6筋

　深層6筋すなわち股関節の外旋筋に緊張と制限があるときには、目に見える明確な特徴が2つある。2つのうちとくに顕著なのは、**歩行アセスメント**と**姿勢アセスメント**のさいに見られる、爪先を外側に向けた、いわゆる外股歩きである。もう1つは骨盤後傾で、姿勢アセスメントにより発見できる。

　梨状筋が硬く縮んでいるクライアントに多い症状に坐骨神経痛がある。**坐骨神経痛**は坐骨神経が圧迫されている病的状態である。この圧迫は脚の後面に麻痺や痺れの感覚をもたらす。この麻痺や痺れは足までの脚の後面全体にわたることもある。この侵害はたいてい鎖骨神経が梨状筋に圧迫されているか、SI関節に締めつけられることが原因である。

　仙骨から大腿骨大転子までの大殿筋にストリッピングを施すと、この筋肉を伸ばし、SI関節に加わる圧を和らげることができる。また、この関節を圧と拘束から解放するためには、仙腸靱帯と多裂筋と**胸腰筋膜**に働きかけることも重要である。梨状筋にトリガーポイント・セラピーとレングスニング・ストロークを施すと、坐骨神経に加わる圧を和らげる効果がある。トリガーポイントを押さえながら股関節を受動的に外旋させると、梨状筋をストレッチさせて整えるのに役立つ(手順9-3)。

膝関節

　膝関節はその構造のせいで損傷しやすい複雑な蝶番関節である。膝の損傷と病的状態はあまりにも種類が多く、それらすべてを本書で説明することはできない。そのため、ここではマッサージセラピストが出会うことの多いいくつかの病的状態についてのみ見ていきたい。

　膝蓋大腿部の機能障害は、膝蓋骨と大腿骨の間の関節面の損傷の結果として起こる。この障害による不快はおもに、膝蓋骨と大腿骨の間の圧と摩擦から生じる。膝蓋骨が大腿骨の溝にきちんと収まっていないと、大腿骨の一方の側との間に摩擦が生じ、痛みや不快の原因となるのである。この摩擦はたいてい大腿四頭筋が拘束された結果として生じる(手順9-4)。

　「大腿四頭筋の機能障害」は、大腿四頭筋に弱化、麻痺、痙攣などを生じさせるさまざまな状態の総称である。この障害では、膝関節の可動域の縮小や膝の痛みなどが現れることもある。外傷、酷使、挫傷がおもな原因だが、運動不足が原因となることもある。

　腸脛靱帯炎は、腸脛靱帯と大腿骨の間の摩擦により生じる炎症である。この障害の原因は膝の直接の怪我であることもあるが、多くは長期にわたる酷使と摩擦である。腸脛靱帯炎の症状には、大腿部外側と膝の痛みやひりひりする感覚などがあり、痛みが股関節部外側から膝までに広がることもある。膝を伸ばすときに膝がポキっというのが聞こえる、または感じるという人もいる(手順9-5)。

大腿四頭筋に働きかける手順

手順9-2

組織のウォーミングアップ

　エフルラージュ、ペトリサージュ、ブロードニング・ストロークを用いて大腿部の組織をウォーミングアップする。

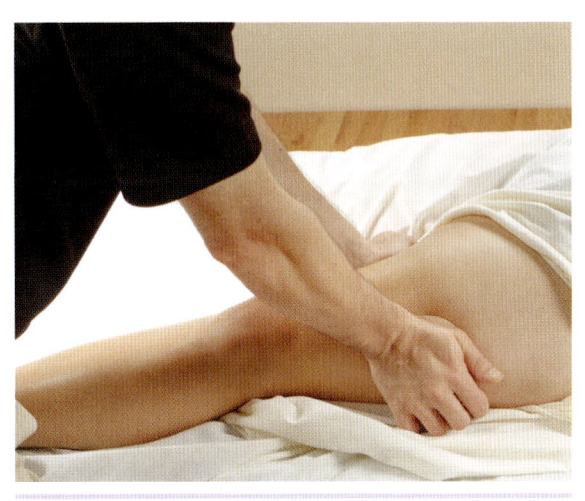

手順9-2　図1

股関節を減圧する

　クライアントに膝を曲げて股関節を屈曲してもらう。クライアントの足を自分の大腿部で固定する。両手の指を組み、手のひらを大腿四頭筋に引っかける。ゆっくりと、深く、手のひらを近位の付着部から遠位の付着部までスライドさせる。

　軽いスライドで近位の付着部に戻る。これを3-5回繰り返す。

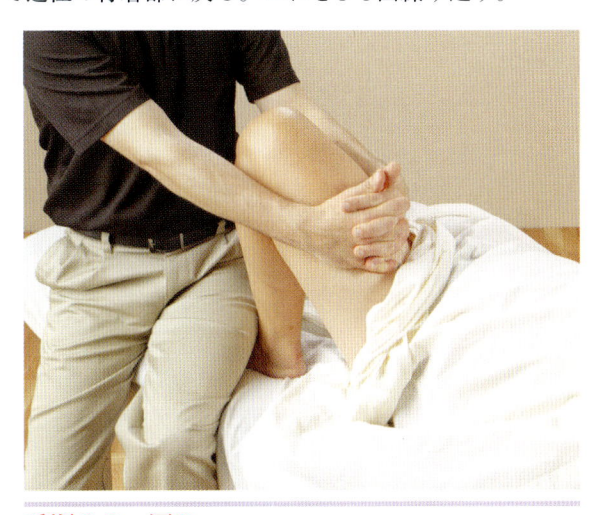

手順9-2　図2

大腿四頭筋に働きかける手順

フリクション

膝の靱帯にフリクションを施す。膝蓋骨周り、内側および外側側副靱帯、付着部である脛骨粗面の膝蓋靱帯と膝蓋腱にフリクションを施す。

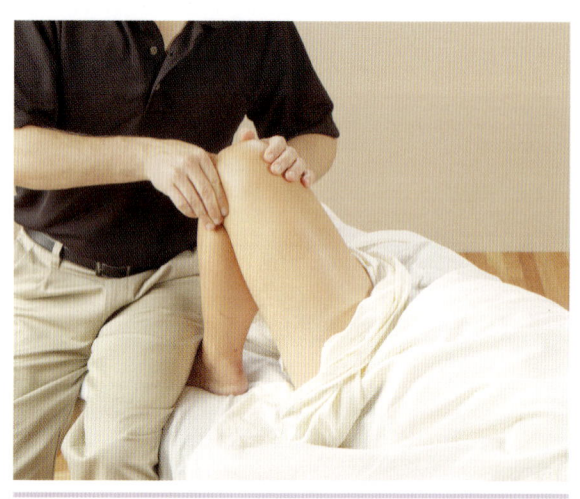

手順9-2　図3

大腿部のバランスを整える

ハムストリングスに深いスライドとストレッチを施して大腿部のバランスを整える。

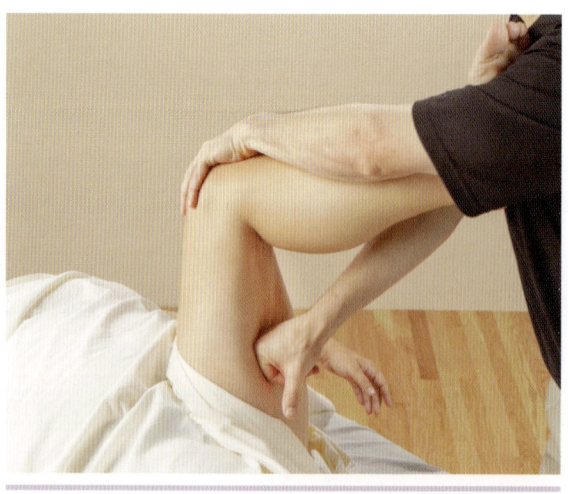

手順9-2　図4

梨状筋に働きかける手順

手順9-3

組織のウォーミングアップ

ペトリサージュ、深いスライド、ストリッピングを用いて殿部の組織をウォーミングアップする。

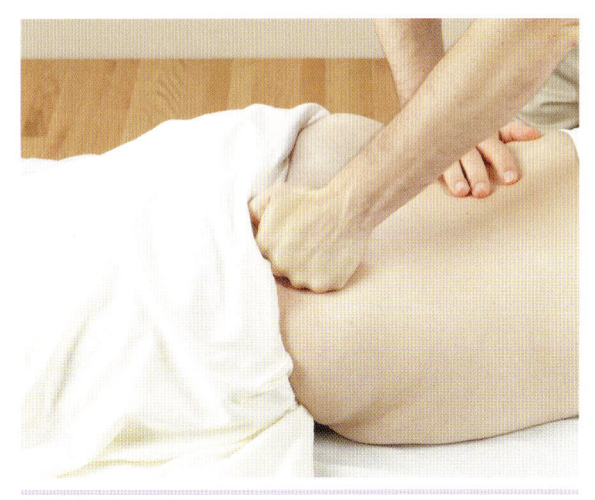

手順9-3　図1

フリクション

大腿骨大転子周りのすべての付着部に多方向のフリクションを施す。

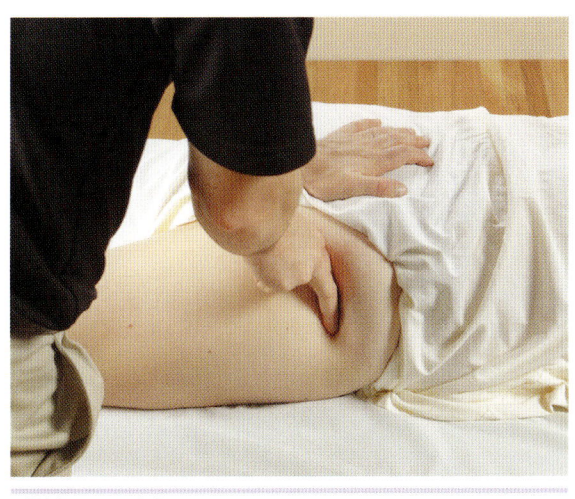

手順9-3　図2

梨状筋に働きかける手順

トリガーポイントとROM

過敏な部位にコンプレッションを施し、膝を曲げる。股関節を内旋・外旋させる。

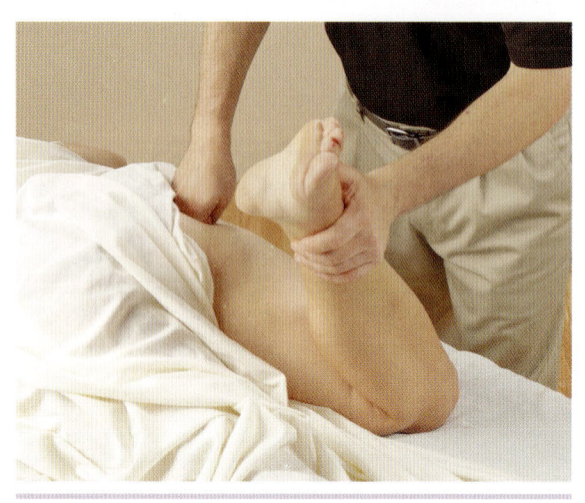

手順9-3　図3

深部の外旋筋

　クライアントの股関節を外転および屈曲させて脚をテーブルの外に出す。クライアントの脚をセラピストの大腿部に当てる。このようにすると深部の外旋筋に触れやすくなる。

　コンプレッションを施し、クライアントにセラピストの大腿部を押してもらうことにより、筋肉を能動的に収縮させてもらう。この収縮状態を少し保ってから解放する。膝をテーブルの頭側に少しずらしてストレッチを大きくし、これを繰り返す。

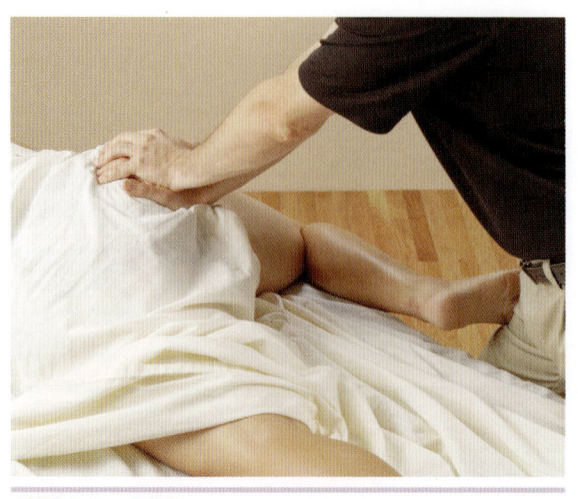

手順9-3　図4

膝蓋大腿部に働きかける手順

手順9-4

組織のウォーミングアップ

ペトリサージュ、深いスライド、ブロードニング・ストロークを用いて大腿部後面の組織をウォーミングアップする。

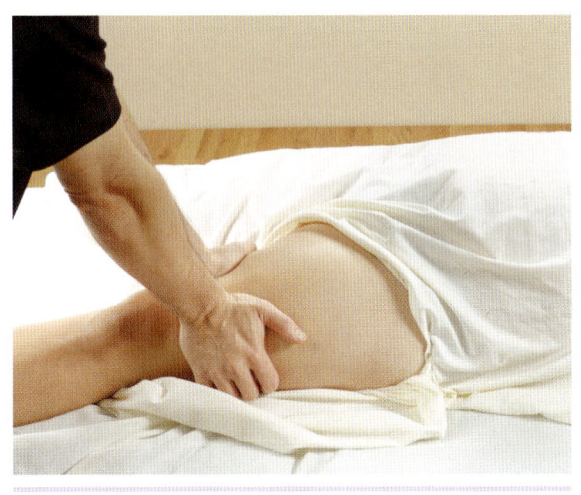

手順9-4　図1

大腿四頭筋

外側広筋、内側広筋、大腿直筋にストリッピングとフリクションを施す。それらの筋肉の中にトリガーポイントを見つけたら、そこに働きかける。

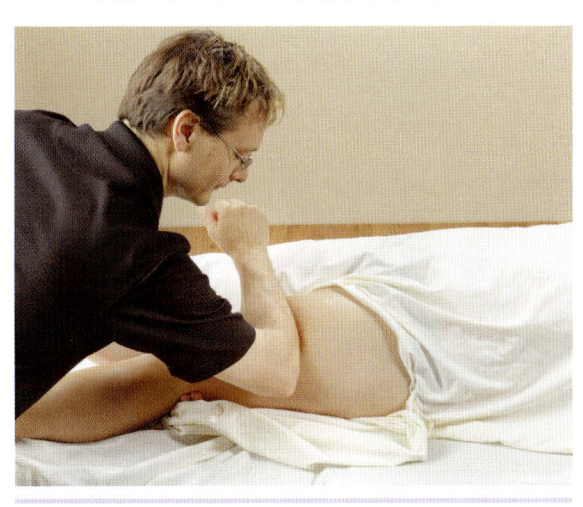

手順9-4　図2

膝蓋大腿部に働きかける手順

フリクション

　膝の上の大腿四頭筋腱に多方向のフリクションを施す。脛骨粗面の上の膝蓋腱にクロスファイバー・フリクションを施す。

　クッションなどの支えを取り除いて脚を伸ばす。膝蓋骨を慎重に外側にずらし、膝蓋骨の下に多方向のフリクションを施す。

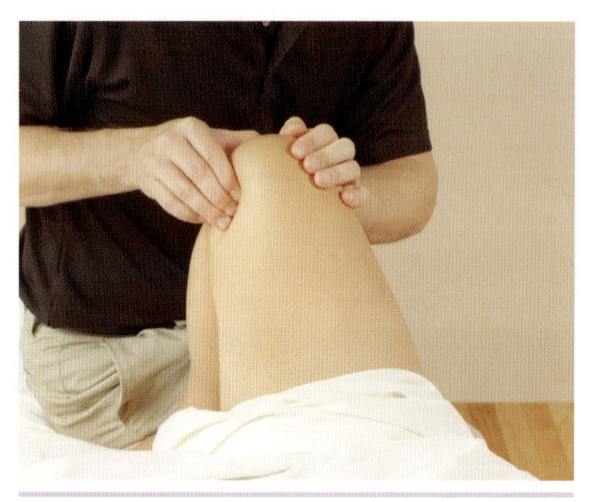

手順9-4　図3

ハムストリングス

　エフルラージュとペトリサージュを用いてハムストリングスの組織を温める。ストリッピングとブロードニング・ストロークを用いて、見つかったトリガーポイントに働きかける。

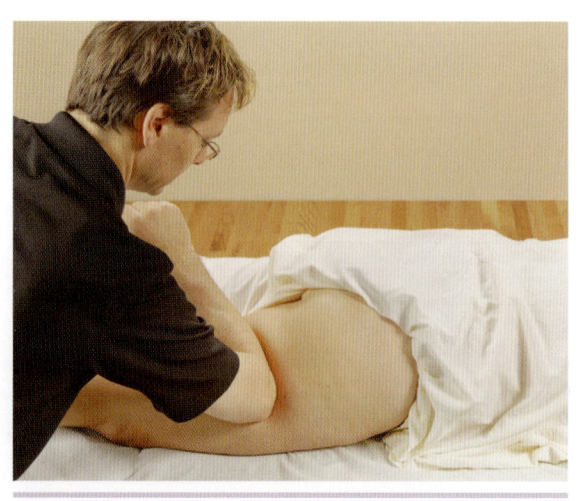

手順9-4　図4

膝蓋大腿部に働きかける手順

ストレッチ

　膝を曲げて大腿四頭筋をストレッチする。足を股関節に近づければ近づけるほど、ストレッチは大きくなる。クライアントの柔軟性が高ければ、股関節を伸展させて大腿直筋を十分にストレッチすることができる。しかし、ここでの焦点はあくまで大腿四頭筋群全体にある。

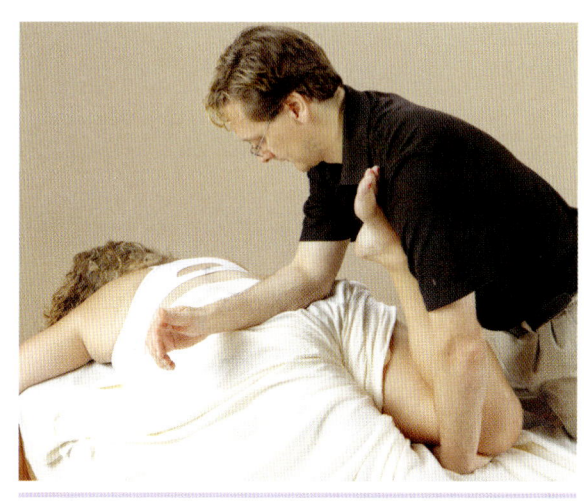

手順9-4　図5

腸脛靱帯炎に働きかける手順

手順9-5

組織のウォーミングアップ

エフルラージュとペトリサージュを大腿部外側部に用いて組織を温める。

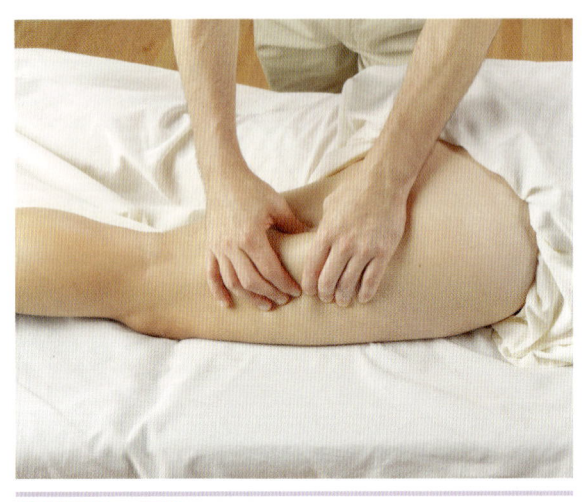

手順9-5　図1

レングスニング

筋肉の起始部から停止部まで深くスライドして組織を伸ばす（レングスニング・ストローク）。ゆっくりと動き、過敏な部位があればそこで一時停止する。筋筋膜テクニックとストレッチを用いる。

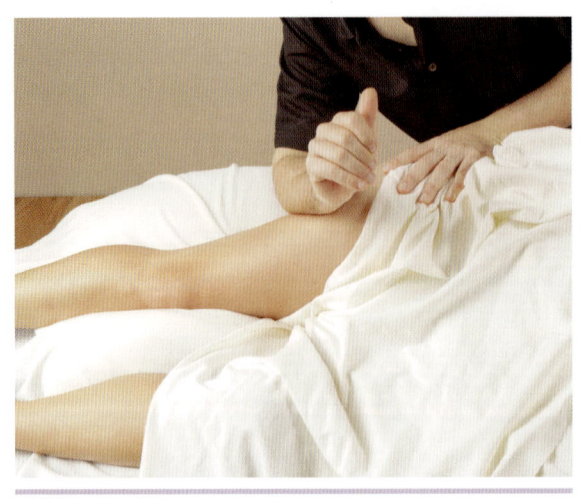

手順9-5　図2

腸脛靭帯炎に働きかける手順

大腿筋膜張筋

　大腿筋膜張筋に近位から遠位までストリッピングを施す。トリガーポイントが見つかれば働きかける。

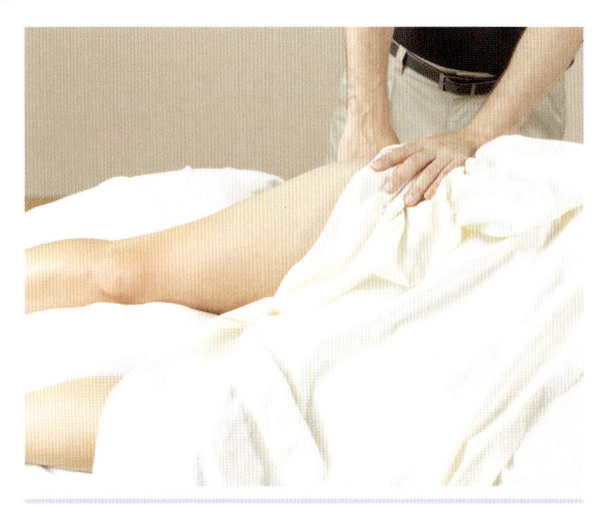

手順9-5　図3

大腿部のバランスを整える

　エフルラージュとペトリサージュとストリッピングを用いて内転筋群に働きかける。

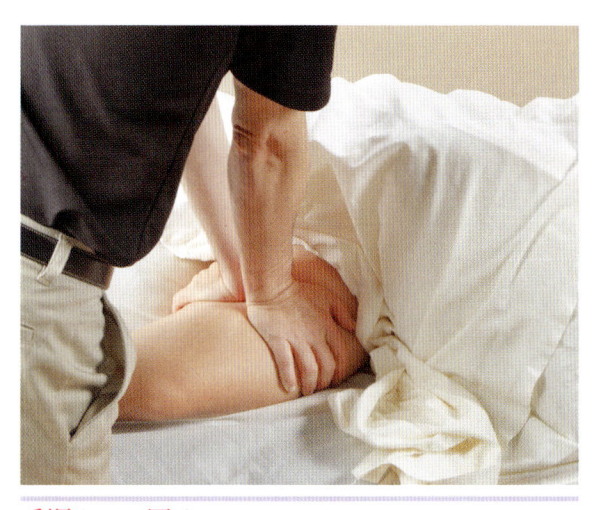

手順9-5　図4

10章

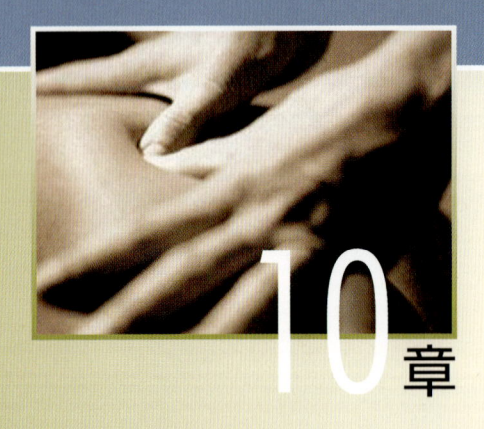

下腿部

概 要
下腿と足の解剖学
足首の捻挫と挫傷
シンスプリント
 脛骨ストレス症候群
 骨膜炎
 コンパートメント症候群
 下腿部へのマッサージによるアプローチ
足底筋膜炎

キーワード
急性コンパートメント症候群
ボディアライメント
慢性コンパートメント症候群
コンパートメント症候群
下腿部のコンパートメント
浮腫
捻挫のグレード
挫傷のグレード
グロスムーヴメント
踵骨棘(しょうこつきょく)
ロコモーション
マイクロムーヴメント
微小断裂
筋挫傷
骨膜炎
足底筋膜
足底筋膜炎
捻挫
シンスプリント
挫傷
脛骨ストレス症候群

目 的
1 下腿部の筋骨格の構成要素を知る
2 捻挫と挫傷の違いを理解する
3 捻挫と挫傷のグレードを知る
4 シンスプリントと脛骨ストレス症候群について学ぶ
5 下腿部のコンパートメント(区画)について学ぶ
6 コンパートメント症候群の深刻さを理解する
7 足底筋膜炎について学ぶ
8 下腿と足にマッサージテクニックを用いる

下腿と足はつねに圧力を受けている。下腿と足は体重とそれ以外の荷物を運ぶ役を担っているからだ。人は1日に平均8,000-10,000歩程度歩く。つまり生涯に184,000kmほど歩く計算になる。これにさらに運動や特別な活動が加わることを考えると、足と下腿がいかに酷使されやすく反復性外傷を負いやすいかがわかる。

下腿部は**ロコモーション**(移動運動)に使われるだけでなく、バランスをとるのにも重要な役を果たしており、立ち姿勢での正しい**ボディアライメント**[体の角度や体のパーツの並び]の維持や凹凸のある地面の上でのバランスの維持に必要な微調整を行っている。足首におけるアライメントの微妙な乱れが一連の現象を引き起こし、それが姿勢のアライメントの乱れと補償パターンにつながり、さらにそれがほかの部位での痛みにつながることがある。

下腿と足の解剖学

足単独で26の骨、33の関節、107の靱帯、19の筋肉を持つ（図10-1）。それと下腿部の脛骨と腓骨と筋肉を併せると、**グロスムーヴメント**（全身の大きな動き）と**マイクロムーヴメント**（体内で起こる微小な動き）を可能にする複雑なユニットとなる。この章では下腿部の主要な筋構造と一般的な損傷に焦点を当てる。

足首の捻挫と挫傷

捻挫と挫傷の違いを理解することは重要である。これらの損傷へのアプローチは多様であり、どれを用いるかは損傷部の構造による。**挫傷**は筋肉と腱という単位に関わる損

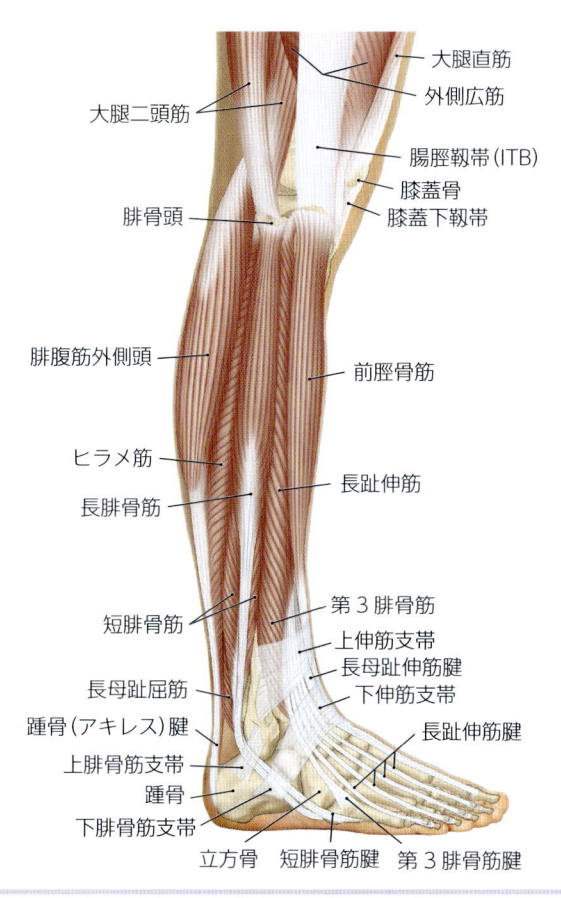

図10-1 ■ 下腿と足の筋肉 『筋骨格系の触診マニュアル―トリガーポイント、関連痛パターンおよびストレッチを用いた治療』（ジョセフ・E・マスコリーノ著、ガイアブックス、2011）より

160　10章　下腿部

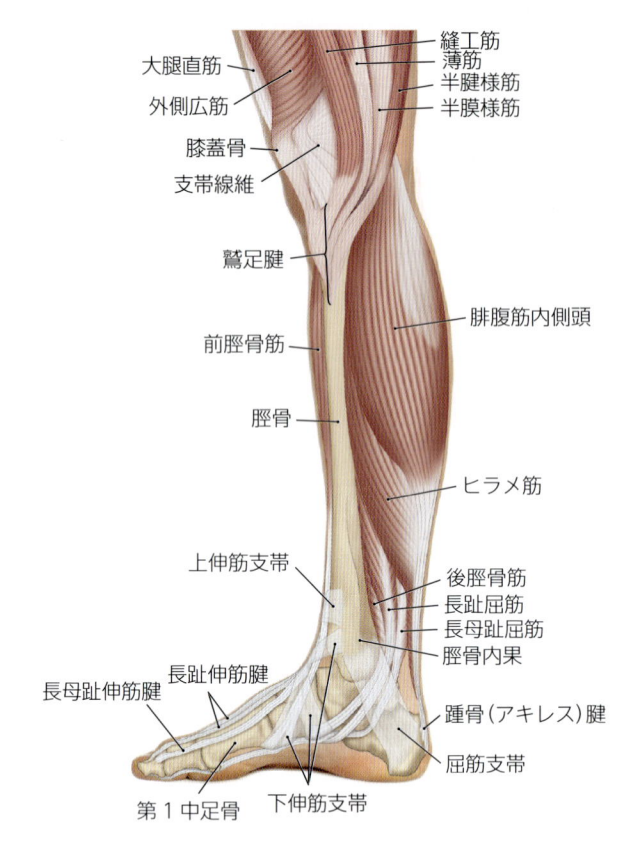

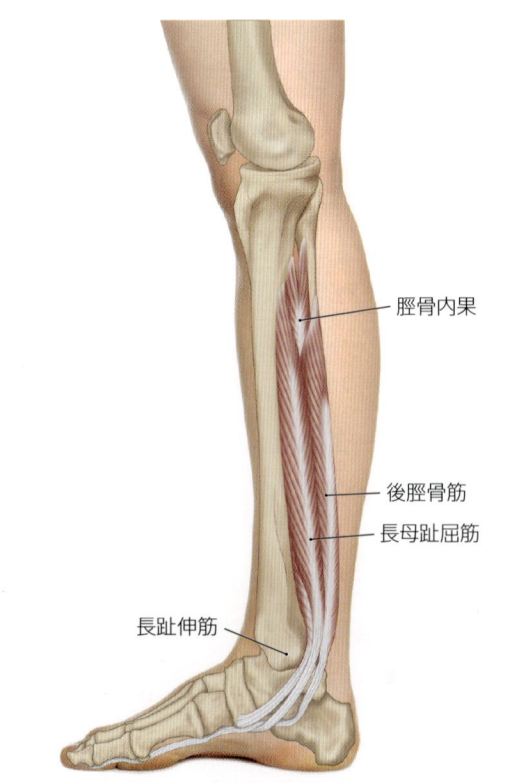

図10-1 ■ 続き 『筋骨格系の触診マニュアル─トリガーポイント、関連痛パターンおよびストレッチを用いた治療』（ジョセフ・E・マスコリーノ著、ガイアブックス、2011）より

傷である。

　挫傷はたいてい筋肉の過剰な収縮または急激な伸長が原因である。挫傷は筋腹か腱か筋肉と腱のつなぎ目に起こる。**挫傷のグレード**は重症度による挫傷の分類である。1度の挫傷は軽度の挫傷で、微小な断裂である。1度では強度の喪失はほとんどなく、不快の程度もわずかである。2度の挫傷は筋線維の断裂と強度の喪失である。この場合は明らかに強度が喪失しており、活動時に痛みがある。3度の挫傷はもっとも重症で、筋腱単位の完全な断裂である。これは骨に付着する部分または筋肉自体に起こる。この場合は筋肉が腫れて盛り上がるので、その部位の皮膚表面に明らかな変化がある。3度の挫傷を負うと痛みが強く筋肉が弱るので、活動を続けることができなくなる。

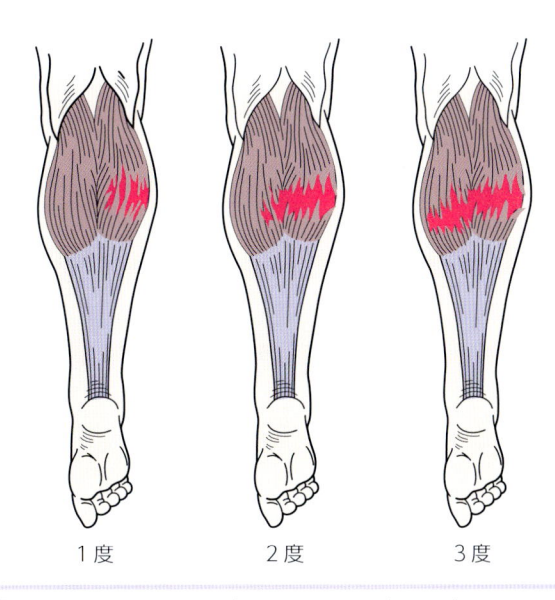

図10-2 ■ 筋挫傷　Salvo SG: Massage therapy: principles and practice, ed 2 (Philadelphia, 2003, Saunders)より

　捻挫は靱帯が伸びすぎたとき、または切れたときに起こる。靱帯が切れるのはたいてい捻じる力またはシアーの力が突然加わったせいである。捻挫にも挫傷にも、重症度により、不快感、腫れ、熱、色の変化などが現れる。靱帯の損傷は関節の安定にも影響を及ぼす。**捻挫のグレード**も重症度による分類である。1度の捻挫は靱帯が過度に伸びた状態、あるいはわずかに切れた状態である。この状態では活動時に軽い痛みがあるが、日常の活動に影響はなく、関節の安定性にも変化はない。2度の捻挫は腫れと痛みを伴う靱帯の断裂である。この場合、損傷の瞬間にポキッと音がすることが多い。3度の捻挫では靱帯が完全に断裂している。この状態では関節はきわめて不安定で痛みがある（図10-3）。

シンスプリント

　シンスプリントは下腿部の前側に感じる痛みの総称である。人がシンスプリントを訴えるとき、それは通常、**脛骨ストレス症候群(TSS)**、**骨膜炎**、**急性コンパートメント症候群**、**慢性コンパートメント症候群**のいずれかである。これらの病的状態はどれも症状が似ているので、アセスメントが難しい。診断は医師に確認を求めるべきである。

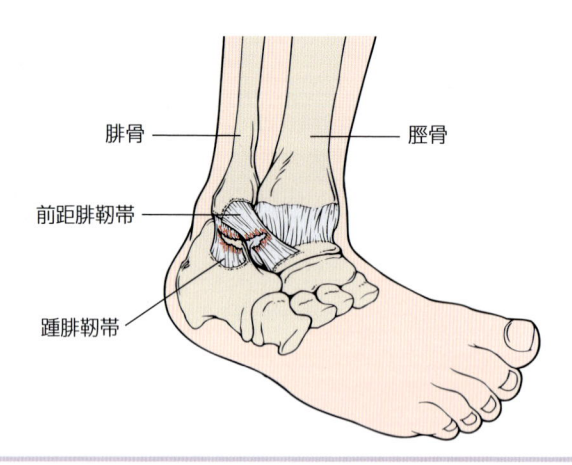

図10-3 ■ 捻挫　Frazier MS, Draymkowski JW: Essentials of human diseases and conditions, ed 5（Philadelphia, 2013, Saunders）より

脛骨ストレス症候群

　　脛骨ストレス症候群（TSS）は脛骨の**骨膜**の炎症を伴う。人がシンスプリント、つまり脛の痛みを訴えているとき、それはじつはTSSの痛みを訴えているのかもしれない。この症候群に悩まされやすいのは、走る習慣のある人、スポーツジムでランニングマシーンに長時間を費やす人である。

　　TSSは筋肉のストレスや外傷が原因ではない。これは生体力学的な障害である。ランニングの衝撃に過回内と靴によるサポートの不足が加わると、脛骨の前面に痛みが生じる（図10-4）。TSSのほとんどは、運動のさいにアーチを矯正するインソール（靴の中敷き）や脛骨の捻じれを防ぐ靴を使用することにより解決できる（手順10-1）。

骨膜炎

　　骨膜炎は骨膜つまり骨を覆う筋膜の炎症である。骨膜は筋肉の付着部として重要な役を果たしている。骨膜炎に関係する代表的な筋肉は前脛骨筋、後脛骨筋、ヒラメ筋である。これらの筋肉が硬く縮んで脛骨の骨膜が緊張し始めると**微小断裂**が生じ、筋肉が骨から離れ始めることがあり、そうした損傷と修復と瘢痕組織の形成の過程で、脛骨表面に特徴的な凹凸ができる。正常な瘢痕組織の形成と組織の可動性を促すには、前脛骨筋と後脛骨筋の拘束部分に働きかけるのが有効である。また、ヒラメ筋も骨膜炎に働きかけるときに理解しておくべき筋肉である。ヒラメ筋が拘束されると、脛骨と腓骨の間の骨間膜も拘束されて動きが悪くなる。

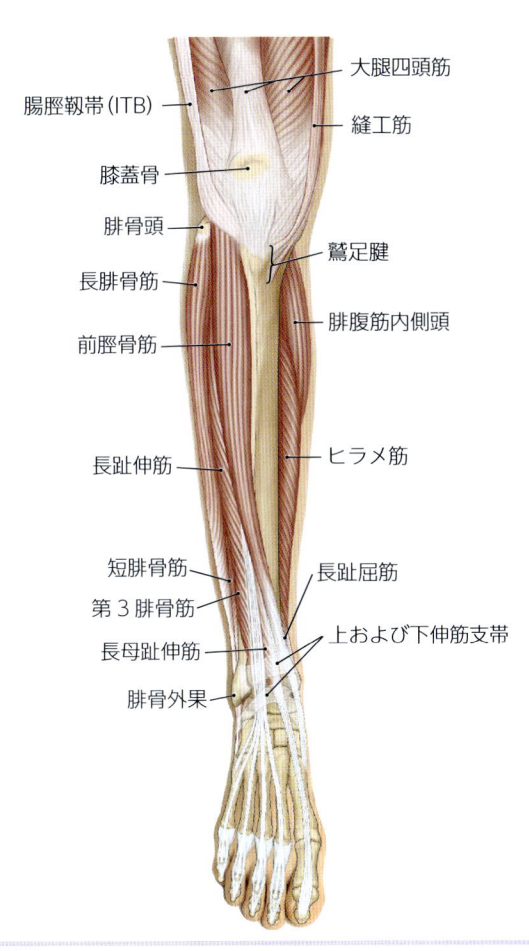

図10-3 ■ 右下腿部前面図 『筋骨格系の触診マニュアル―トリガーポイント、関連痛パターンおよびストレッチを用いた治療』（ジョセフ・E・マスコリーノ著、ガイアブックス、2011）より

コンパートメント症候群

　　コンパートメント（筋区画）症候群は下腿部の筋肉に血液などの体液が充満して循環が悪くなり、体液が適切に排出されなくなったときに起こる。この部位の筋膜は比較的厚く抗張力が強いので容易には広がらない。**浮腫**と水分保持によりこの部位の圧が強まると静脈が圧迫される。この圧迫により水分の排出が妨げられて、組織死にいたることさえある。しかも組織死は損傷からわずか6-12時間で起こることがある。そのため、コンパートメント症候群は医師による早期の診断と治療が必須となる。

　　下腿部には、コンパートメント症候群に侵されやすい、前部、外側、浅後部、深後部の4つの**コンパートメント(区画)**がある（図10-3）。前部コンパートメントは下腿部前部のやや外側の脛骨と腓骨の間にある。ここに含まれる筋肉は、前脛骨筋、長母趾伸筋、長趾伸筋、第三腓骨筋である。外側コンパートメントは下腿部の外側にあり、ここに含まれる筋肉は、長腓骨筋と短腓骨筋である。浅後部コンパートメントには、腓腹筋、ヒラメ筋、足底筋が含まれる。深後部コンパートメントはもっとも手が届きにくく、急性コンパートメント症候群にもっとも侵されやすいコンパートメントである。ここに含まれる筋肉は、長母趾屈筋、長趾屈筋、後脛骨筋である。

シンスプリントに働きかける手順

手順10-1

組織のウォーミングアップ

　筋筋膜リリース、ペトリサージュ、ブロードニング・ストロークを用いて下腿部前面をウォーミングアップする。

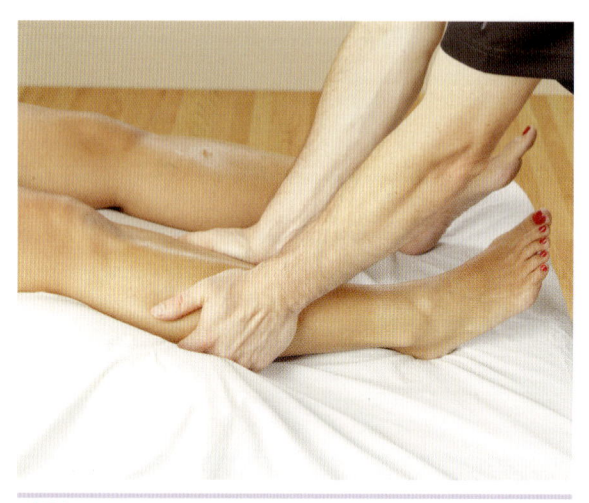

手順10-1　図1

前脛骨筋

　前脛骨筋にクロスファイバー・フリクションを、内側から外側に移動しながら施す。過敏な部位にはトリガーポイント・セラピーとピン・アンド・ストレッチを用いる。脛骨内側端沿いに深い縦のストロークと筋筋膜リリースを施す。

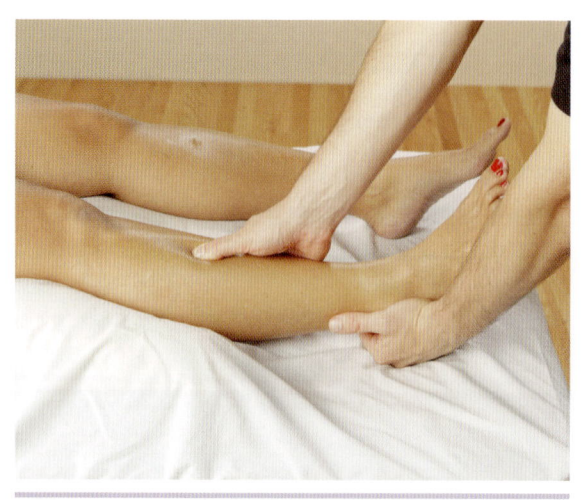

手順10-1　図2

10章　下腿部

シンスプリントに働きかける手順

フリクション・テクニック
背屈筋腱に多方向のフリクションを施す。

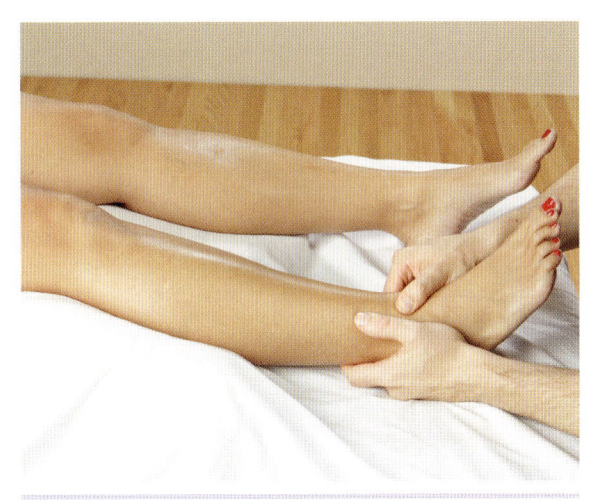

手順10-1　図3

ストレッチング
足を底屈させて足の背屈筋をストレッチする。

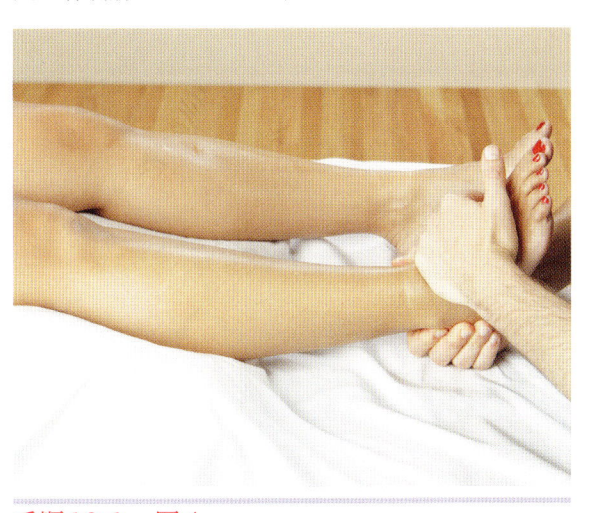

手順10-1　図4

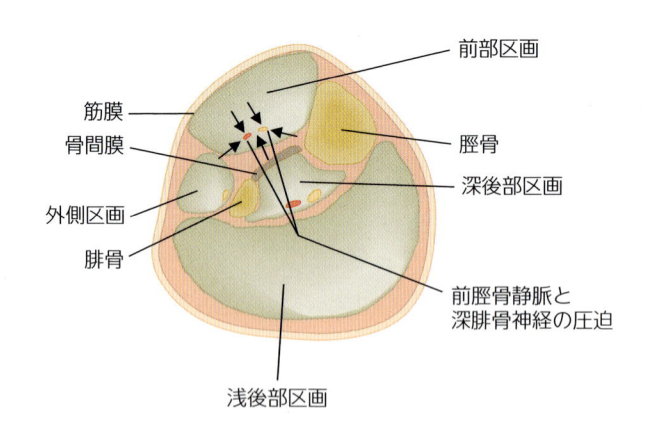

図10-3 ■ コンパートメント症候群　Black JM, Hawks JH, Keene AM, Medical-surgical nursing: clinical management for positive outcomes, ed 7（Philadelphia, 2005, Saunders)より

急性コンパートメント症候群

　急性コンパートメント症候群は突然発症する深刻な障害であり、多くの場合、外科手術が必要になる。急性コンパートメント症候群はたいてい、骨折や骨のひび、コンパートメント内の出血が原因で起こる。発症が突然なのでマッサージは禁忌である。急性コンパートメント症候群は深刻な損傷であり、組織死にいたることがあり、下肢切断となる危険もある。早急に医師の治療を受けることが必須である。

慢性コンパートメント症候群

　慢性コンパートメント症候群は、筋肉の肥大、体液の増加、排水力の低下などのせいでコンパートメント内の圧が高まることにより発症する。急性の場合と違い、慢性コンパートメント症候群は運動や激しい活動が原因であることが多い。この障害を持つクライアントがよく訴える症状に下腿部の緊張感と腫れ、足の動きの制限、痛みなどがある。多くの場合、活動をしばらくやめていれば症状は消える。このタイプのコンパートメント症候群はエクササイズのプログラムや靴を変えたり、靴に矯正用インソールを入れたりすることで対処できる。

下腿部へのマッサージによるアプローチ

　シンスプリントに属するどんな障害に働きかけるときも、重要なのは、それが筋肉の障害ではないと認識していることである。シンスプリント、慢性コンパートメント症候群、骨膜炎は結合組織の障害なので、最適なアプローチは筋筋膜リリースのテクニックである。

　下腿部に働きかけているときに緊張の亢進した筋肉が見つかることがある。コンプレッションのテクニックをニーディングやスクイージングと併せて用いるのが、下腿部の筋組織に適したアプローチである。排水と血流を促すストロークに集中することが、浮腫やその他の体液の滞留を取り除くのに有効である（手順10-2）。

下腿部のマッサージ手順

手順10-2

組織のウォーミングアップ

　筋筋膜リリース、ペトリサージュ、ブロードニング・ストロークを用いて下腿部前面をウォーミングアップする。

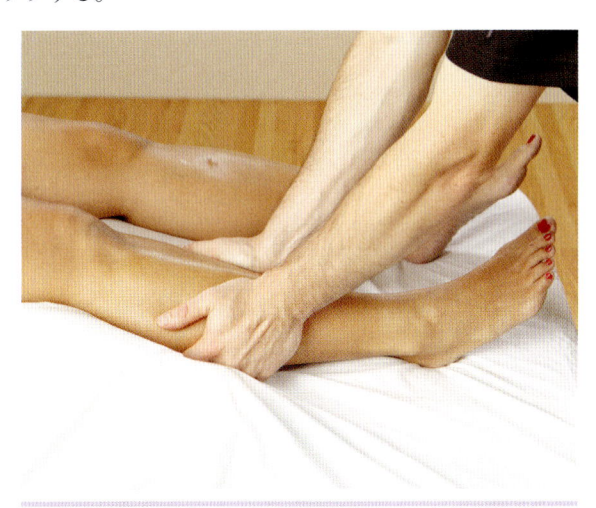

手順10-2　図1

前脛骨筋

　前脛骨筋にクロスファイバー・フリクションを、内側から外側に移動しながら施す。過敏な部位にはトリガーポイント・セラピーとピン・アンド・ストレッチを用いる。

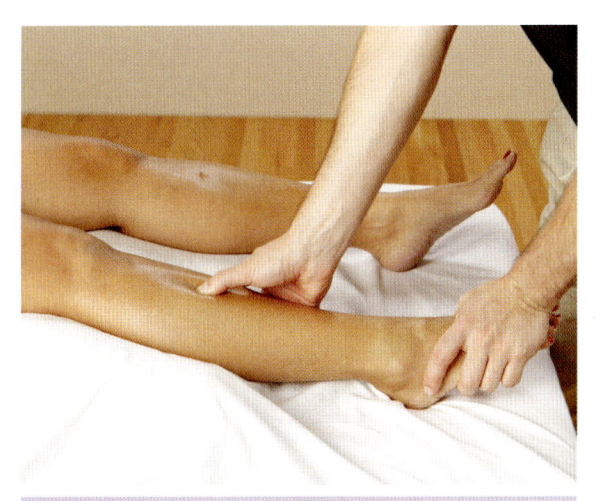

手順10-2　図2

下腿部のマッサージ手順

腓骨筋

脛骨筋にクロスファイバー・フリクションを内側から外側に移動しながら施す。深い縦のストロークを施す。過敏な部位にはトリガーポイント・セラピーとピン・アンド・ストレッチを用いる。

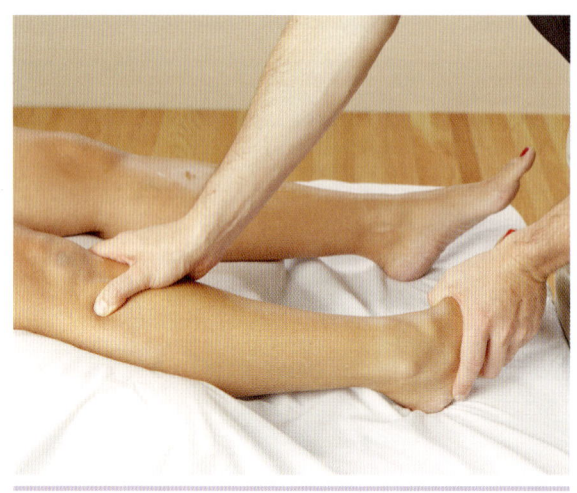

手順10-2　図3

足首の運動

足首を関節可動域全域にわたって動かす。足首をニュートラルな角度にした状態でゆっくりと牽引する。

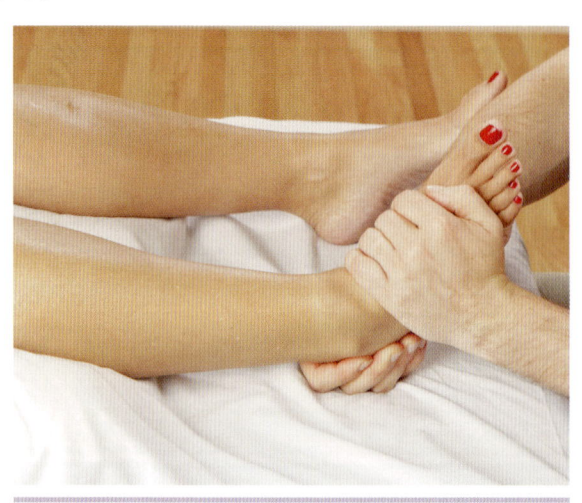

手順10-2　図4

下腿部のマッサージ手順

トランジション・ストローク（移行のためのストローク）

下腿部前面の仕上げにエフルラージュで静脈環流を促す。

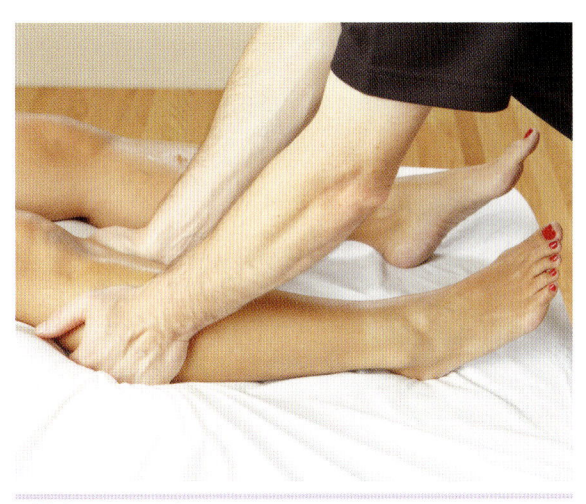

手順10-2　図5

伏臥位

組織のウォーミングアップ

筋筋膜リリース、ペトリサージュ、ブロードニング・ストロークを用いて下腿部後面の組織をウォーミングアップする。

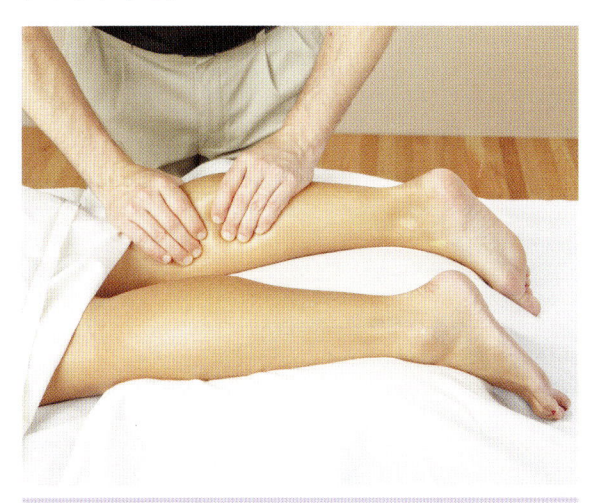

手順10-2　図6

下腿部のマッサージ手順

腓腹筋

　深い縦のストロークとストリッピング・ストロークを用いる。緊張の亢進した部位にはコンプレッションを用いる。コンプレッションと縦のストロークを用いながら関節可動域運動を行って筋肉を伸ばす。

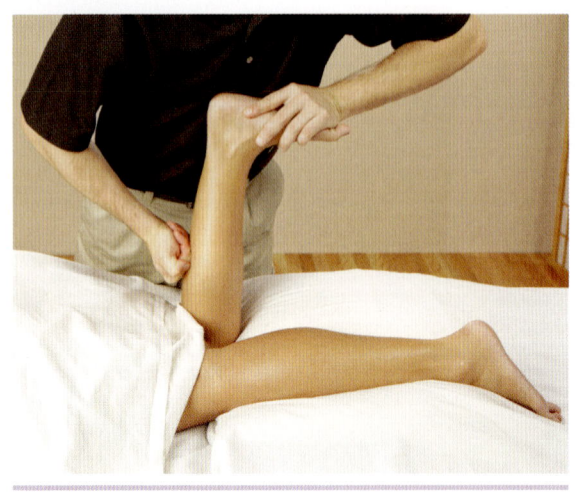

手順10-2　図7

ヒラメ筋

　ヒラメ筋は腓腹筋の下にあり、下腿部の内側面と外側面から触れることができる。腓腹筋を脇にずらし、深い縦のストロークと指によるコンプレッションを施す。

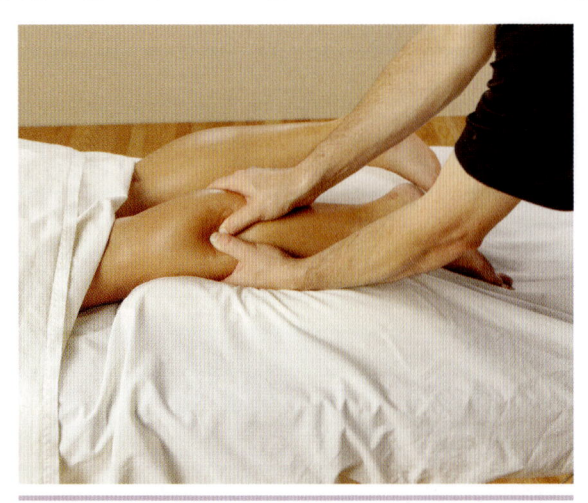

手順10-2　図8

下腿部のマッサージ手順

足首の腱と靱帯

足首の靱帯とアキレス腱に多方向のフリクションを施す。

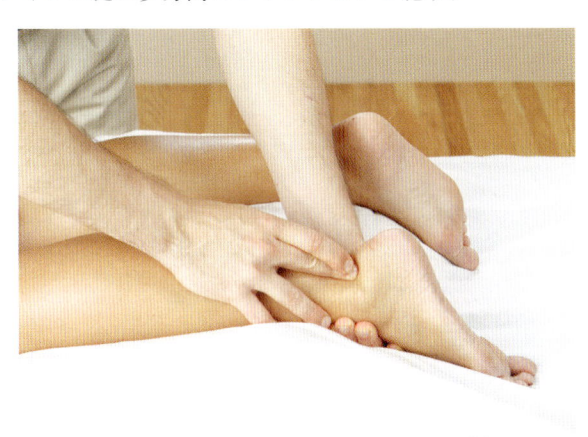

手順10-2　図9

仕上げ

筋肉のスクイージングとエフルラージュで静脈環流を促して手順を終える。

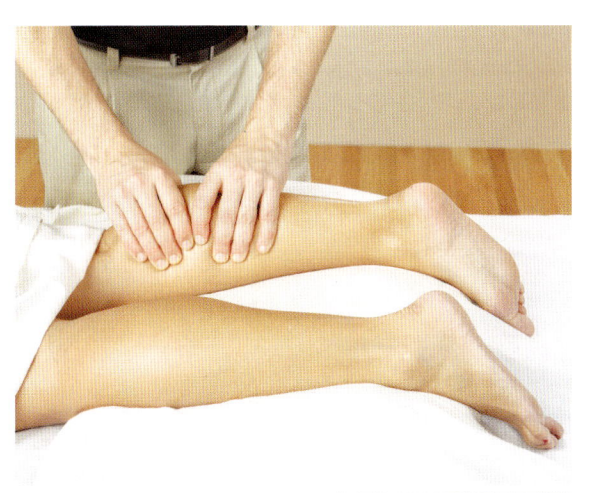

手順10-2　図10

足底筋膜炎

　足底筋膜とは足底で足根骨と足底骨を覆っている結合組織の厚い帯である。この帯は踵骨から5つの中足骨頭まで広がっている。足底筋膜はゴムバンドのように張力があり、歩行時にはある程度伸びて足のアーチを維持し、体を支えてバランスをとる役に立っている（図10-6）。

　足底筋膜は炎症を起こすことがあり、それが痛みと歩行困難につながることがある。この炎症が足底筋膜炎と呼ばれる。扁平足やハイアーチ［扁平足の反対で湾曲の強すぎる足］、ランニング、激しい運動などは足底筋膜の危険因子となる。直接的な原因の一つは、ふくらはぎの浅後部コンパートメントの拘束である。腓腹筋、ヒラメ筋、足底筋は合体して1つの腱をつくる。それが一般に「アキレス腱」と呼ばれている腱である。アキレス腱は足底筋膜が始まる踵骨に付着している。浅後部コンパートメントに制限があると、足が引っ張られて足底が屈曲し、結果として歩行時に足底筋膜が過度に伸ばされることがある。そして、そのような場合、足底筋膜に拘束があれば、その引っ張る力によって筋膜に微小な傷ができたり、筋膜が踵骨から引き離されたりすることがある。踵骨を引っ張る力によって踵骨棘ができることもある。

　足底筋膜炎に働きかけるときは、痛みと不快につながるすべての部位に働きかけるのが望ましい。腫れを抑えるのに冷湿布を推奨する人が多いが、筋膜は冷やされると厚みを増し、柔軟性が低下する。温水での足浴や、足を温めながらのフットローラーの使用には、筋膜を柔軟にする効果がある。マッサージセラピーには、ふくらはぎの筋肉と足底筋膜の伸張力を強める効果がある。ヒラメ筋と腓腹筋のトリガーポイントと緊張の亢進した部分に働きかけることも重要である。深いスライディングを行いながら、抵抗を用いた能動的関節可動域運動を行うのも効果がある。足底筋膜の指関節部へのストリッピングは、とくにセッション時にクライアントが過敏である場合には、痛みを与えるかもしれない。しかし深部の結合組織への働きかけは有効である（手順10-3）。

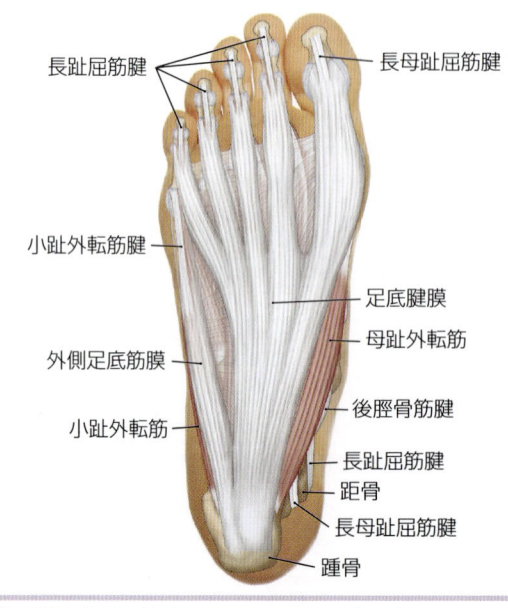

図10-6 ■ 足底筋膜 『筋骨格系の触診マニュアル—トリガーポイント、関連痛パターンおよびストレッチを用いた治療』（ジョセフ・E・マスコリーノ著、ガイアブックス、2011）より

10章　下腿部

足底筋膜炎に働きかける手順

手順10-3

組織のウォーミングアップ

　筋筋膜リリース、ペトリサージュ、ブロードニング・ストロークを用いて下腿部後面をウォーミングアップする。

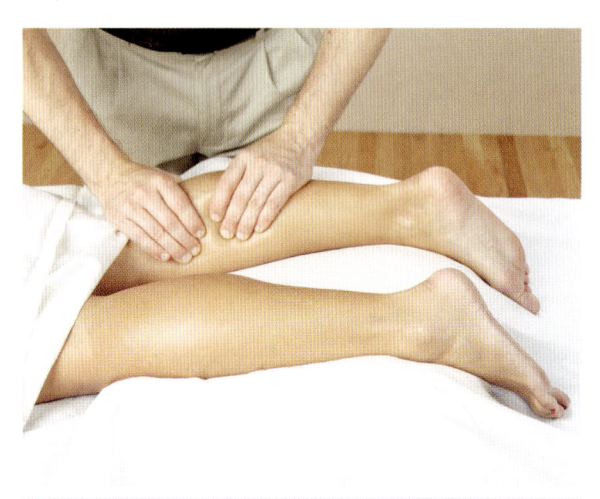

手順10-3　図1

腓腹筋

　深い縦のスライドで腓腹筋とアキレス腱に働きかける。腓腹筋、ヒラメ筋、足底筋に見つかるトリガーポイントに働きかける。

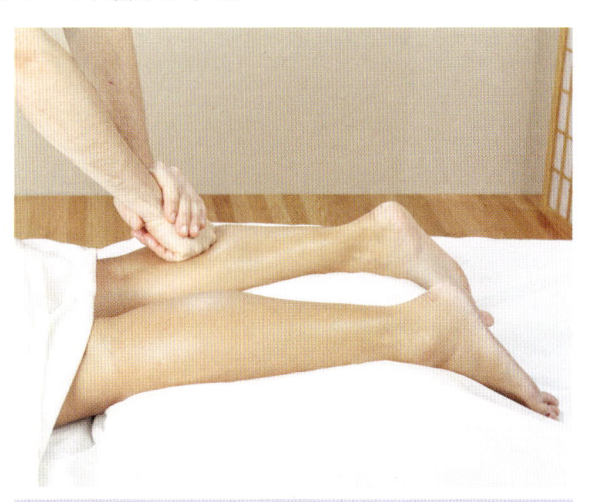

手順10-3　図2

足底筋膜炎に働きかける手順

フリクション

アキレス腱の踵骨への付着部にクロスファイバー・フリクションを施す。

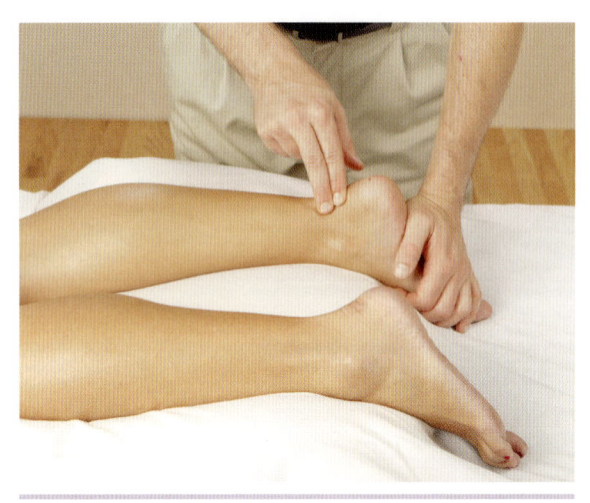

手順10-3　図3

足底筋膜

エフルラージュと指を使ってのストリッピング・ストロークで足底筋膜を温める。深い縦のストロークを踵骨から遠位の中足骨まで施す。反対の手は足を固定するのに用いる。中心線から両側に向かうストロークで足底を広げる。

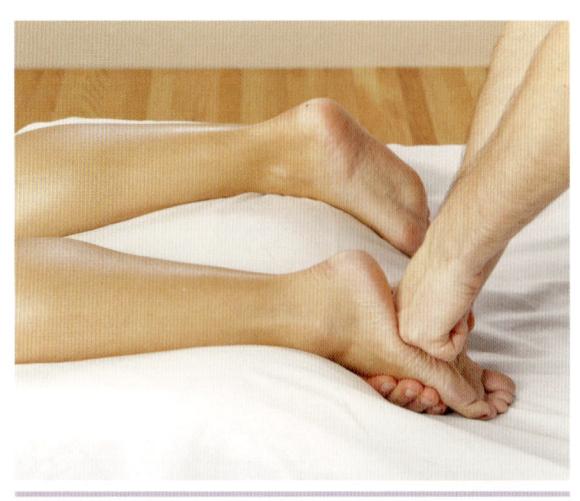

手順10-3　図4

足底筋膜炎に働きかける手順

ストレッチ

腓腹筋と足底をストレッチして手順を終える。
下腿部前面の仕上げにエフルラージュで静脈環流を促す。

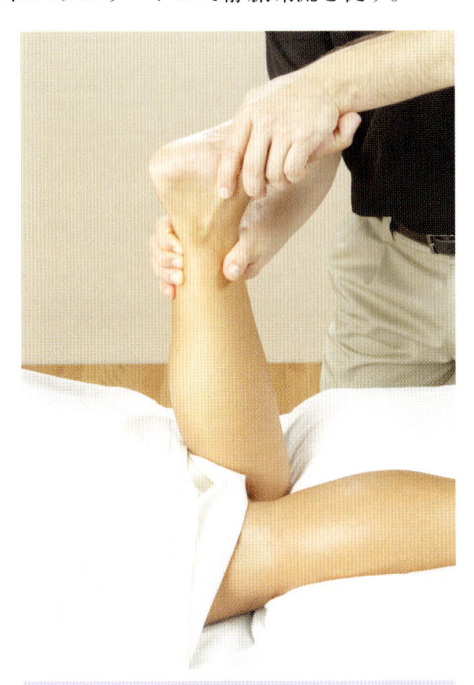

手順10-4　図5

付録 A　初回用クライアントの健康履歴

クライアント情報

氏名 ＿＿＿＿＿＿＿＿＿＿＿＿＿＿＿＿＿　電話 ＿＿＿＿＿＿＿＿＿＿＿＿＿＿　生年月日 ＿＿＿＿＿＿＿＿

住所 ＿＿＿

Eメール ＿＿＿

紹介者 ＿＿＿＿＿＿＿＿＿＿＿＿＿＿＿＿＿＿＿＿＿＿＿＿＿＿　電話 ＿＿＿＿＿＿＿＿＿＿＿＿＿＿

緊急連絡先 ＿＿＿＿＿＿＿＿＿＿＿＿＿＿＿＿＿＿＿＿＿＿＿　電話 ＿＿＿＿＿＿＿＿＿＿＿＿＿＿

一般および健康に関する情報

職業 ＿＿＿＿＿＿＿＿＿＿＿＿＿＿＿＿＿　性別 ＿＿＿　主治医 ＿＿＿＿＿＿＿＿＿＿＿＿＿＿＿

健康保険会社 ＿＿

以下の説明を丁寧に読み、該当するほうにチェックしてください。特別な健康状態や症状があるとマッサージ／ボディーワークをしてはいけない場合があります。またマッサージ／ボディーワークの前に主治医に相談が必要な場合もあります。

回答に「はい」がある場合、その状況をできるだけ具体的に説明してください。

はい	いいえ	ストレスを頻繁に感じますか？	はい	いいえ	過去2年以内に骨折しましたか？
はい	いいえ	糖尿病がありますか？	はい	いいえ	過去2年以内に事故に遭うか、怪我をしましたか？
はい	いいえ	頭痛が頻繁にありますか？	はい	いいえ	体のどこかに緊張または痛みがありますか？
はい	いいえ	現在、妊娠していますか？			ある場合、具体的に説明してください。
はい	いいえ	関節炎がありますか？			＿＿＿＿＿＿＿＿＿＿＿＿＿＿＿＿
はい	いいえ	コンタクトレンズを使用していますか？	はい	いいえ	心臓または循環器系にトラブルがありますか？
はい	いいえ	義歯を使用していますか？	はい	いいえ	腰痛がありますか？
はい	いいえ	血圧が高いですか？	はい	いいえ	体のどこかに痺れまたは刺すような痛みがありますか？
はい	いいえ	前の質問に「はい」の場合、そのための薬を飲んでいますか？	はい	いいえ	体のどこかに触れられたり押されたりすることに敏感ですか？
はい	いいえ	てんかんがありますか？	はい	いいえ	手術を受けたことがありますか？
はい	いいえ	関節が腫れていますか？			ある場合、下に具体的に説明してください。
はい	いいえ	静脈瘤がありますか？	はい	いいえ	ほかに何らかの健康上の問題がありますか？または使用している薬がありますか？
はい	いいえ	感染する病気にかかっていますか？	説明	＿＿＿＿＿＿＿＿＿＿＿＿＿＿＿＿	
はい	いいえ	骨粗鬆症がありますか？			
はい	いいえ	何かにアレルギーがありますか？			
はい	いいえ	あざができやすいですか？			

私は自分が受けるマッサージ／ボディーワークがリラクセーションと筋肉の緊張の軽減を基本的な目的に提供されるものであることを理解しています。セッション中に何らかの痛みや不快を感じたら、すぐにプラクティショナーに報告し、圧やストロークを私の快適なレベルとなるよう調整してもらいます。私はさらに、マッサージやボディーワークは病院での検査や診断や治療に代わるものではないこと、自覚する精神的または身体的な疾患があれば、医師、カイロプラクターその他資格ある医療専門家に相談するべきであることも理解しています。私は、マッサージ／ボディーワークプラクティショナーは脊柱や骨格の調整、診断、処方、心身の病気の治療をする資格を持っていないこと、したがってセッション中にプラクティショナーが言ったことは、そうした資格を持つ人の発言として解釈するべきではないことを理解しています。マッサージ／ボディーワークを受けてはいけない体の医学的状態があるため、私は自分で知る限りのすべての自分の医学的状態を報告し、すべての設問に正直に回答したことを誓います。私はプラクティショナーに私の健康に関する更新情報を提供し続けることに同意しているため、私がそれをしなかったために起きた問題は、プラクティショナー側には一切責任がないことを理解しています。また、私が不道徳な、あるいは性的な示唆のある言葉や誘いを発した場合、セッションは直ちに打ち切られること、そのセッションの予定通りの料金の支払い責任は私にあることも理解しています。

クライアント署名 ＿＿＿＿＿＿＿＿＿＿＿＿＿＿＿＿＿＿＿＿＿＿＿　日付 ＿＿＿＿＿＿＿＿＿＿＿＿＿

プラクティショナー署名 ＿＿＿＿＿＿＿＿＿＿＿＿＿＿＿＿＿＿＿＿＿　日付 ＿＿＿＿＿＿＿＿＿＿＿＿＿

> 未成年者の施術への同意：以下の署名により、私の子どもまたは被扶養者に、(会社名) が必要と判断したマッサージ、ボディーワーク、身体療法のテクニックを施す権限を、彼らに与えます。

保護者署名 ＿＿＿＿＿＿＿＿＿＿＿＿＿＿＿＿＿＿＿＿＿＿＿＿＿　日付 ＿＿＿＿＿＿＿＿＿＿＿＿＿

A-1 ■ 初回用クライアントの健康履歴　(Courtesy Associated Bodywork & Massage Professionals)

付録 B　初回聴取情報フォーム

初回聴取情報フォーム

名前 _____　　日付 _____
住所 _____　　郵便番号 _____
電話番号（昼）_____（夜）_____　生年月日 _____
職業 _____　　勤務先 _____
紹介者 _____　　主治医 _____

過去のマッサージの経験
_____

予約したおもな理由／痛みまたは緊張のある部位
_____

緊急連絡先（氏名と電話番号）_____

現在当てはまるものに×、過去に当てはまったものにP、家族の病歴に当てはまるものにFを記入

痛みの程度　軽い-1　2　3　4　5　6　7　8　9　重い-10

___ 頭痛、片頭痛	___ 慢性的な痛み	___ 睡眠の問題
___ 視力の問題、コンタクトレンズ使用	___ 筋肉または**関節**の痛み	___ アレルギー、過敏症
___ 聴力の問題、難聴	___ 痺れ、ひりひりした感じ	___ 発疹、水虫
___ 顔または頭の怪我	___ 捻挫、挫傷	___ 感染症
___ 鼻の病気	___ 関節炎、腱炎	___ 血栓
___ 歯列矯正具、ブリッジ	___ 癌、腫瘍	___ 静脈瘤
___ 顎の痛み、顎関節の問題	___ 妊娠	___ 高血圧、低血圧
___ 喘息または肺の問題	___ 心臓、循環器の問題	
___ 便秘、下痢	___ その他の健康上の問題	
___ ヘルニア	___ 疲労	
___ 避妊、IUDの使用	___ 緊張、ストレス	
___ 腹部または消化の問題	___ うつ	

上記についての補足
_____
_____

現在使用している薬（アスピリン、イブプロフェン、ハーブ、サプリメントなど）
_____
_____

手術 _____
事故 _____
ストレス解消のためにしている活動、趣味、エクササイズ、スポーツとその頻度
_____
_____

B-1 ■ 聴取用フォームのサンプル。クライアントに質問して得られる情報を記入。Fritz S: Mosby's fundamentals of therapeutic massage, ed 4, St Louis, 2009より

付録 C 初回聴取フォーム

初回聴取フォーム

氏名 _____
住所 _____
電話番号 _____ 電話番号 _____
Eメール _____
生年月日 _____ 職業 _____
緊急連絡先 _____ 電話番号 _____
過去のマッサージ経験 _____
医師から指示されていること _____
主治医 _____ 電話番号 _____
紹介者 _____

当てはまる項目にチェック

- ☐ あざができやすい
- ☐ アレルギー
- ☐ 炎症
- ☐ 癌
- ☐ 関節炎
- ☐ 感染
- ☐ 血栓
- ☐ 血栓に影響する薬の使用
- ☐ 最近の手術
- ☐ 自動車事故の経験／外傷性傷害
- ☐ 静脈瘤／血栓性静脈炎
- ☐ 腎臓疾患
- ☐ 心臓の問題
- ☐ 椎間板ヘルニア
- ☐ 糖尿病
- ☐ 妊娠
- ☐ 発作

痛みのある部位に×をつける

チェックした項目すべてについての簡単な説明 _____
_____

署名 _____ 日付 _____

C-1 ■ 初回聴取フォーム。Salvo S: Massage therapy: principles and practice, ed 4, St Louis, 2012, Mosbyより

付録 D 健康履歴更新

健康履歴更新

氏名 _____ 日付 _____

1. 最後のセッション以降に体調の変化はありましたか？
   _____
   _____

2. 最近、医療サービスを受ける必要がありましたか？ _____
   「はい」の場合、どのような？ _____

3. 医師名 _____

4. 最後のセッション以降に入院しましたか？ _____
   「はい」の場合、入院の理由は？ _____

5. 新たに見つかった病気は？ _____
   _____

6. 現在、何か薬を服用していますか？ _____
   何の治療のために？ _____
   薬の名前と服用量 _____

7. 何かの薬に対し、新たなアレルギーや過敏症が見つかりましたか？
   _____

8. （女性の方へ）現在妊娠していますか？ _____ 「はい」の場合、出産予定日は？ _____

9. 知らせておくべきその他の新たな病気、症状、問題はありますか？
   _____
   _____

クライアント署名 _____

マッサージセラピスト署名 _____

D-1 ■ 健康履歴更新

179

付録 E　個人情報更新

個人情報更新

氏名 _____　　日付 _____

1. ここでの最後のセッション以降に氏名の変更がありましたか？　☐ はい　☐ いいえ

    「はい」の場合、以前の氏名は？ _____

    保険の名義名（上記と異なる場合） _____

    _____

2. 初回セッション時と現在の住所が異なる場合、現在の住所は？

    _____

    _____

    _____

3. 婚姻区分（既婚、未婚）に変更がありましたか？　☐ はい　☐ いいえ

4. 電話番号に変更がありましたか？　☐ はい　☐ いいえ

    「はい」の場合、現在の電話番号を記入してください。 _____

5. 勤務先に変更がありましたか？　☐ はい　☐ いいえ

    「はい」の場合、新しい勤務先名称と住所を記入してください。

6. 保険会社に変更がありましたか？　☐ はい　☐ いいえ

    「はい」の場合、新しい保険会社名と住所を記入してください。

    メインの保険会社　　　　　　　　その他の保険会社

    加入者氏名 _____　　加入者氏名 _____

    _____　　　　_____

    _____　　　　_____

    _____　　　　_____

7. このセッションの支払責任者名 _____

8. 署名 _____

ご協力ありがとうございました。

E-1 ■ 個人情報更新

付録 F アセスメントシート

マッサージ・アセスメント／身体の観察／触診、歩行

マッサージ前 ／
マッサージ後 ○

クライアント氏名 _____ 日付 _____

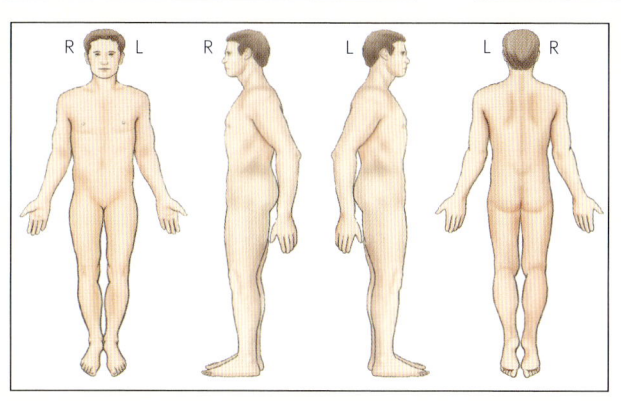

観察と触診		
アライメント	**肋骨**	**肩甲骨**
顎先と鼻と胸骨切痕と臍が一列	左右差なし	左右差なし
その他：	弾力あり	動きが自由
頭部	その他：	その他：
傾きあり（左）	**腹部**	**鎖骨**
傾きあり（右）	引き締まって柔軟	左右差なし
回旋（左）	硬い部位がある	その他：
回旋（右）	その他：	**腕**
目	**ウエスト**	下がり方に左右差なし（内側）（外側）
左右差なし	左右差なし	（左）回旋 □内側 □外側
眼窩に左右同様に収まっている	その他：	（右）回旋 □内側 □外側
その他：	**脊柱の湾曲**	**肘**
耳	正常	左右差なし
左右差なし	その他：	その他：
その他：	**殿筋**	**手首**
肩	左右差なし	左右差なし
左右差なし	その他：	その他：
（右）高／（左）低	**腸骨稜**	**四指の先**
（左）高／（右）低	左右差なし	左右差なし
（左）前屈	その他：	その他：
（右）前屈	**膝**	**膝蓋骨**
筋肉の発達に左右差	左右差なし	（左）□可動 □硬直
その他：	その他：	（右）□可動 □硬直

F-1 ■ 身体アセスメントのサンプルフォーム。この情報は観察（視診と触診）と計測により得られる。フォームを埋める鍵は体の左右で何が同じで何が違うかを見極めることである。Fritz's Fundamentals of Therapeutic Massage, ed 4, St Louis, 2009, Mosbyより

	足首		体幹部		脚
	左右差なし		垂直なまま		股関節で自由な振り
	その他：		その他：		その他：
	足		肩		膝
	可動		左右差なしのまま		接地と振りのフェーズを通して自由に屈曲と伸展
	その他：		歩行中に回旋		その他：
	アーチ		その他：		足
	左右差なし		腕		接地のフェーズの 最初に踵が着地
	その他：		動きが脚の振りと逆		押し上げ時に足底が曲がる
	爪 先		動きに左右差なし		振りのフェーズでは足が地に触れない
	真っ直ぐ		その他：		その他：
	その他：		（左）自由な振り		一 歩
	皮 膚		（右）自由な振り		歩幅に左右の差なし
	自由で弾力ある動き		その他：		タイミングに左右差なし
	張り詰めている / 制限がある		股関節		その他：
	むくんでいる / たるんでいる		左右差なしのまま		全 体
	その他：		その他		リズミカル
	頭 部		歩行中に回旋		その他：
	安定したまま / 目が前方を向いている		その他：		
	その他：				

F-1 ■ 続き

付録 G　治療プラン

治療プラン

クライアント氏名 _____

一つを選択　　□ 最初のプラン　　□ 再アセスメント日 _____

短期的なクライアントの目的
量的 _____
質的 _____

長期的なクライアントの目的
_____
_____

セラピストの目標
_____
_____

1) 頻度　2) 長さ　3) 継続期間
1) _____　2) _____　3) _____

改善の尺度として使用するもの（例：痛みのスケール、関節可動域、機能の改善度）
_____
_____

再アセスメント予定日
_____

使用するマッサージ手法のカテゴリー（例：全身、ストレス緩和、循環器系、リンパ系、神経筋肉系、結合組織、神経科学系）
_____
_____

その他：
_____
_____
_____

クライアント署名 _____　　日付 _____
セラピスト署名 _____　　日付 _____

G-1 ■ 治療プランのサンプルフォーム　Fritz S: Mosby's fundamentals of therapeutic massage, ed 4, St Louis, 2009, Mosbyより

付録 H 初回アセスメント

初回アセスメント

コメント _____

_____
_____
_____
_____
_____
_____

記号説明							
X	トリガーポイント	⟷	長い	⊢⊣	短い	↻	回旋
---	水平	@	敏感ポイント	■	硬い筋肉	←	方向

H-1 ■ 初回アセスメント

付録 ボディマップ

ボディマップ

クライアント氏名 _____ 日付 _____

観察／推薦 _____
_____

関節可動域 _____ %　　痛覚閾値　☐ 高　☐ 低

クライアントの好み _____

禁忌症 _____

適応症 _____

腕
- ☐ 上腕二頭筋／三頭筋
- ☐ 上腕筋
- ☐ 烏口腕筋
- ☐ 三角筋：前方／側方／後方
- ☐ 円回内筋

股関節／脚
- ☐ 長／短／大内転筋
- ☐ 大腿二頭筋
- ☐ 上／下双子筋
- ☐ 大／中／小殿筋
- ☐ 内／外閉鎖筋
- ☐ 恥骨筋
- ☐ 梨状筋
- ☐ 大腰筋／腸骨筋
- ☐ 大腿方形筋
- ☐ 大腿直筋
- ☐ 仙棘筋
- ☐ 縫工筋／薄筋
- ☐ 半腱／膜様筋
- ☐ 側頭筋
- ☐ 大腿骨転子部
- ☐ 中間／内側／外側広筋

頸部
- ☐ 前／中／後斜角筋
- ☐ 頭板状筋
- ☐ 頸板状筋
- ☐ 胸鎖乳突筋
- ☐ 舌骨上／下筋

胸部
- ☐ 横隔膜
- ☐ 外／内腹斜筋
- ☐ 肋間筋
- ☐ 大／小胸筋
- ☐ 腹直筋
- ☐ 肋骨
- ☐ 前鋸筋
- ☐ 鎖骨下筋
- ☐ 腹横筋

足
- ☐ 母趾外転／内転筋
- ☐ 小趾外転筋
- ☐ 背側／底側骨間筋
- ☐ 短小趾屈筋
- ☐ 短趾屈筋
- ☐ 短母趾屈筋
- ☐ 虫様筋
- ☐ 足底方形筋
- ☐ アキレス腱

下腿部
- ☐ 長趾／短趾屈筋／伸筋
- ☐ 長母趾屈筋／伸筋
- ☐ 腓腹筋
- ☐ 第 3／短／長腓骨筋
- ☐ 足底筋／膝窩筋
- ☐ ヒラメ筋
- ☐ 後／前脛骨筋

背部
- ☐ 脊柱起立筋
- ☐ 腸肋筋
- ☐ 棘下筋
- ☐ 棘間筋
- ☐ 横突間筋
- ☐ 広背筋
- ☐ 肩甲挙筋
- ☐ 最長筋
- ☐ 多裂筋
- ☐ 腰方形筋
- ☐ 大／小菱形筋
- ☐ 上／下後鋸筋
- ☐ 棘筋／半棘筋
- ☐ 肩甲下筋
- ☐ 棘上筋
- ☐ 大／小円筋
- ☐ 僧帽筋

頭部
- ☐ 後／上耳介筋
- ☐ 頬筋
- ☐ 咬筋
- ☐ 口／眼輪筋
- ☐ 内側／外側翼突筋
- ☐ 項横筋
- ☐ 側頭筋

I-1　ボディマップ　(Courtesy Associated Bodywork & Massage Professionals)

付録I　ボディマップ

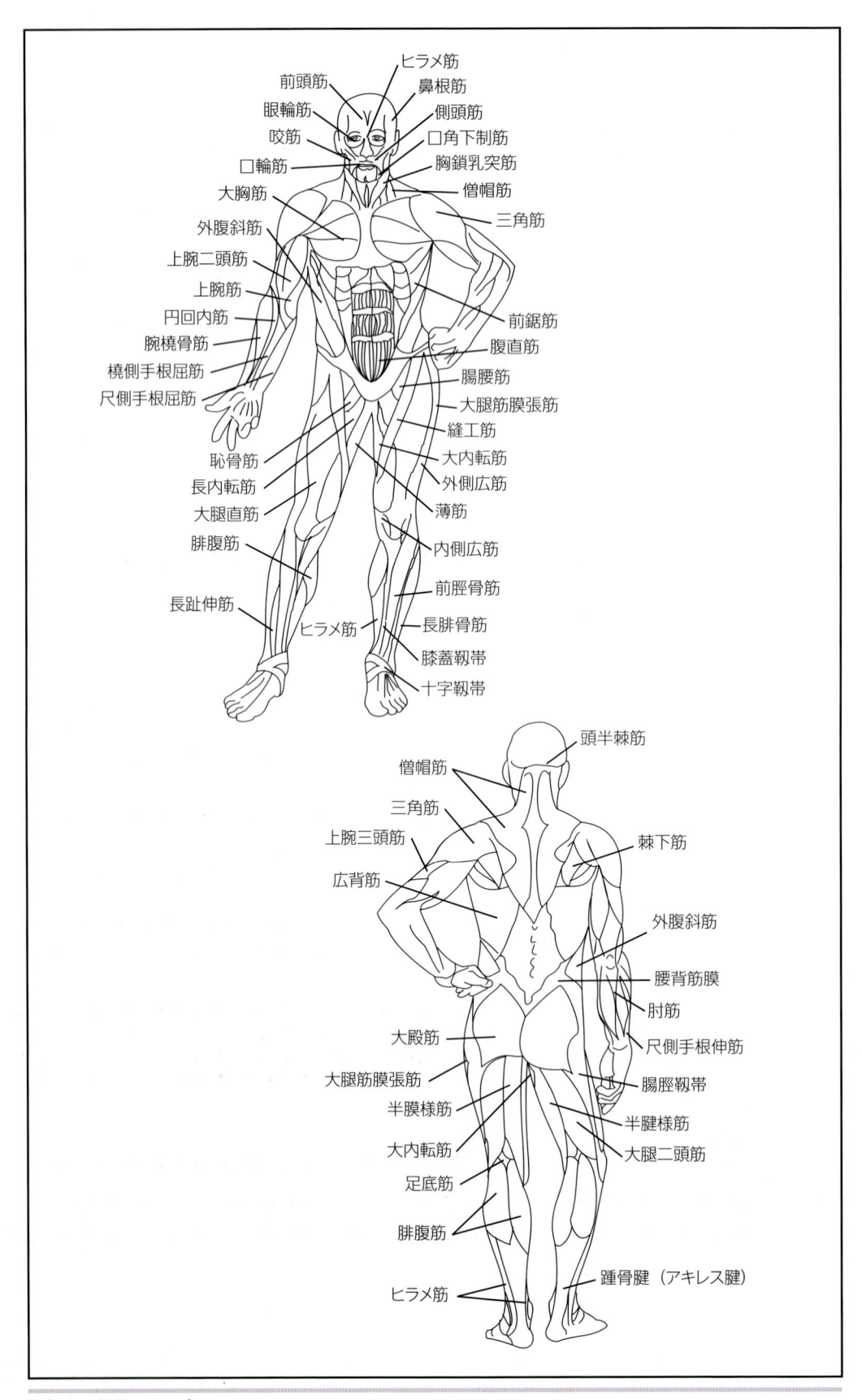

前面

- ヒラメ筋
- 前頭筋
- 鼻根筋
- 眼輪筋
- 側頭筋
- 咬筋
- 口角下制筋
- 口輪筋
- 胸鎖乳突筋
- 大胸筋
- 僧帽筋
- 外腹斜筋
- 三角筋
- 上腕二頭筋
- 上腕筋
- 円回内筋
- 前鋸筋
- 腕橈骨筋
- 腹直筋
- 橈側手根屈筋
- 尺側手根屈筋
- 腸腰筋
- 恥骨筋
- 大腿筋膜張筋
- 長内転筋
- 縫工筋
- 大腿直筋
- 大内転筋
- 腓腹筋
- 外側広筋
- 薄筋
- 内側広筋
- 長趾伸筋
- 前脛骨筋
- ヒラメ筋
- 長腓骨筋
- 膝蓋靱帯
- 十字靱帯

背面

- 頭半棘筋
- 僧帽筋
- 三角筋
- 上腕三頭筋
- 棘下筋
- 広背筋
- 外腹斜筋
- 腰背筋膜
- 肘筋
- 大殿筋
- 尺側手根伸筋
- 大腿筋膜張筋
- 腸脛靱帯
- 半膜様筋
- 半腱様筋
- 大内転筋
- 大腿二頭筋
- 足底筋
- 腓腹筋
- 踵骨腱（アキレス腱）
- ヒラメ筋

I-1 ■ ボディマップ続き

付録 J　HIPAAフォーム

健康情報保護のためのプライバシー情報の取り扱いに関する注意事項

　あなたの健康情報が守られることおよび健康情報に関する法律上の義務とプライバシー情報の取り扱いに関するこの注意事項があなたに伝えられることが、法律により義務付けられています。以下に述べる使用と開示を除き、あなたの健康情報が外部の販売組織に売られることや譲られることは決してありません。私たちはこの注意事項に従わなければなりません。また、このプライバシーに関する注意事項に変更を加える権利を留保します。もしも変更があった場合には、その変更は私たちのファイル中のあなたの健康情報すべてに適用され、あなたには文書により通知されます。

　あなたに関する情報の使用と開示の方法およびあなたがこの情報を入手する方法は以下の通りです。

使用と開示
以下はあなたの医療情報の利用と開示の例です。
1. 私たちは、あなたの健康状態の診断、評価、治療のためにあなたを他の医療提供者または病院に紹介する必要がある場合、あなたの健康情報をその医療提供者または病院に開示することがあります。
2. 私たちは、他の団体（あなたの保険会社など）があなたの受けたサービスに対する支払いの責任がある可能性があるとき、あなたのセッション記録とあなたへの請求書の控えをその団体に開示することがあります。
3. 私たちは業務運営の必要上、あなたのファイル中の何らかの情報を品質管理その他の目的で使用することがあります。
4. 私たちは予約リマインダー電話、リコール葉書、ご挨拶葉書、代替療法のお知らせなど、あなたの関心の対象となりうる情報をあなたに届けるために、あなたの氏名、住所、電話番号などの記録を使用することがあります。

使用と開示を制限するあなたの権利
　あなたには、私たちがあなたの情報を特定の個人、会社、団体に開示しないよう申請する権利があります。どのような制限も文書で申請してください。私たちはそうした申請に応じることを義務づけられてはいません。私たちがあなたの制限に同意したときに初めて、その制限が私たちの義務となります。

あなたの同意や承認なしで使用と開示が認められる場合
　連邦法により、私たちは以下の状況のもとでは、あなたの同意や承認なしにあなたの情報を使用または開示することが許可または要求されます。
1. 私たちがほかの医療提供者からの要請（紹介）であなたにサービスを提供している場合。
2. 私たちがあなたに緊急でサービスを提供しており、使用と開示に当たり、あなたの同意を得ることが不可能な場合。
3. あなたとのコミュニケーションが何らかの大きな障害により阻まれている状況下で、あなたには私たちのサービスを求める意志があると、私たちが専門家として判断する場合。

承認の取り消しについて
　あなたは私たちに対する承認の取り消しを、文書によりいつでも申請することができます。しかし以下の2つの状況下では、私たちはあなたの取り消し申請に応じることができません。
1. あなたが承認取り消し申請をする前にすでにあなたの情報が開示されていた場合。
2. 保険加入のために必要な承認だった場合（保険会社はあなたの申告に異議があると考えた場合、あなたの情報を入手する権利がある）。

非公式の連絡先
　私たちはあなたから通知されたあなたの連絡先に関して、適切な文書によるいかなる申請も受け入れる意向です。

J-1　■　HIPAA（医療保険の相互運用性と説明責任に関する法律）フォーム

健康情報の訂正について

あなたには、記録が作成された日から 7 年間または私たちのファイルに情報が残っているかぎり、あなたの健康情報を訂正するよう私たちに申請する権利があります。私たちはあなたの記録を訂正するために、訂正内容を裏づける有効な理由を含む文書による申請を要求します。

あなたの健康情報の調査とコピーについて

あなたには、あなたが私たちのオフィスにいる間やあなたのために作成したコピーを持っている間、それを調査する権利があります。情報は記録が作成された日から最大 7 年間保存されています。

あなたがファイルの調査またはファイルのコピーの取得の申請をする場合、文書により行わなければなりません。また、コピーには 1 ページ当たり$20 の代金がかかります。

あなたに関する記録の開示報告書の申請について

あなたには、申請の日からさかのぼって 6 年間のあなたの情報から作成された（以下のリストにない）開示の報告書を申請する権利があります。申請は文書により行わなければなりません。ただし以下の開示の報告書は除きます。

あなたのセッションに必要な開示。サービスの支払いを得るための開示。私たちの事業運営のための開示。あなたに対して行われた開示。私たちの施設のスタッフまたはあなたの治療に関わった人の名簿の維持に必要な開示。国家安全や諜報の目的で、または警察に対して行われた開示。HIPAA プライバシー法発効日（2003 年 4 月 14 日）以前の開示。

12 か月以内の記録の初回申請分は無料ですが、それ以上の申請は有料です。申請があった時点で請求額を伝えますので、申請の取り下げや変更が可能です。

再開示

私たちには、あなたのさらなる治療のために私たちが情報を開示した相手の行動を規制することはできません。そのため、私たちが使用または開示した情報は個人／施設により再開示される可能性があり、もはや連邦プライバシー法により守られないことがあります。

苦 情

あなたは私たちがあなたのプライバシー権を侵害していると感じた場合、私たちまたは米保健福祉長官に苦情を申し立てることができます。私たちは苦情を申し立てるあなたの権利を尊重し、あなたが苦情を申し立ててもいかなる行動も起こしません。苦情は、私たちのオフィスの住所または米保険福祉長官宛（200 Inependence Ave. SW, Room 509F, HHH Bldg. Washington, DC 20201）の文書にしてください。

この注意事項は 2003 年 4 月 14 日現在有効です。この注意事項は記録が作成された日の 6 年後に失効します。私は以下の署名により、注意事項を読み、質問する機会を与えられたことを認めます。

私、＿＿＿＿＿＿＿＿＿＿は、あなたが下記の連絡先に、私宛ての連絡または伝言を、あなたの名前またはあなたのクリニックの名称を用いて残すことを許可します。

自宅電話	＿＿＿＿＿＿＿＿	勤務先電話	＿＿＿＿＿＿＿＿
携帯電話	＿＿＿＿＿＿＿＿	Fax	＿＿＿＿＿＿＿＿
クライアント氏名（印刷）	＿＿＿＿＿＿＿＿	日付	＿＿＿＿＿＿＿＿
クライアント署名	＿＿＿＿＿＿＿＿	担当スタッフ	＿＿＿＿＿＿＿＿
代理人（印刷）	＿＿＿＿＿＿＿＿		
代理人署名	＿＿＿＿＿＿＿＿		
代理人の法的権限	＿＿＿＿＿＿＿＿		

J-1 ■ HIPAA フォーム続き

付録 K　SOAP記録

セッション記録
SOAPフォーム

クライアント氏名 _____　日付 _____

プラクティショナー氏名 _____

🔍 **クライアントの状態**
（観情報）

・**クライアント、紹介者、参考文献から得られる情報**

1) 現在の状況／前回のセッション以降の変化 _____
_____
_____
_____

🔍 **セッション内容**
（観情報）

・**クライアントの状態に関する情報の分析から目標（可能性）を創出する。**

1) アセスメント（身体、歩行、触診、筋肉テスト）から得られる情報
_____
_____

2) このセッションで達成できた目標（このセッションを通してのクライアントの状態と治療プランの中で事前に設定していた目標にもとづく情報）。
_____
_____
_____

🔍 **結果**
（分析）

・何を行ったかと、それがセッションの目的とどう関わっているかに関して、セッションをアセスメントする（用いた方法の原因と結果および関わった人にもたらされた効果にもとづく）

1) このセッションで行ったこと
_____
_____

2) 効果があったこと／なかったこと（測定可能で客観的な事後アセスメントにもとづく）
_____
_____
_____

🔍 **プラン**：次のセッションのプラン、クライアントが今後するべきこと、次のセッションでアセスメントすること、その後もアセスメントし続けること：
_____
_____

クライアントのコメント
_____

開始時刻 _____　終了時刻 _____

セラピスト署名 _____

K-1 ■ 学習者向けに修正したSOAPフォーム。マッサージ中に起きたことにもとづいて質問に答えるのがフォームに記入する鍵。Fritz's Fundamentals of Therapeutic Massage, ed 4, St Louis, 2009, Mosbyより

付録 L SOAP記録(簡易版)

クライアント氏名 _____
セッション No. ___ と ___　総所要時間 _____

S

O

A

P

プラクティショナー署名 _____　日付 _____

S

O

A

P

プラクティショナー署名 _____　日付 _____

記号説明　@ トリガーポイント　● 敏感なポイント　○ 痛み　※ 炎症　≡ 緊張　≈ 痙攣
　　　　　✕ 癒着　≫ 麻痺　↻ 回旋　／ 上へのずれ　⊢⊣ 短　↔ 長

L-1 ■ SOAP記録(簡易版)

付録 M　SOAP記録（詳細版）

クライアント氏名 _____　日付 _____

主観情報

　部位：

　発症日：

　特徴：

　質：

　重症度：

　その他症状：

　過去の治療：

客観情報

　姿勢アセスメント：

　歩行アセスメント：

　機能アセスメント：

アセスメント

　所要時間：

　用いた方法：

　変化：

プラン

　宿題：

　長期：

　短期：

M-1 ■ SOAP記録（詳細版）

付録 N　セッション記録

クライアント氏名 _____　日付 _____

セッション所要時間 _____

症状：

方法：

反応：

評価：

N-1 ■ セッション記録

付録 O　APIE記録

APIE 記録

クライアント氏名＿＿＿＿＿＿＿＿＿＿＿＿＿＿　日付 ＿＿＿＿＿＿＿＿＿＿＿＿＿＿

A:

P:

I:

E:

セラピスト署名 ＿＿＿＿＿＿＿＿＿＿＿＿＿＿＿＿＿＿＿＿

説明：A=Assessment（アセスメント）　P=Plan of care（ケアプラン）
I=Implementation（方法）　E=Evaluation（評価）

O-1 ■ APIE記録　(Salvo S: Massage therapy: principles and practice, ed 3, St Louis, 2008, Saundersに掲載のAPIE記録を修正)

付録 P 体の構造

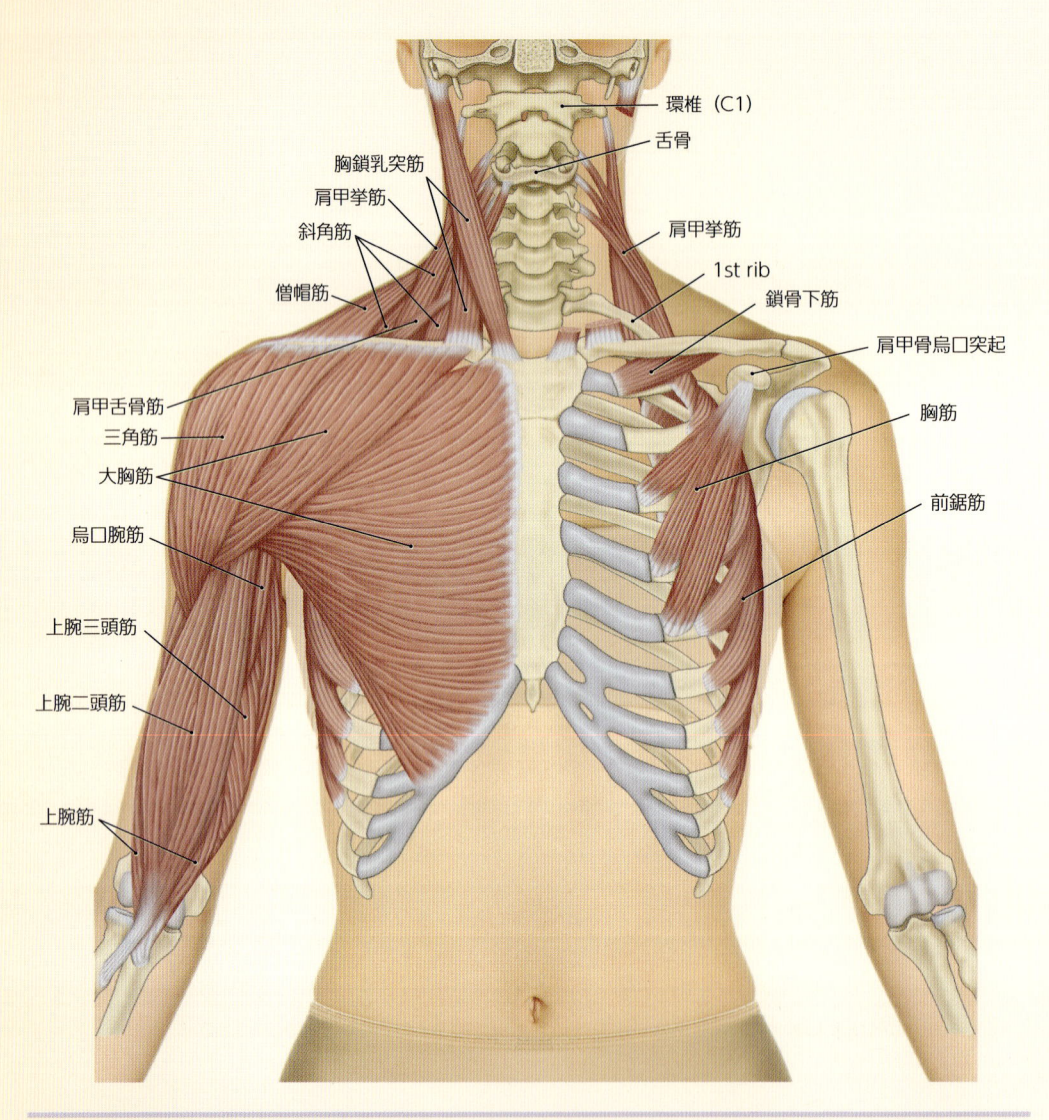

P-1 ■ 肩帯部の前面図。体の右側が表層図で左側が深層図（三角筋、大胸筋、僧帽筋、斜角筋、肩甲舌骨筋、腕の筋肉を除去し、胸鎖乳突筋を切断）。『筋骨格系の触診マニュアル―トリガーポイント、関連痛パターンおよびストレッチを用いた治療』（ジョセフ・E・マスコリーノ著、ガイアブックス、2011）より

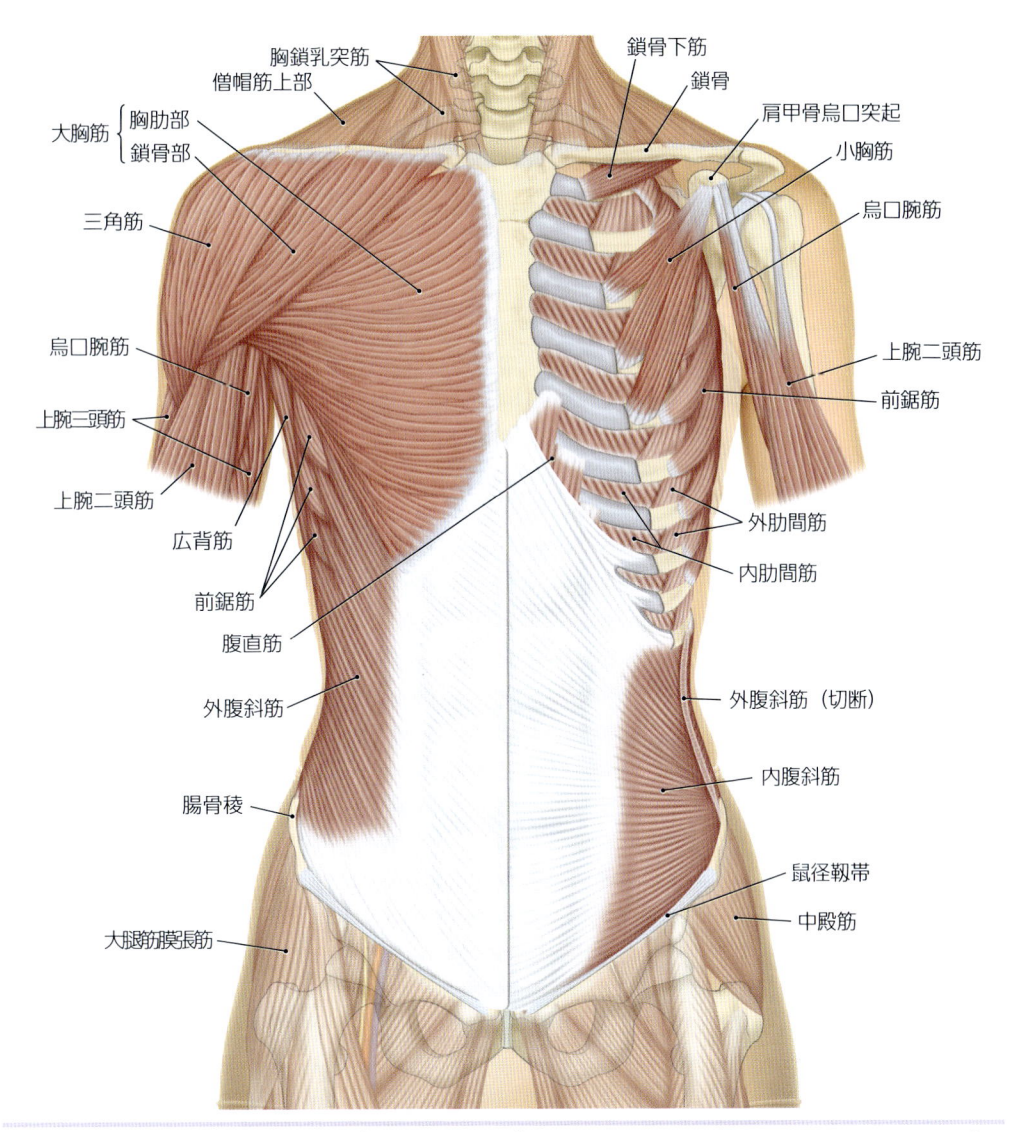

付録 P　体の構造

P-2 ■ 体幹筋の前面図。体の右側が表層図で左側が中間図。『筋骨格系の触診マニュアル―トリガーポイント、関連痛パターンおよびストレッチを用いた治療』（ジョセフ・E・マスコリーノ著、ガイアブックス、2011）より

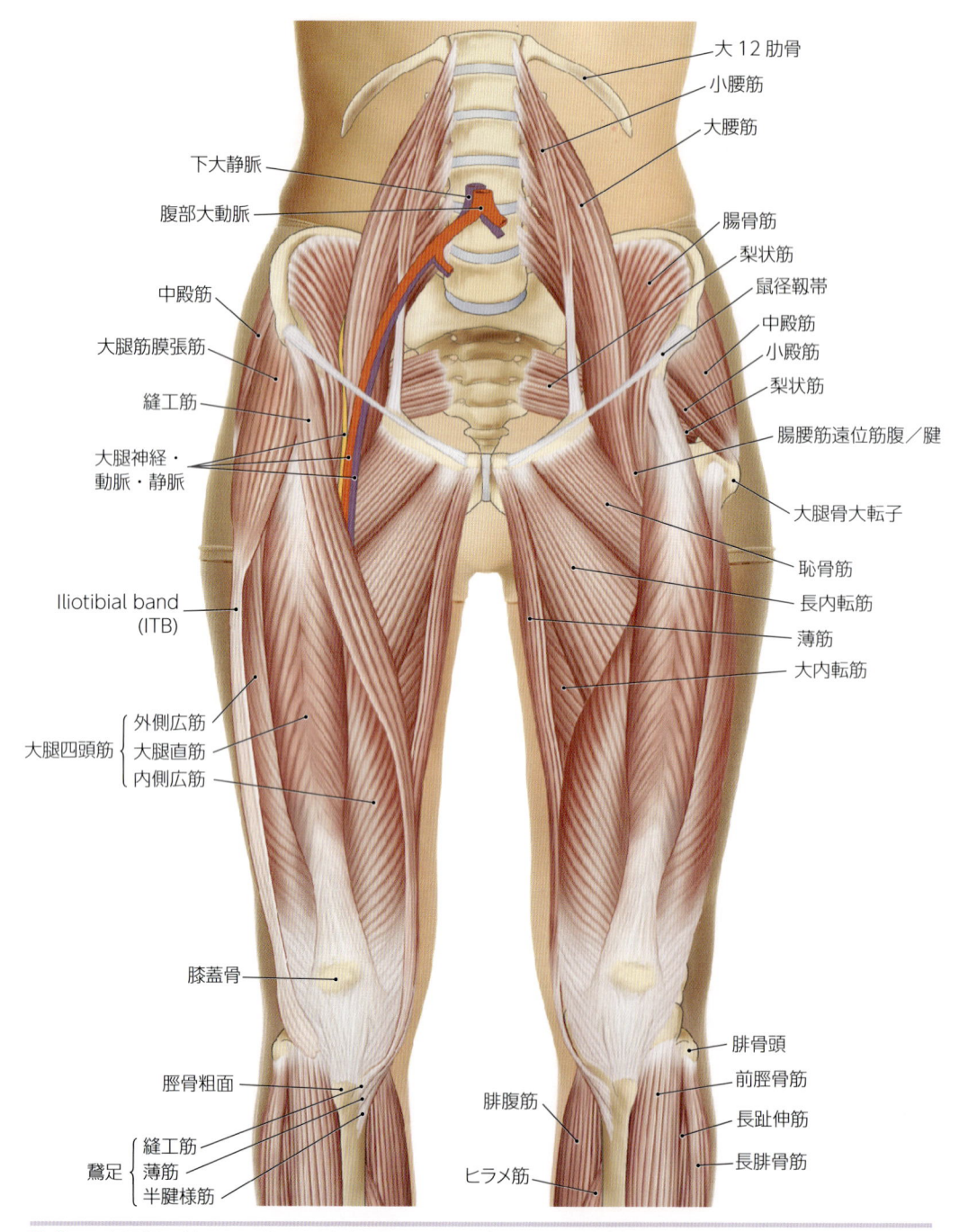

P-3 ■ 大腿部の前面図。体の右側が表層図で左側が中間図。『筋骨格系の触診マニュアル─トリガーポイント、関連痛パターンおよびストレッチを用いた治療』（ジョセフ・E・マスコリーノ著、ガイアブックス、2011）より

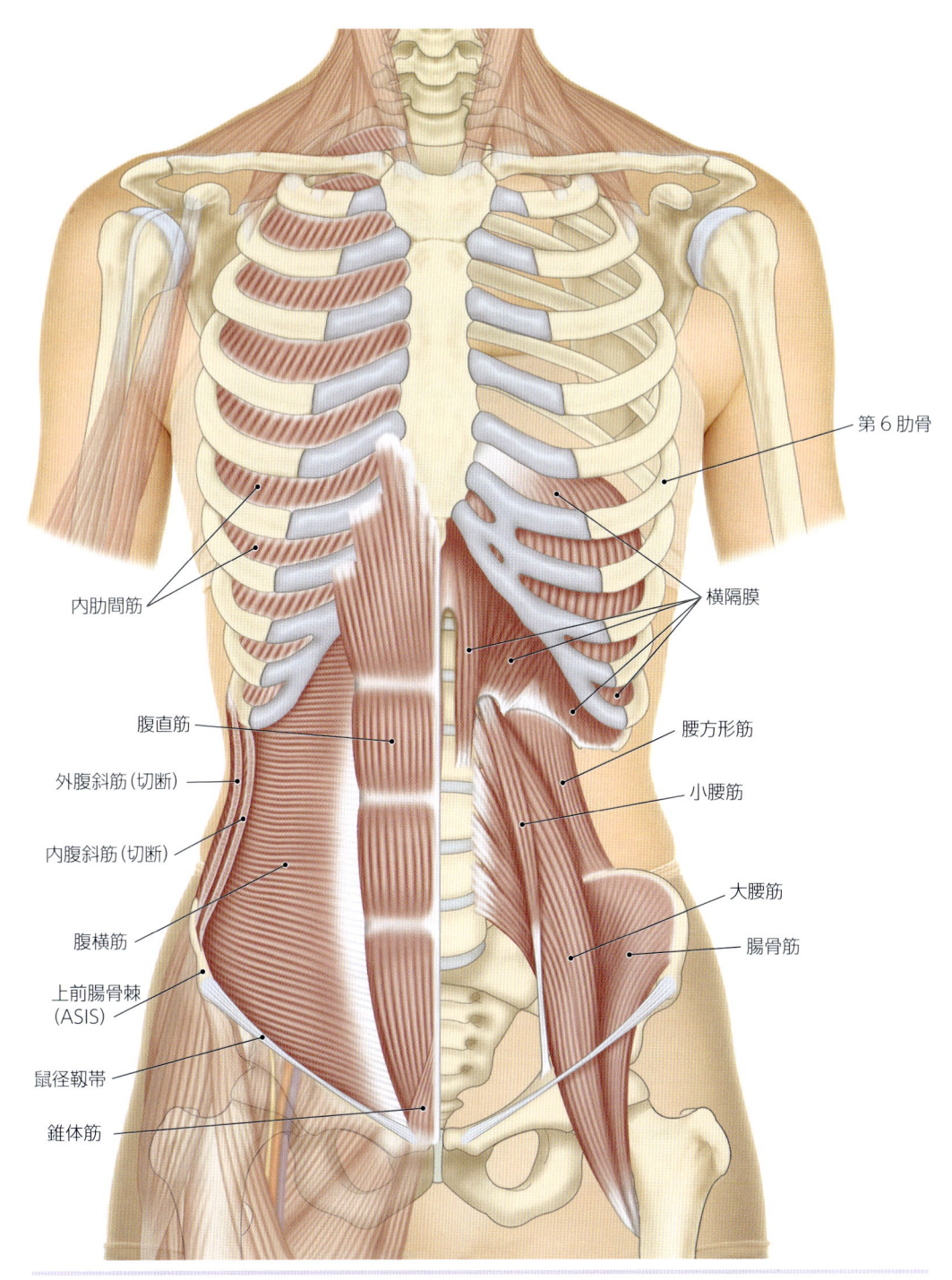

付録 P　**体の構造**　197

P-4 ■ 体の左側に後腹壁を描いたさらに深層の図。『筋骨格系の触診マニュアル―トリガーポイント、関連痛パターンおよびストレッチを用いた治療』（ジョセフ・E・マスコリーノ著、ガイアブックス、2011）より

ラベル: 第6肋骨、横隔膜、腰方形筋、小腰筋、大腰筋、腸骨筋、内肋間筋、腹直筋、外腹斜筋（切断）、内腹斜筋（切断）、腹横筋、上前腸骨棘（ASIS）、鼠径靱帯、錐体筋

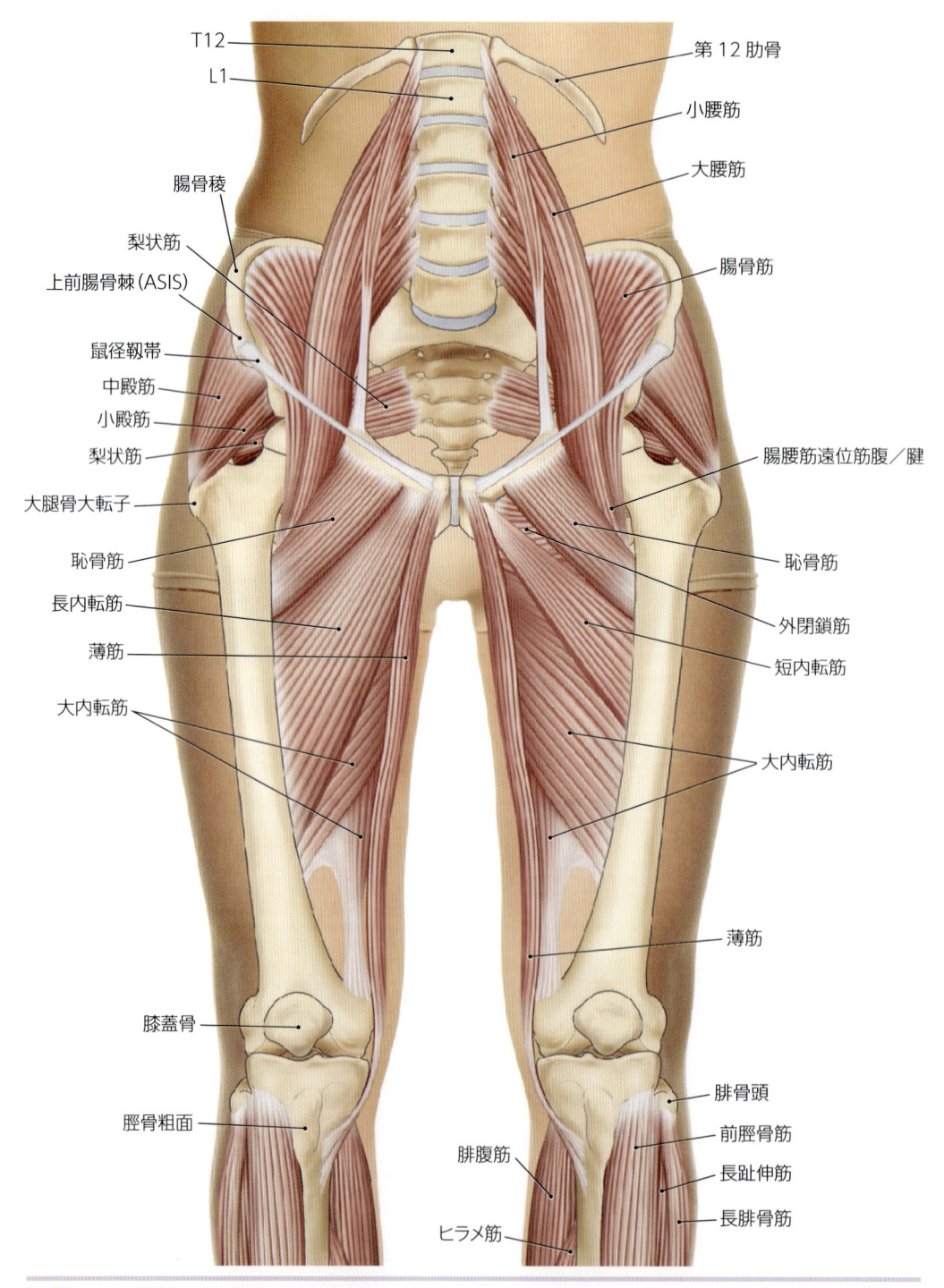

P-5 ■ 大腿部前面の深層図。『筋骨格系の触診マニュアル—トリガーポイント、関連痛パターンおよびストレッチを用いた治療』(ジョセフ・E・マスコリーノ著、ガイアブックス、2011) より

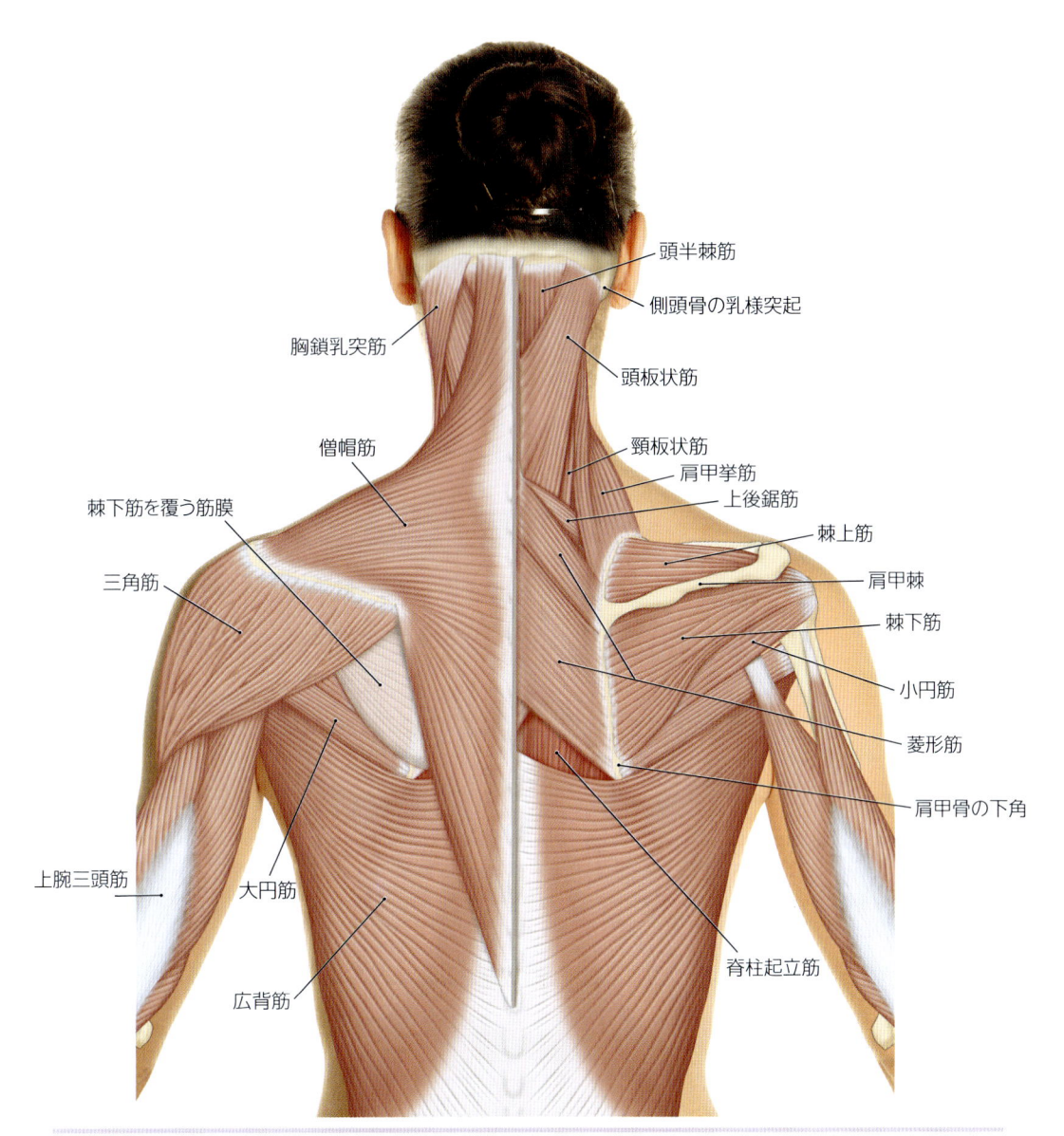

付録P **体の構造** 199

P-6 ■ 肩帯部の後面図。左側が表層図で右側が深層図（三角筋、僧帽筋、胸鎖乳突筋、棘下筋を除去）。
『筋骨格系の触診マニュアル―トリガーポイント、関連痛パターンおよびストレッチを用いた治療』（ジョセフ・E・マスコリーノ著、ガイアブックス、2011）より

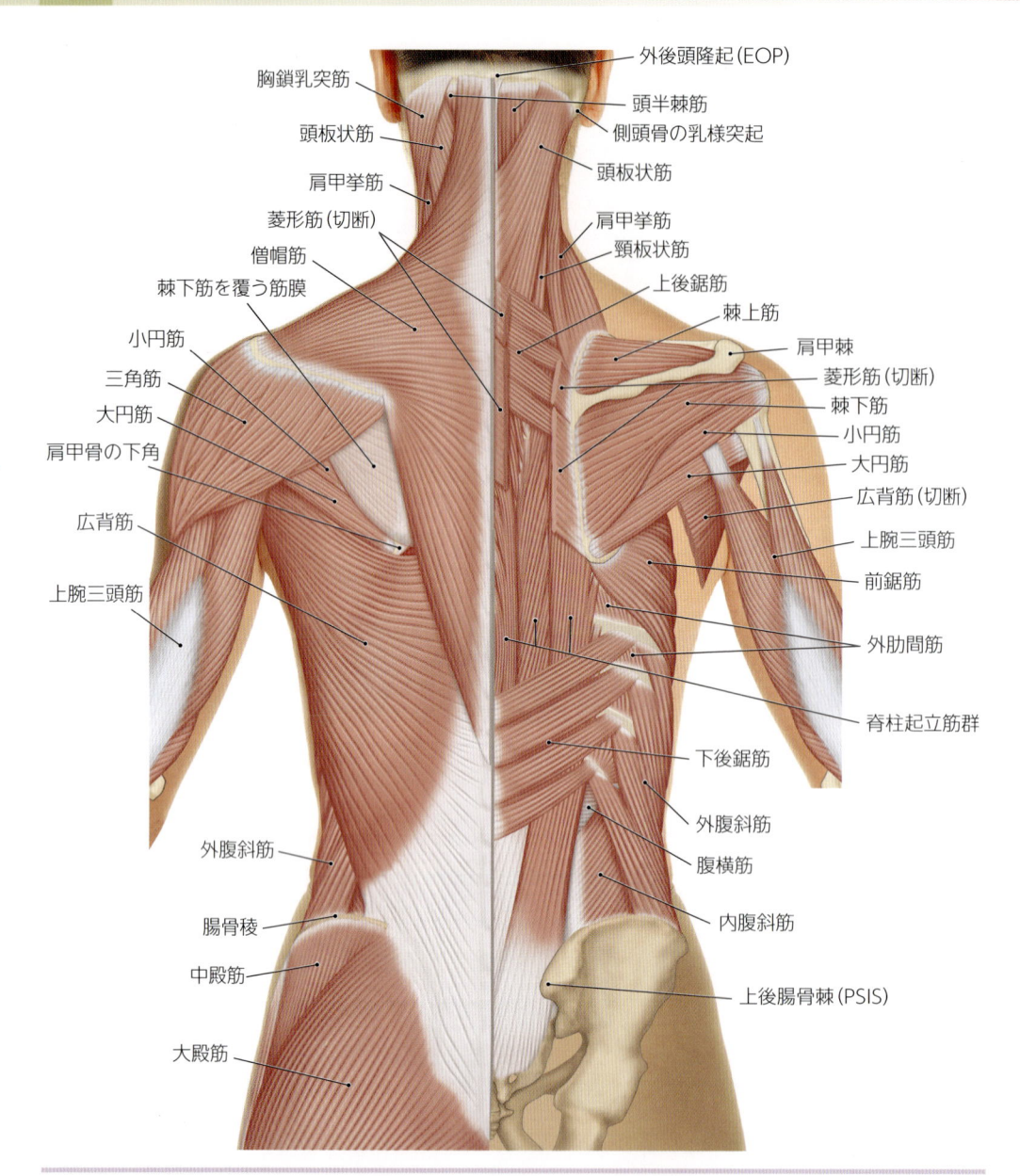

P-7 ■ 体幹筋の後面図。左側が表層図で右側が中間図。『筋骨格系の触診マニュアル―トリガーポイント、関連痛パターンおよびストレッチを用いた治療』(ジョセフ・E・マスコリーノ著、ガイアブックス、2011)より

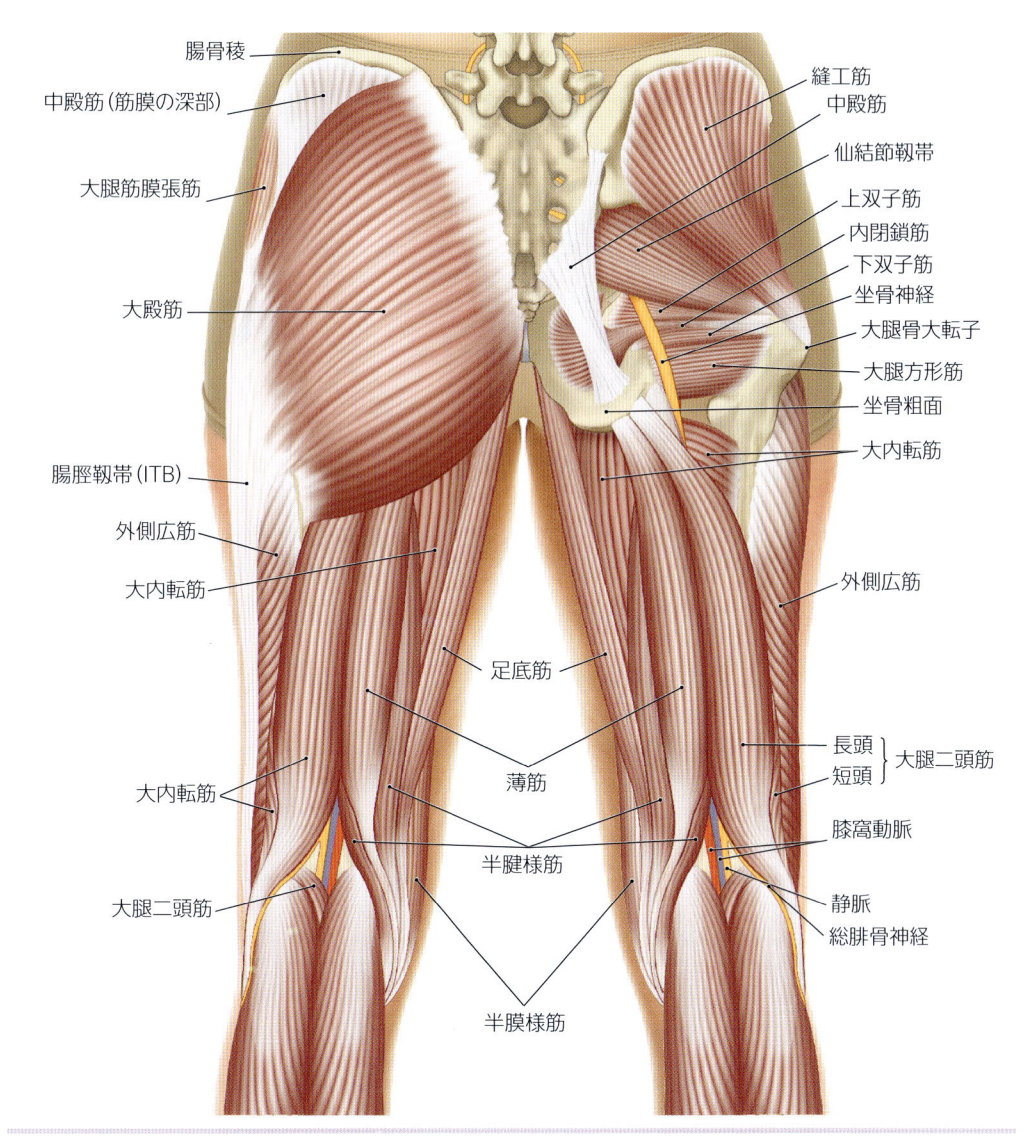

付録P **体の構造** 201

P-8 ■ 骨盤および大腿部の筋肉の後面図。左側が表層図で右側が中間図。『筋骨格系の触診マニュアル―トリガーポイント、関連痛パターンおよびストレッチを用いた治療』（ジョセフ・E・マスコリーノ著、ガイアブックス、2011）より

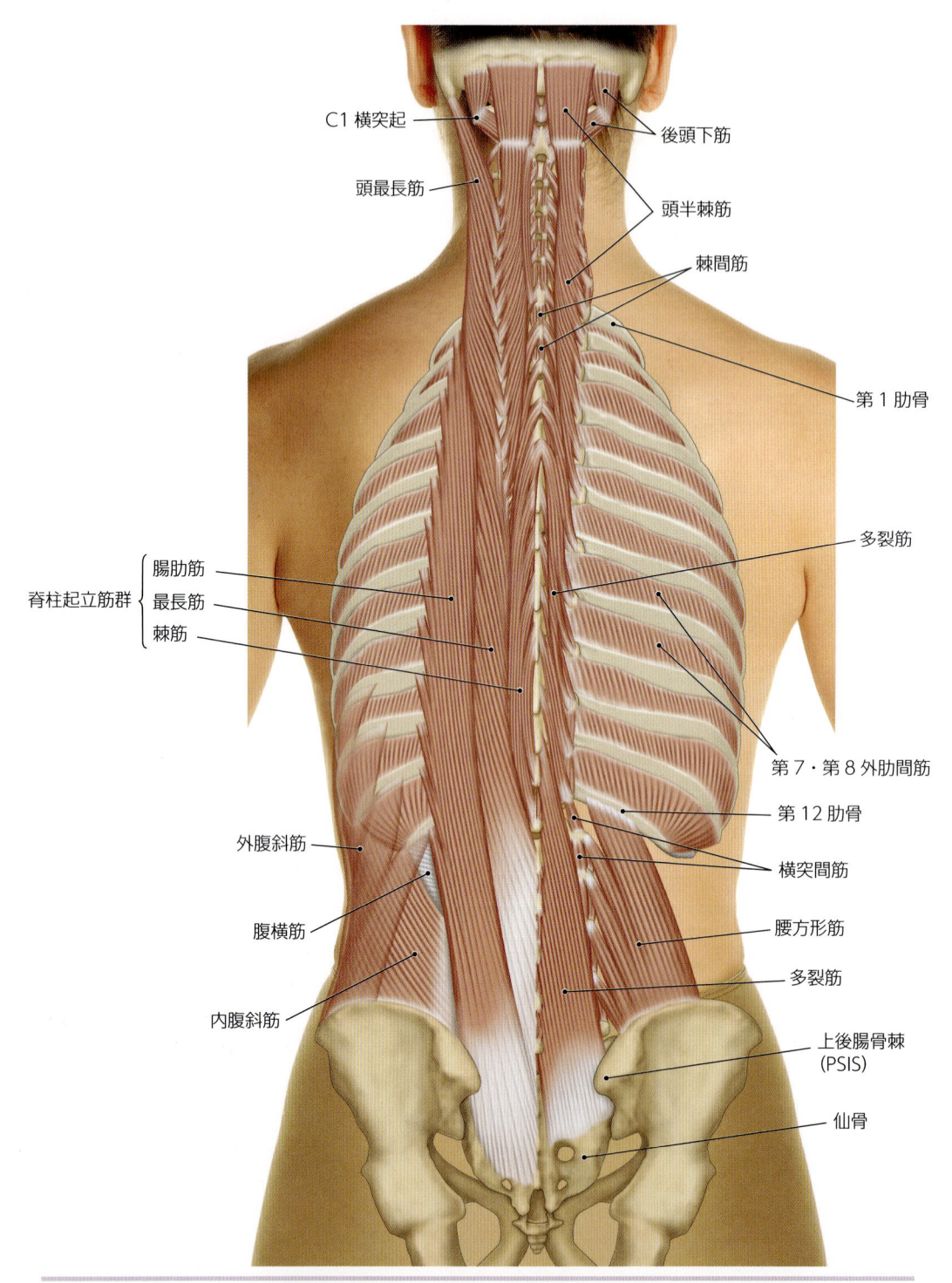

P-9 ■ 体幹部後面の2つの深層図。右側がより深部。『筋骨格系の触診マニュアル―トリガーポイント、関連痛パターンおよびストレッチを用いた治療』(ジョセフ・E・マスコリーノ著、ガイアブックス、2011)より

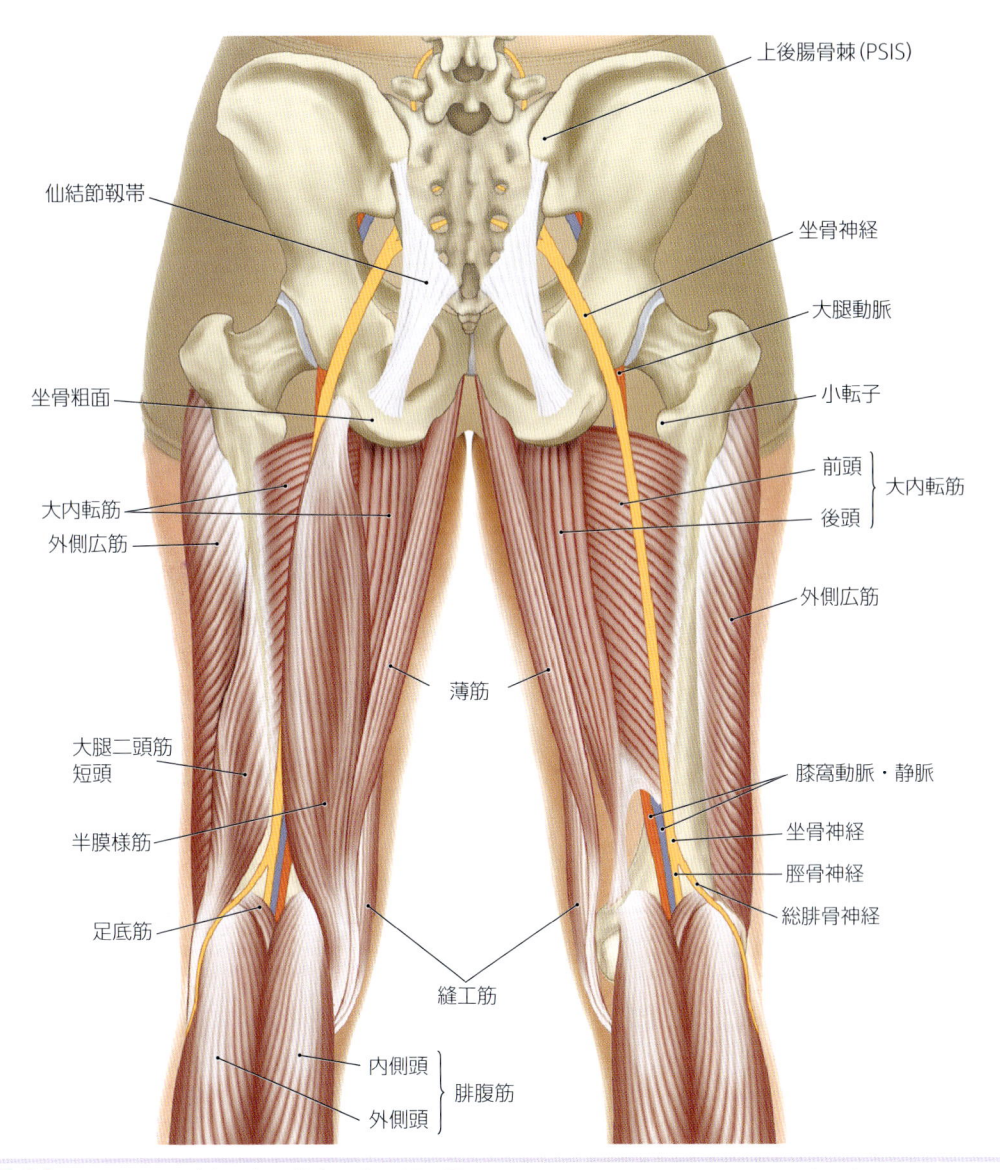

P-10 ■ 骨盤および大腿部の筋肉の後面深層図。『筋骨格系の触診マニュアル―トリガーポイント、関連痛パターンおよびストレッチを用いた治療』（ジョセフ・E・マスコリーノ著、ガイアブックス、2011）より

付録 Q　トリガーポイントと関連痛パターン

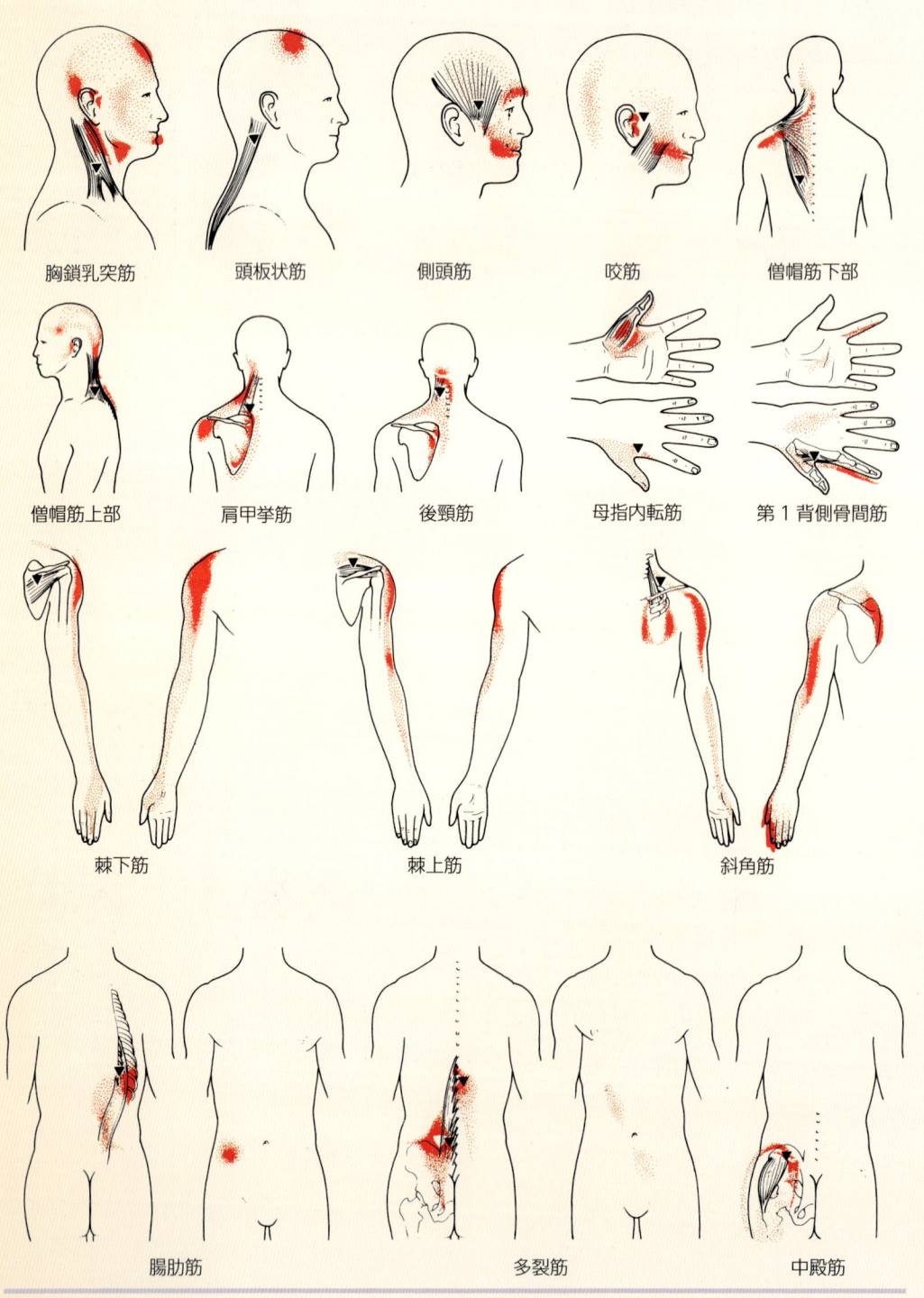

胸鎖乳突筋　　頭板状筋　　側頭筋　　咬筋　　僧帽筋下部

僧帽筋上部　　肩甲挙筋　　後頸筋　　母指内転筋　　第1背側骨間筋

棘下筋　　棘上筋　　斜角筋

腸肋筋　　多裂筋　　中殿筋

Q-1 ■ 一般的なトリガーポイント　Chaitow L: Modern neuromuscular techniques, ed2, Edinburgh, 2003, Churchill Livingstone　より

付録 Q　トリガーポイントと関連痛パターン

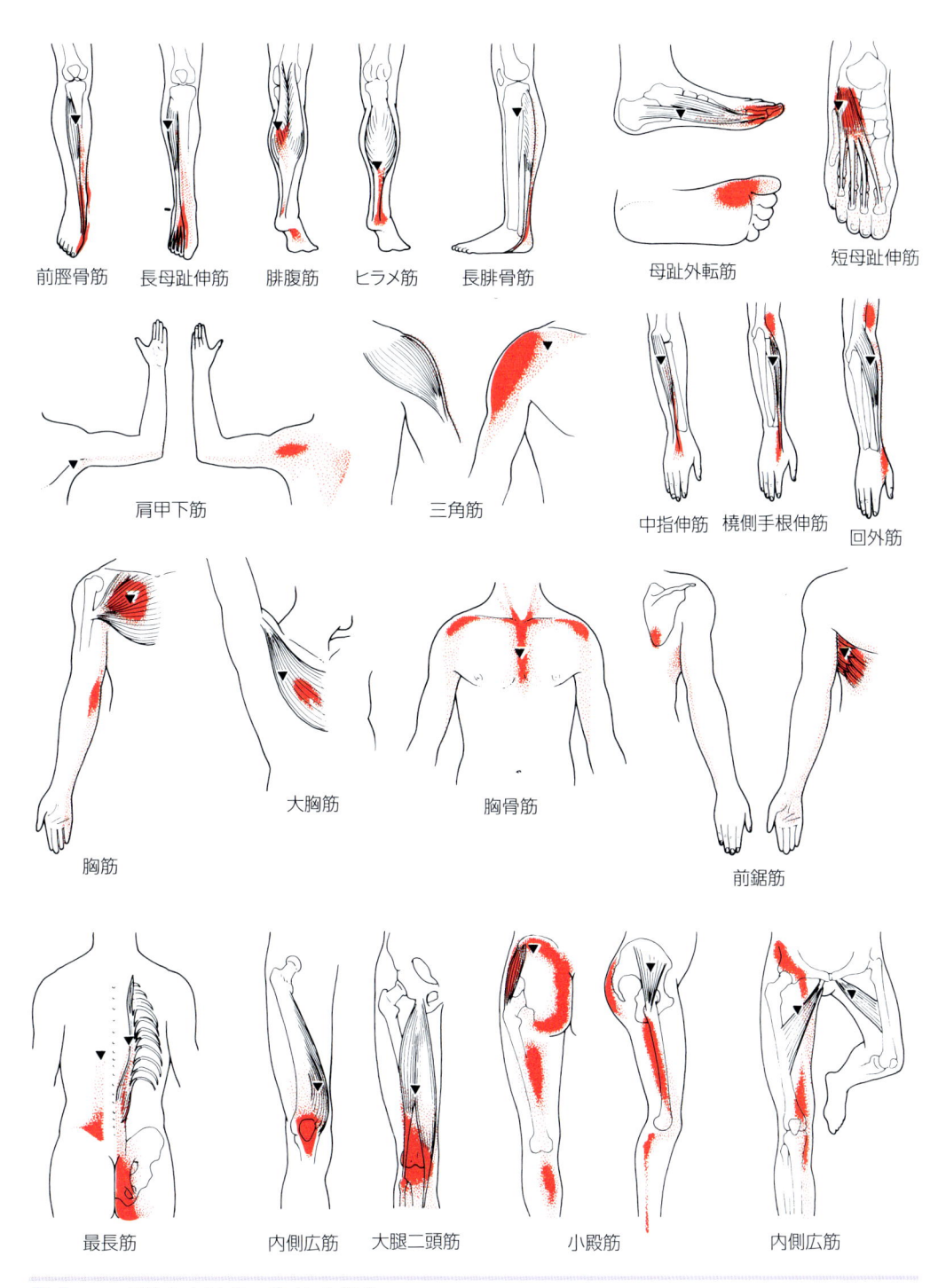

前脛骨筋　長母趾伸筋　腓腹筋　ヒラメ筋　長腓骨筋　母趾外転筋　短母趾伸筋

肩甲下筋　三角筋　中指伸筋　橈側手根伸筋　回外筋

胸筋　大胸筋　胸骨筋　前鋸筋

最長筋　内側広筋　大腿二頭筋　小殿筋　内側広筋

Q-1 ■ 一般的なトリガーポイント続き

付録 R 危険部位

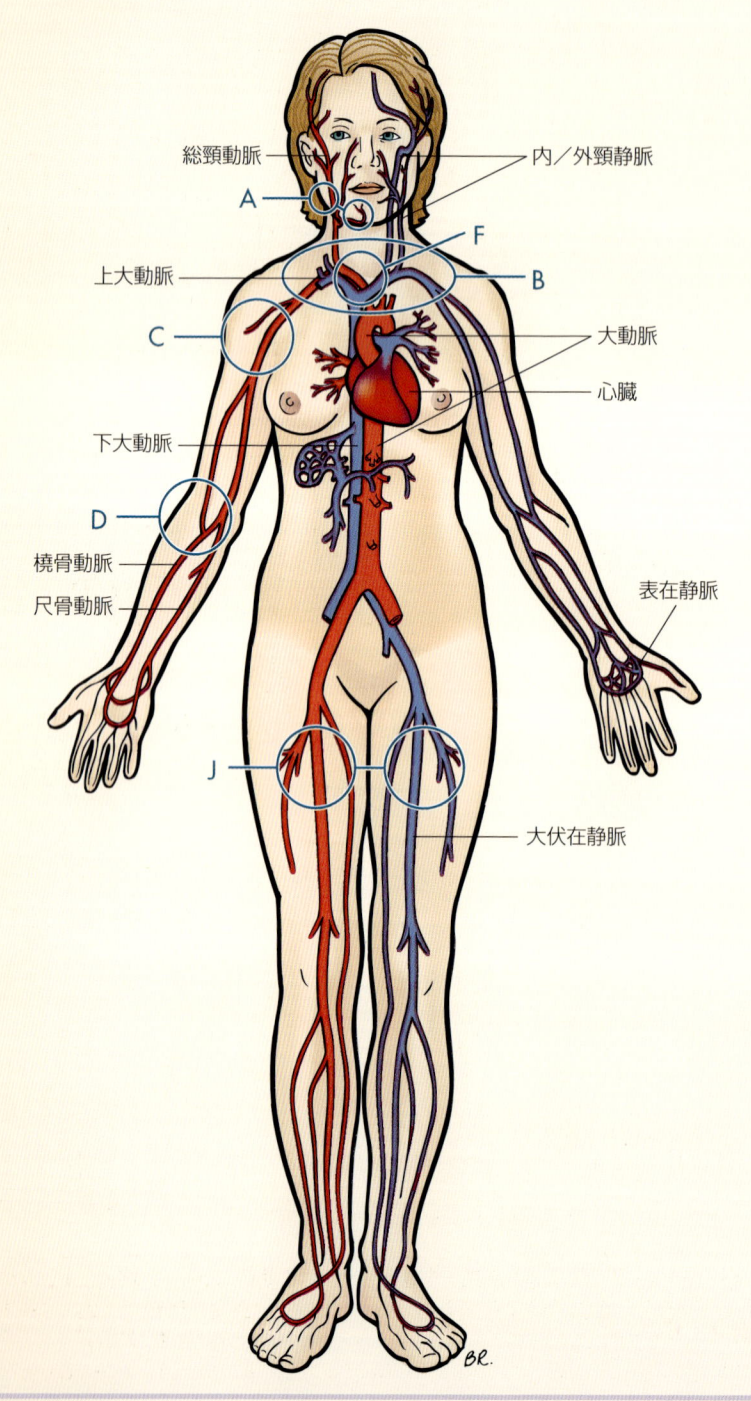

R-1 ■ 神経系と心臓血管系の危険部位　**A** 頸部前部——頸動脈、頸静脈、迷走神経（胸鎖乳突筋の奥にある）。**B** 頸部後部——腕神経叢の神経群、鎖骨上の腕頭動脈・静脈、鎖骨下動脈・静脈。**C** 腋窩部——上腕動脈、腋窩静脈・動脈、橈側皮静脈、腕神経叢の神経系。**D** 上腕骨内側上顆——尺骨神経、橈骨動脈、尺骨動脈。**E** 外側上顆——橈骨神経。F 胸骨上端・咽頭部——甲状腺と迷走神経の周囲の神経と血管。

付録 R　**危険部位**　207

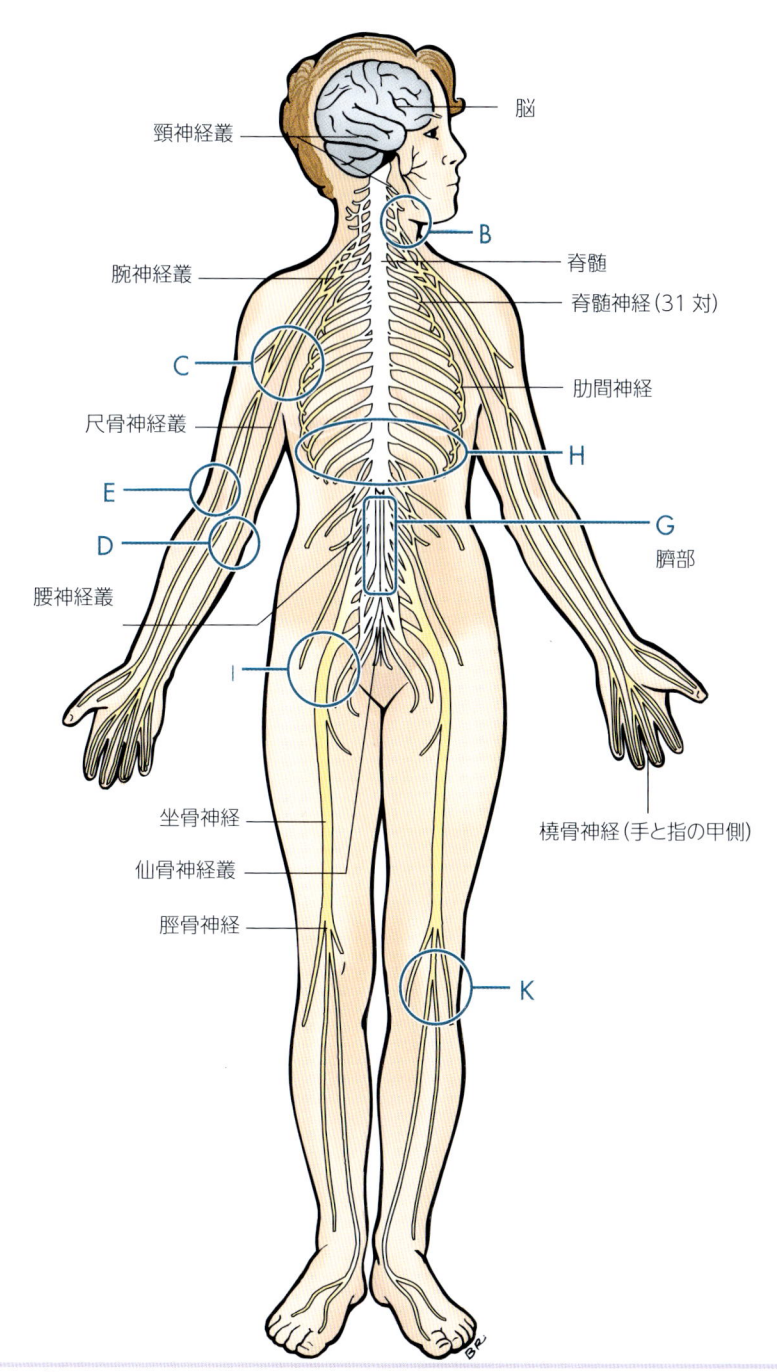

脳
頸神経叢
腕神経叢
B
脊髄
脊髄神経（31対）
肋間神経
C
尺骨神経叢
E
H
D
G
臍部
腰神経叢
I
坐骨神経
仙骨神経叢
橈骨神経（手と指の甲側）
脛骨神経
K

R-1 ■ 続き。**G** 臍部——下行大動脈（腹部大動脈）。**H** 第12肋骨、背側——腎臓。**I** 坐骨切痕——坐骨神経（坐骨神経は骨盤部の梨状筋下部から出て大坐骨孔を通る）。**J** 恥骨外側・下側に位置する鼠径三角——縫工筋内側。外腸骨動脈、大腿動脈、大伏在静脈、大腿静脈、大腿神経。**K** 膝窩部——膝窩動脈・静脈、脛骨神経。Fritz S: Mosby's fundamentals of therapeutic massage, ed 4, St Louis, 2009, Mosbyより。

用語解説

PRICEの原則 PRICE principle：手当の原則。PRICEは保護・安静・冷却・圧迫・挙上の意味。
アセスメント assestent：クライアント自身やクライアントの家族や友人、マッサージプラクティショナー、主治医などから情報を集め、それを解釈すること。この情報には病歴、観察と触診による評価、姿勢、関節可動域、痛みの程度などが含まれる。
圧の深さ depth of pressure：軽、中、深、変化をつけるなどの圧の程度。
安定 stability：激しい変化がなくバランスの取れた状態。
意図 intention：そうしようと考えること。進もうとする道。
ウォルフの法則 Wolff's low：骨の適応の法則。健康な人の骨はそこにかけられた不可に適応する、という法則。負荷が大きくなれば骨は自己改造して強くなる。負荷が小さくなれば骨は弱くなる。
動きのないタッチ touch without movement：動きのない接触
腋窩神経 axillary nerve：腕神経叢の第5、6頸神経から分岐する神経で、肩への運動インパルスと肩関節からの感覚情報を運ぶ。
エフルラージュ（軽擦法）effeleurage：指、手、前腕などを水平に滑らせるストローク。通常は皮膚の下にある筋肉の線維の方向、筋膜面、デルマトーム（皮膚分節知覚帯）のパターンにしたがって滑らせる。
円回内筋症候群 pronator teres syndrome：肘部で正中神経が圧迫されることにより生じる障害。
横手根靱帯（屈筋支帯）transverse carpal ligament (flexor retinaculum)：有鉤骨と豆状骨から舟状骨と大菱形骨までの間にある密性結合組織。
オープン・チェーン open chains：四肢の末端や体の部位がほかの関節の動きを引き起こすことなく自由に動く体勢。
下位交差症候群 lower crossed syndrome：姿勢の癖のせいで骨盤付近の筋肉に弱い部分と緊張の強い部分がアンバランスに生じている状態。
外旋筋 external rotators：特定の関節で外向きの回転を司る筋肉群。
外側側副靱帯 lateral collateral ligament：関節の外側にある靱帯。肘部では「橈側側副靱帯」、膝部では「腓側側副靱帯」とも言われる。
顎関節 temporomandibular joint (TMJ)：下顎骨と側頭骨を連結する関節。
下腿部のコンパートメント（筋区画）compartments of the leg：下腿部には骨間膜と筋間中隔により分けられた4つのコンパートメント（前部・外側・後部・深後部コンパートメント）がある。
下橈尺骨関節 distal radioulnar joint：手首近くにある橈骨と尺骨の間の関節構造
管 tunnel：覆われた通り道
寛骨臼 acetabulum：大腿骨頭が入る骨盤のくぼんだ面。股関節の骨盤部分。
環椎 atlas (C1)：脊柱の第1頸椎。
機械的な力 mechanical forces：体に解剖学的または生理学的変化を生じさせる力。押す力、引く力、摩擦力などが含まれる。マッサージで用いられる機械的な力のうち代表的なものは、コンプレッション、テンション、ベンド、トーション、シアーの5つである。
器質性頭痛 organic headache：体の器官系（ホルモン系、循環系など）の変化により生じる頭痛全般。
キネシオロジー kinesiology：解剖学、生理学、物理学、幾何学の分野を組み合わせ、それらを人間の動きに当てはめた運動学。
キネティック・チェーン kinetic chain：個々の関節の動きが筋肉運動の神経学的協調パターンにおける相関関係の一部となるプロセス。
キネマティクス kinematics：動くシステムにおける時間、空間、量などの側面を扱う力学。

機能解剖学 functional anatomy：機能に注目した解剖学
機能性側湾 functional scoliosis：骨の構造異常が原因でなく、左右の脚の長さの違いや筋肉の過緊張、炎症などによる機能異常や姿勢の歪みが原因の一時的な側湾。
客観情報 objective：セラピストがクライアントを観察して気づいたことを記入するSOAP記録の1項目。
急性コンパートメント（筋区画）症候群 acute compartment syndrome：コンパートメント症候群の一種で、自動車事故による怪我などの外傷により引き起こされる。下腿部のコンパートメント（区画）の内圧が、その構造への血液供給が阻害されるほど高まるのが特徴で、医学的な緊急事態として扱われるべき深刻な損傷。
境界 borders：場所などの境・端。何らかの対象の物理的限界。
胸郭 thorax：体幹上部の胸骨、肋骨、胸椎に囲まれた、肺、心臓、大動脈を収容している部分。
胸郭出口症候群 thoracic outlet syndrome (TOS)：胸郭出口の欠陥と神経が圧迫されて起こる一群の障害。
胸─骨盤部 thoracopelvic region：胸部と腹部と骨盤部
胸鎖関節 sternoclavicular joint：上肢と体幹をつなぐ関節。鎖骨と胸骨の間にある。
胸腰筋膜 thoracolumbar fascia：体の背部表層にあり、下背部の筋肉を覆う厚い筋膜。
虚血 ischemia：組織への血液供給の不足。
近位橈尺関節 proximal radioulnar joint：橈骨頭が尺骨と連結する肘部の関節。
筋筋膜マッサージ myofascial massage：結合組織に影響を与えるボディーワークのスタイル全般。「ディープティシュー・マッサージ」、「ソフトティシュー・マニピュレーション」、「筋筋膜リリース」などとも呼ばれる。
筋筋膜リリース myofascial release：結合組織の可塑性の成分と基質を伸ばして変化させるさまざまな方法を通して、結合組織に影響を与えるボディーワーク体系。
筋腱接合部 musculotendinous junction：筋線維が終わり、結合組織が腱となり始める部分。もっとも損傷しやすい部位である。
筋腱の musculotendinous：筋肉と腱が出会う部位に言及するときに使う形容詞。
筋挫傷 muscle strain：外傷や過度の伸張の結果として筋線維が切れることによる筋肉の損傷。
筋層 muscular layers：組織の深さにもとづいて筋肉を説明するための用語。
緊張亢進 hypertonicity：緊張が高まっている状態。おもに筋肉や動脈の緊張について用いる。
筋皮神経 musculocutaneous nerve：腕神経叢から分岐し、上腕二頭筋、烏口腕筋、上腕筋に分布する神経。
筋腹 muscle belly：筋線維が見つかる筋肉の部分。腱と腱の間の部分に当たる。
筋膜 fascia：筋肉を包み、支え、仕切り、皮膚と筋肉をつなぐ線維性の結合組織。
グロスムーヴメント gross movements：多数の大きな筋肉を使って達成する大きな動作。歩く動作、走る動作、座る動作など。
クローズド・チェーン closed chain：一つの関節の動きに、隣接した関節の動きが伴う場合のそれらの関節の位置関係。
脛骨ストレス症候群 tibial stress syndrome：脚の下部前側の痛みの総称。「シンスプリント」とも呼ばれる。
頸静脈 jugular vein：頭部から心臓へ戻る血液を運ぶ静脈。
頸神経叢 cervical plexus：第1-4頸神経に端を発し、頸部と頭部の後部に分布する神経叢。
痙性斜頸 spasmodic torticollis：頸の筋肉が不随意に収縮し、頭部が一方向に傾いたり捻じれたりする症状。
頸椎 cervical vertebrae：頭骨の直下にあり頸部を形成する7つの脊椎群。
頸椎の可動域 range of motion for the cervical vertebrae：頸部の可動域。
頸動脈 carotid artery：大動脈弓から分岐し、頸部と頭部に酸素を豊富に含んだ血液を供給する動脈
結合組織マッサージ connective tissue massage：体の結合組織に焦点を当てたマッサージスタイル。このスタイルには、ビンディグヴィーブス・マッサージ（体の表層の結合組織に行うマッサージ）、筋筋膜マッサージ、ディープティシュー、ロルフィング、ヘラーワークなどのテクニックが含まれる（これらに限定されない）。

腱 tendon：筋肉を骨に結びつける結合組織の束。
牽引 traction and distraction：関節の空間を広げるために関節を静かに引く動作。
腱炎 tendonitis：酷使などが原因で起こる腱の炎症。
肩甲上腕関節 glenohumeral joint：肩の上腕骨と肩甲骨が出会う位置にある球関節。
言語によるサイン verbal signs：クライアントとセラピストとの間での言葉によるコミュニケーションやフィードバック。
肩鎖関節 acromioclavicular joint：肩甲骨の肩峰突起と鎖骨をつなぐ関節
肩鎖関節損傷のグレード acromioclavicular joint injury grades：肩鎖関節損傷の重症度。1度は断裂部分4mm未満の軽度の断裂。2度は関節の脱臼を伴う中度の断裂。3度は両靱帯の完全な断裂と肩鎖関節の脱臼。
腱症 tendinosis：腱の細胞レベルの損傷によって起こる腱の退行変性。
肩帯 shoulder girdle：上肢を支える骨。肩甲骨と鎖骨を指す。
恒常性 homeostasis：適応反応によって維持される体内環境の比較的変化のない状態。体がこの状態を維持するために特別なコントロールとフィードバックの機構が働いている。
構造性側湾 structural scoliosis：骨の奇形や結合組織の障害など何らかの病気を原因とする脊柱の側方への湾曲。
後頭下 suboccipital：後頭骨の下に当たる部位。
骨盤 pelvis：腸骨、坐骨、恥骨で構成される骨格の一部。
骨盤後傾 posterior tilt：骨盤上部が後ろに移動した状態、つまり腸骨稜が後ろに傾いて恥骨が上がった状態。
骨盤前傾 anterior tilt (anterior pelvic rotation)：骨盤上部が前に出た状態、つまり腸骨稜が前傾した状態。
骨膜 periosteum：骨を覆う密性結合組織。
骨膜炎 periostitis：骨膜の炎症。
コンパートメント（筋区画）症候群 compartment syndrome：解剖学的に閉じた空間内の圧が上昇することにより、その区画内の組織の血液循環と機能が阻害される障害。深刻で生命に危険を及ぼす障害となりうる。
コンプレッション compression：組織を下部構造に押しつけるために体に加える圧力（マッサージの手技としてはペトリサージュに分類されることもある）。硬い組織（骨など）が神経に加える有害な圧力のことも言う。
最深層 deepest layer：体のもっとも深い部分にある組織層。通常は頭蓋仙骨系の筋膜や臓側筋膜を指す。
坐骨神経痛 sciatica：坐骨神経が圧迫されることにより、脚に痛み、弱化、麻痺、痺れなどが生じる障害。
シアー shear：2つの構造をこすり合わせて摩擦を生じさせる動作。
軸椎 axis (C2)：脊柱の第2頸椎。
指節間関節（IP関節）interphalangeal (IP) joint：2つの指節骨の間の関節。遠位指節間関節と近位指節間関節がある。
姿勢 posture：立っているとき、または座っているときの体の構え。
姿勢アセスメント postural assessment：個人の体の構え方について、解剖学的に正しい姿勢を基準として対称性とバランスを判断するための評価方法。
姿勢筋 postural muscles：体を重力に逆らって支える筋肉群。
姿勢のパターン postural patterning：習慣的な体の構え方と動きにより生じ、体の歪みや筋肉の拘束につながるパターン。
姿勢の歪み postural distortions：解剖学的に正しい姿勢からの逸脱。
膝蓋大腿部の機能障害 patellofemoral dysfunction：膝蓋骨と大腿骨の間の圧と摩擦が増大した結果として膝に痛みが生じる障害。
尺骨神経管（ギヨン管）distal ulnar tunnel (Guyon canal)：手首部分にある尺骨神経の通り道。尺骨、手根骨、豆鉤靱帯、掌側手根靱帯、横手根靱帯により形成される。
尺骨神経 ulnar nerve：腕神経叢から分岐し、手の筋肉と第4、5指の皮膚に分布する神経
重力 gravitational forces：対象が地球に引き寄せられる力。静止時も動作時も体に影響を与える。
主観情報 subjective：クライアントが訴えた症状をセラピストが記入するSOAP記録の1項目。

用語解説

手根管症候群 carpal tunnel syndrome：手首の手根管内で正中神経が圧迫され、第1、2、3指と第4指の半分に痺れや痛みや弱化をもたらす障害。

手根管 carpal tunnel：手根骨と手根横靱帯により形成される手首の中の解剖学的構造。

ジョイント・ムーヴメント（関節運動）joint movements：関節を正常な関節可動域内で動かすこと。

上位交差症候群 upper crossed syndrome：習慣的な姿勢のパターンの結果として上半身に姿勢の歪みが生じ、筋肉に緊張した部分と弱い部分をアンバランスが生じるパターン。

踵骨棘 heel spur：踵骨の後面または足裏面にできた骨の形成物（突起物）。

侵害 impingement：皮膚、筋膜、筋肉、靱帯、関節による構造への圧迫。

シンスプリント shin splints：脚の下部前側の痛みの総称。「脛骨ストレス症候群」とも呼ばれる。筋肉のストレスや外傷が原因で起こる。

深層 deep layer：体の特定の部位において深い位置すなわち表面から遠い位置にある組織層。

深部の外旋筋または深層6筋 deep lateral rotators or deep six muscles：股関節の外旋を引き起こすために協力して働く筋肉群。含まれるのは、梨状筋、上双子筋、下双子筋、内閉鎖筋、外閉鎖筋、大腿方形筋。

頭痛 headache (HA)：頭部に痛みを生じさせる不調。筋緊張、ストレス、ホルモン、血液循環その他の障害が原因であることが多い。よくある頭痛に片頭痛、副鼻洞性頭痛、緊張性頭痛、群発性頭痛、ホルモンバランスの乱れによる頭痛などがある。

ストラクチュラル・インテグレーション structural integration：バイオメカニクス、姿勢、結合の構造の重要性をもとに組み立てられたボディーワークの方法。

ストレス stress：体に適応を強いる習慣や活動の何らかの変化。

ストレッサー stressor：体に変化を強いる何らかの内的知覚または外的刺激。

正中神経 median nerve：腕神経叢から分岐し、前腕屈筋群、手のひら、第1-3指、第4指の半分に分布する神経。

静的ストレッチ static stretching：体をリラックスさせた状態で、筋肉を穏やかに緊張する程度にストレッチさせ、その状態を数秒間保つ方法。「受動的ストレッチ」と呼ばれることもある。

生理学 physiology：体の生命維持のための機能を扱う学問。

脊柱過後湾 hyperkyphosis：胸椎の後方への湾曲が強すぎる状態。

脊柱過少後湾 hypokyphosis：胸椎の自然な後方への湾曲が少なすぎる状態。

脊柱過少前腕 hypolordosis：頸椎または腰椎の自然な前方への湾曲が少なすぎる状態。

脊柱過前湾 hyperlordosis：頸椎または腰椎の前方への湾曲が強すぎる状態。

脊柱後湾 kyphosis：胸椎の後方への湾曲。

脊柱前湾 lordosis：腰椎の前方への湾曲。

脊柱側湾 scoliosis：脊柱の側方への湾曲。

脊柱の平坦化 flattening of the spine：脊柱の自然なカーブの現象を説明するのに用いる説明的な言葉。

線維性関節包 fibrous joint capsule：白い線維組織からなる関節包。骨と骨をつなぐ滑膜性関節を包む。

先天性斜頸 congenital torticollis：出生時または出生後まもなくから現れる斜頸。

層 layer：ほかの層の上または下にある筋肉の特定の層。体内での位置を説明するために用いる。

足底筋膜炎 plantar fasciitis：足底筋膜の炎症。

足底筋膜 plantar fascia：足裏にあり、足のアーチ（足裏のカーブ）を支えている厚い結合組織。

速度 speed：働きかけのペース（速い、ゆっくり、変化に富むなど）。

大腿筋膜張筋 tensor fascia latae：股関節外側にあり、腸骨稜と腸脛靱帯につなぐ筋肉。

タポートメント tapotement：手のひら、拳、指、手のひらの側面などを使ってリズミカルに体を叩く手技。「パーカッション」とも呼ばれる。

チキソトロピー（揺変性）thixotropy：動かされたり揺らされたりすると粘性が下がる性質。

中軸骨格 axial skeleton：体の軸となる骨格。頭骨、脊柱、肋骨、胸骨で構成される。

中手指節（MCP）関節 metacarpophalangeal (MCP) joint：手の中手骨と指骨の間にある関節。

中枢神経系 central nervous system：脳と脊髄からなる神経系の一領域。

中毒性頭痛 toxic headache：毒性物質、高熱、細菌感染が原因で起こる頭痛。

肘部管 proximal ulnar (cubital) tunnel：肘部の尺骨神経が通る経路。

腸脛靱帯炎 iliotibial band disorder：おもに大腿骨外側上顆を覆う筋膜の摩擦によって引き起こされる

大腿部外側と膝の状態。ランニング、ハイキング、ウェイトトレーニング、サイクリングなどの活動により発症したり悪化したりする。膝の痛みを伴う。

腸脛(IT)靱帯 iliotibial (IT) band or tract：大殿筋と大腿筋膜張筋から脛骨外側面のジェルディ結節まで走る厚い筋膜。

ディープティシュー・マッサージの原則 principles of deep tissue massage：ディープティシュー・マッサージの基本的なルール。

ディープティシュー・マッサージ(深部組織マッサージ)：deep tissue massage：筋骨格系の比較的深い層に原因のある筋肉の不調に働きかけることに焦点を当てたマッサージ。独立したマッサージスタイルとして見るべきではなく、セッションの総合的な効果を高めるために治療マッサージの各種のテクニックを使用する方法と見るべきである。ディープティシュー・マッサージは筋肉や腱の特定の不調に対する考え方であり意図でありアプローチである。

テンション tension：物体の両端を逆の方向に引く力。

橈骨神経 radial nerve：腕神経叢から分岐し、上腕三頭筋、前腕伸筋群、手に分布する神経。

動的ストレッチ dynamic stretching：弾みをつけて筋肉を伸ばし、静的・受動的関節可動域を超えることなく可動域を広げるストレッチの一形態。

頭部前傾 forward head：頭部が両肩の中央よりも前に出た状態のよくある姿勢異常。上部頸椎の過前湾と下部頸椎の過少前湾につながる。

トリガーポイント trigger point：骨格筋の緊張した帯の内部にある刺激過敏のポイント。筋組織やそこにつながる筋膜中に存在する。圧迫により痛みが生じ、関連痛を引き起こすこともある。

トーション torsion：物体に捻じる力を加える動作。この捻じる力には通常、物体の一方の端に一定の方向に加える力と、反対の端を固定する力、または反対の端に反対方向に加える力が含まれる。この動作中は引く力と押す力が特定の場所に同時に働いている。

内旋筋 internal rotators：特定の関節で内向きの回転を司る筋肉群。

内側側副靱帯 medial collateral ligament：関節の内側にある靱帯。肘部では「尺側側副靱帯」、膝部では「脛側側副靱帯」とも呼ばれる。

肉眼解剖学 gross anatomy：肉眼で見ることができる体の構造を研究する学問。

ニュートラルな角度 neutral position：関節、骨、筋肉に加わるストレスが最小の角度。

人間工学 ergonomics：生産性を最大としながら疲労と不快を削減することを意図した作業場や備品や設計などの要因について研究する応用科学。

捻挫 sprains：関節部の靱帯の損傷または断裂。

捻挫と挫傷のグレード grades of sprains and strains：挫傷(筋肉の外傷)と捻挫(靱帯の外傷)の重症度。3段階で、1度は軽い損傷、2度は中程度の損傷、3度は深刻な損傷または完全な断裂を意味する。

ヴァイブレーション vibraton：細かく、または大きく震わせて反射的反応を生み出す動作

バリスティック・ストレッチ ballistic stretching：四肢の可動域を強制的に広げるために力強い動きを用いるストレッチの一形態。

反復的な動き repetitive motions：長期にわたり頻繁に繰り返される動作。

引き上げ withdrawing：特定の場所(部位)からの退却。

非言語によるサイン nonverbal signs：言葉によるコミュニケーション以外のフィードバックの形。体の痙攣、姿勢や呼吸の変化、皮膚温度や表情の変化など。

微小外傷 microtrauma：酷使や反復性ストレスなどにより体に生じた通常は気づかれない程度の小さな損傷全般。

微小断裂 microtears：腱や筋肉や靱帯に見られる微小な断裂。

引っ張り力 tensile force：引く力。押す力の逆。

表層 superficial layer：体の外側、つまり表面の層。

浮腫 edema：間質腔に異常な量の水分がたまった状態。圧痕水腫、全身性浮腫、末梢性浮腫、肺浮腫などさまざまな種類がある。

プラン plan：SOAP記録における1項目で、セラピストが記入するセッションの長期と短期の目標およびその目標を達成するプロセス。

フリクション friction：円を描いたり横方向に動いたりしながら、皮膚の上を滑るのでなく、下部組織に集中して体をこする動作。

平常時姿勢 normal posture：クライアントがその状態で長時間を過ごす姿勢。その人の立ち方または座り方について言う。

ペイン-スパズム・サイクル pain-spasm-pain cycle：虚血を引き起こして筋肉の痛みの受容器を刺激する筋肉の継続的な収縮。その痛みがさらなる痙攣を引き起こし、自動継続する損傷を誘発する。

ペトリサージュ（揉捏法） petrissage：軟組織を揉んだり、持ち上げたり、絞ったり、ねじったりするテクニック。

ヘラーワーク Hellerwork：体の深層の結合組織に焦点を当てたマッサージセラピーの一形態。「ストラクチュラル・ボディーワーク」とも呼ばれる。垂直方向のボディアライメントと慢性的なストレスと緊張の解放に主眼を置く。

片頭痛 migraine：頭部の強い拍動に特徴づけられる頭痛の一形態。吐き気や嘔吐、光や音への過敏性を伴うことが多い。このタイプの頭痛は重度の障害となりうる。

ベンド bend：一つの動作中で押す力と引く力が組み合わさった結果としての力。対象の軸に垂直に加わる外力を含む。ベンドが加わるときは、トーションが加わっているときと同様に、対象の一方の側に押す力が加わり、反対の側に引く力が加わる。

歩行アセスメント gait assessment：人の歩き方の観察と分析。

補償パターン compensation pattern：体の構造や機能の欠陥を相殺するプロセス。この相殺の影響が全身に特別なパターンとして現れることがあり、したがって予想もできる。

ポストアイソメトリック・リラクセーション postisometric relaxation (PIR)：筋肉の等尺性収縮のあとに起こる状態。この状態はゴルジ腱紡錘と呼ばれる筋収縮監視センターの活動により引き起こされる。

ボディアライメント body alignment：特定の時または動作時における体、骨、関節、組織の角度や並び。

ボディポジショニング body positioning：特定の時と場所での体の構え。

ボディメカニクス body mechanics：効率的で生体力学的に正しい体の使い方。

マイクロムーヴメント micromovements：解剖学的、生理学的レベルで体内に起こる微小な運動。

マッサージスタイル massage modalities：マッサージで用いられる特別なアプローチとテクニック。

末梢神経系 peripheral nervous system：中枢神経系以外の神経系。求心性神経（感覚神経）と遠心性神経（運動神経）がある。

慢性コンパートメント（筋区画）症候群 chronic compartment syndrome：解剖学的なコンパートメント（区画）の内部の圧が上昇することにより、そのコンパートメント内の組織の血液循環と機能が阻害される障害のうち、運動により誘発されるもの。反復的に起こり、痛みと不快を生じるが、運動をやめると痛みや不快が治まる。

むち打ち whiplash：頸の急激な過伸展または屈曲により生じた頸の軟組織の損傷。

癒着性関節包炎 adhesive capsulitis：肩の関節包（肩の肩甲上腕関節を包む結合組織）が炎症を起こして硬直し、動きが大幅に制限されて慢性的な痛みを生じる障害。「五十肩」として知られる。

癒着性関節包炎のステージ stages of adhesive capsulitis：癒着性関節包炎の人が経験する、硬直していく段階、硬直している段階、硬直がとれていく段階の3段階。

翼状肩甲骨 winged scapula：肩甲骨が背中から突き出した状態。

輪状靱帯 annular ligament：橈骨頭を輪状にくるみ、頭骨を肘部で尺骨に固定している靱帯。

労作性または緊張性頭痛 exertional or tension headache：ストレス、緊張、筋肉の硬化、休息不足、姿勢の悪さ、不安、疲労などが原因で起こるもっとも一般的な頭痛。

ロコモーション locomotion：ある場所から別の場所に動くこと。歩行。

ロルフィング Rolfing：アイダ・ロルフが開発した深部結合組織マッサージの一形態。「ストラクチュラル・ボディーワーク」とも呼ばれる。

ローテーターカフ（回旋筋腱板） rotator cuff：肩を安定させている筋肉群と腱群。含まれる筋肉は棘上筋、棘下筋、小円筋、肩甲下筋。これらの筋肉の頭文字をとってSITSと呼ばれることもある。

腕尺関節 humeroulnar joint：肘部の上腕骨と尺骨の間の関節。

腕神経叢 brachial plexus：第5頸神経から第1胸神経に端を発する末梢神経系の一部。肩、腕、手に感覚と運動の機能を与えている。

腕橈関節 humeroradial joint：肘部の上腕骨と橈骨頭の間の関節。

参考文献

Books

Anderson B: *Stretching*, Bolinas, 1980, Shelter Publications.
Armiger P, Martyn M: *Stretching for functional flexibility*, Baltimore, 2010, Lippincott, Williams & Wilkins.
Barnes JF: *Myofascial release: the search for excellence*, Paoli, 1990, John F. Barnes, P.T.
Beck M: *Theory and practice of therapeutic massage*, ed 4, Clifton Park, 2006, Cengage.
Benjamin P: *Tappan's handbook of healing massage techniques*, ed 5, Upper Saddle River, 2010, Pearson.
Biel A: *Trail guide to the body*, ed 3, Boulder, 2005, Books of Discovery.
Braun MB, Simonson S: *Introduction to massage therapy*, Baltimore, 2008, Lippincott, Williams & Wilkins.
Burman I, Friedland S: *TouchAbilities: essential connections*, Clifton Park, 2006, Cengage.
Chaitow L: *Palpation and assessment skills*, ed 2, St. Louis, 2006, Churchill Livingstone.
Chaitow L, Fritz S: *A massage therapist's guide to understanding, locating and treating myofascial trigger points*, St. Louis, 2006, Churchill Livingstone.
Clay J, Pounds D: *Basic clinical massage therapy; integrating anatomy and treatment*, ed 2, Baltimore, 2008, Lippincott, Williams & Wilkins.
Dalton E: *Erik Dalton's advanced myoskeletal techniques*, Oklahoma City, 2005, Freedom from Pain Institute.
Dorland's pocket medical dictionary, ed 28, St. Louis, 2009, Saunders.
Ebrall P: *Assessment of the spine*, St. Louis, 2004, Churchill Livingstone.
Fernandez F: *Deep tissue massage treatment: a handbook of neuromuscular therapy*, St. Louis, 2006, Mosby.
Field D: *Anatomy palpation and surface markings*, ed 3, St. Louis, 2005, Elsevier.
Fritz S, Grosenback MJ: *Mosby's essential sciences for therapeutic massage*, ed 3, St. Louis, 2009, Mosby.
Fritz S: *Mosby's fundamentals of therapeutic massage*, ed 4, St. Louis, 2009, Mosby.
Hendrickson T: *Massage and manual therapy for orthopedic conditions*, ed 2, Baltimore, 2009, Lippincott, Williams & Wilkins.
Hoppenfeld S: *Physical examination of the spine and extremities*, Upper Saddle River, 1976, Prentice-Hall.
Johnson J: *Deep tissue massage*, Champaign, 2010, Human Kinetics.
Kendall F, McCreary E, Provance P, et al: *Muscles: testing and function with posture and pain*, ed 5, Baltimore, 2005, Lippincott, Williams & Wilkins.
Lowe W: *Orthopedic assessment in massage therapy*, Sisters, 2006, Daviau Scott Publishers.
Magee D: *Orthopedic physical assessment*, ed 5, St. Louis, 2008, Saunders.
McAtee RE: *Facilitated stretching*, Champaign, 1993, Human Kinetics.
Muscolino JE: *Kinesiology: the skeletal system and muscle function*, St. Louis, 2006, Mosby.
Muscolino JE: *The muscle and bone palpation manual with trigger points, referral patterns, and stretching*, St. Louis, 2009, Mosby.
Muscolino J: *The muscular system manual*, St. Louis, 2009, Mosby.
Myers T: *Anatomy trains: myofascial meridians for manual movement therapists*, St. Louis, 2001, Churchill Livingstone.
Oatis C: *Kinesiology: the mechanics and pathomechanics of human movement*, ed 2, Baltimore, 2009, Lippincott, Williams & Wilkins.
Riggs A: *Deep tissue massage: a visual guide to techniques*, Berkley, 2007, North Atlantic Books.
Salvo SG: *Massage therapy: principles and practice*, ed 3, St. Louis, 2007, Saunders.
Scheumann D: *The balance body: a guide to deep tissue and neuromuscular therapy*, ed 3, Baltimore, 2007, Lippincott, Williams & Wilkins.
Smith J: *Structural bodywork: an introduction for students and practitioners*, St. Louis, 2005, Churchill Livingstone.
Stanborough M: *Direct release myofascial technique an illustrated guide for practitioners*, St. Louis, 2004, Churchill Livingstone.
Stillerman E: *Modalities for massage and bodywork*, ed 1, St. Louis, 2009, Elsevier.
Turchaninov R: *Therapeutic massage: a scientific approach*, Phoenix, 2000, Aesculapius Books.
Turchaninov R: *Medical massage*, ed 2, Phoenix, 2006, Aesculapius Books.
Werner R: *A massage therapist's guide to pathology*, ed 4, Baltimore, 2009, Lippincott, Williams, & Wilkins.

Websites

Connective Tissue Massage (CTM) Bindegewebs Massage Website: http://www.ctm-bindegewebsmassage.com/.
European Rolfing Association: http://www.rolfing.org.
Freedom from Pain Institute Website: http://ericdalton.com.
Learnmuscles.com: *The Art and Science of Kinesiology*. http://learnmuscles.com.
Massage and Bodywork Magazine: http://www.massageandbodywork.com.
Massagetherapy.com: http://www.massagetherapy.com.
MTJ: Massage Therapy Journal: http://www.amtamassage.org/articles/3/mtj/index.html.
Rolf Institute of Structural Integration: http://www.rolf.org.

Journals

Riggs A: Deep tissue massage part 1: the tools, *Massage & Bodywork* 38–46, February/March 2005.
Riggs A: Deep tissue massage part 2: stroke intention, *Massage & Bodywork* 60–69, April/May 2005.
Riggs A: Deep tissue massage part 3: body position, *Massage & Bodywork* 72–80, June/July 2005.
Riggs A: Deep, but not too deep, *Massage & Bodywork* 32–33, July/August 2010.

索引

注：ページ番号に続くfは図、tは表、bは囲みを表します。

APIE記録　210-211, 211f
HIPAAフォーム　198-200, 199f
IP→指節間（IP）関節
IT→腸脛（IT）靭帯
MCP　→中手指節（MCP）関節
PIR　→ポストアイソメトリック・リラクセーション（PIR）
PNF　→プロプリオセプティブ・ニューロマスキュラー・ファシリテーション（PNF）
PRICE　→保護・安静・冷却・圧迫・挙上（PRICE）の原則
ROM　→関節可動域（ROM）
SCM　→胸鎖乳突筋（SCM）
SOAP記録　202-203, 203f, 204-205, 205f, 206-207, 207f
TFL　→大腿筋膜張筋（TFL）
TMJ　→顎関節（TMJ）
TOS　→胸郭出口症候群（TOS）
TSS　→脛骨ストレス症候群（TSS）

あ

アキレス腱　171, 172, 173, 174
浅いフリクション　29
足　→下腿部
　の解剖学　159
　の筋肉　159f
足首
　の可動域　168, 168f
　の腱　171, 171f
　の挫傷　159-161
　の靭帯　171, 171f
　の捻挫　159-161
足首の捻挫　159-161
アストン、ジュディス　32
アセスメント　12-25,　→種類別
　関節可動域の　24-25
　キネティック・チェーン・プロトコルの　23
　機能の　22-23
　姿勢の歪みと補償の　13-19
　歩行の　19, 20-21
アプローチの段階　37t

アンダーソン、ボブ　36
安定　134-135
石のマッサージツール　45
一次的な姿勢の歪み　17-18
意図　40
ウォルフの法則　121, 121b
烏口鎖骨靭帯　82, 86
動きのないタッチ　27, 28f
後ろから見た姿勢アセスメント　15f
腕　41-42, 105f, →手
　筋肉　105-107
　腱炎　107-108
　腱症　107-108
　の上顆炎　107-108
　の神経の侵害　104-105
うなじのライン　84
腋窩神経　104
腋窩部　90, 93, 96
SI　→仙腸（SI）関節
SC　→胸鎖（SC）関節
ST　→痙性斜頸（ST）
エフルラージュ　26-28, 28f, 64, 67, 69, 74, 86, 91, 91f, 123, 126, 127, 143-148, 149, 154, 156, 157, 169, 171, 174
遠位の中足骨　174
遠位の付着部　93-95, 100-101
円回内筋　106-107, 107f, 110, 110f, 113, 113f
円回内筋症候群　106
円を描くストローク　59, 60
円を描くフリクション　35
AC　→肩鎖（AC）関節
横手根靭帯　108
横突間靭帯　71
横突棘筋群　118, 130
オープン・キネマティック・チェーン　22, 23

か

回外　110, 111, 113
回外筋　105-106, 106f, 111, 111f
下位交差症候群　14, 15f, 131, 140
外旋筋　95-101, 100f

215

索引

回旋筋　→種類別
外側広筋　138-139, 153
外側上顆炎　103-104, 108
外側側副(橈側)靱帯　102, 103-104, 150
外側翼突筋　57, 60, 60f
回転する力　6
回転する力　7
回内　110, 111, 113
外閉鎖筋　136
解剖学　22
解剖学的関節可動域　24
顔のマッサージ　56, 56f
顎関節(TMJ)　52-57
　症　52-57, 58b
　に働きかける手順　59b
顎二腹筋　57
鵞足腱139
下腿部　158-175
　足首の捻挫と挫傷　159-161
　後面　169, 173
　シンスプリント　162-166
　足底筋膜炎　172
　の解剖学　159
　の筋肉　159f
　のコンパートメント　163-166, 167, 169
　のマッサージ　167, 157f, 169
下腿部後面　169, 173
下腿部の外側コンパートメント　163-166
下腿部の深後部コンパートメント　163-166
下腿部の浅後部コンパートメント　163-166
肩の分離　→肩鎖(AC)関節
肩部　80-101
　関節　80-82
　肩鎖関節損傷　82-83
　損傷　101
　癒着性関節包炎　83-87
　ローテーターカフ損傷　87-101
活動性トリガーポイント　34
過敏　66
体に加える力　4-7
　コンプレッション　4-5
　シアー　7
　テンション　5
　トーション　6
　ベンド　7
体の構造　212-222
　肩帯部　213f, 218f
　後腹壁　216f
　骨盤部の筋肉　220f, 222f
　体幹筋　214f, 219f
　体幹部後面　221f
　大腿部　215f, 217f, 220f, 222f
管　104
寛骨臼　136-137
感情　10

感情こぶ　10
感情的緊張　11
感情的なストレッサー－　9
感情のリリース　10
関節　→種類別
関節可動域(ROM)　22, 24-25, 25t, 30-31, 49-50, 52, 63, 83, 87, 96, 168, 170, →ジョイントムーヴメント, 各種の関節可動域も参照
　内旋筋に働きかける場合　97-98, 97f
　癒着性関節包炎の場合　88, 88f
　梨状筋に働きかける場合　152, 152f
関節包　83, 89, 90, 90f
環椎　50
関連痛パターン　34, 51t, 224-226, 225f
機械的な力　4
危険部位　71, 77, 228-230, 229f
基質　33
器質性頭痛　50
基点　146, 146f
キネシオロジー　4, 22, 40-41
キネティック・チェーン　22, 24f
キネマティクス　22
キネマティック・チェーン　22-23
機能アセスメント　22-23
機能性側湾　130
機能性側湾　130
逆カーブ　121
逆制止法　5
逆湾曲　121
客観的な発見　12-13
急性コンパートメント(筋区画)症候群　162, 166
急性の外傷　116
急性の外傷　116
仰臥位　49-50, 52, 93-95, 128
　での下腿部のマッサージ　167
　での肩甲下筋への働きかけ　95f
　での腰筋リリース　144
胸郭　117
　胸郭出口症候群(TOS)　68-73, 73f,
　にストリッピングで働きかける　74, 74f, 78, 78f
　に働きかける手順　74b
　の徴候と症状　73b
胸筋　78, 122f, 123, 123f, 124, 124f
胸骨　71, 77
胸―骨盤部　117-119
胸鎖(SC)関節　80-82
胸鎖乳突筋(SCM)　49, 50, 52, 54, 54f, 58, 63, 65, 65f
胸腰筋膜　127, 148
鋸筋　119, 122f, 126, 126f
棘下筋　87-92, 101
棘上窩　100-101
棘上筋　74, 87-92, 100-101
虚血　27

虚血圧迫　5
ギヨン管　104
近位橈尺関節　102
近位の付着部　92-93, 149
筋筋膜リリース　26, 32-33, 67, 89, 89f, 164, 167, 169, 173
　のためのマッサージ　32-33
　のテクニック　3-4, 32-33, 61, 61f, 123, 127, 156
筋腱の不調　102
緊張亢進　130
緊張性頭痛　50
緊張の亢進した筋肉　90, 96, 96f, 166
筋肉　→種類別
　の緊張　8, 10, 11
　のコンプレッション　41
　の挫傷　161f
　のスクイージング　96, 171
　のストリッピング　70, 70f
　の層　119
　のバランスの乱れ　17
筋肉の複数の層　39-40
筋皮神経　104
筋腹　41
筋膜　33, 89, 104
筋膜が溶けるような感覚　97
薬　13
屈筋腱　110, 110f, 111, 114, 114f
屈筋支帯　108, 114, 114f
クライアントの動作　23, →種類別
クロスファイバー・フリクション　29, 35, 86, 154, 174
グロスムーヴメント　23, 159
クローズド・キネマティック・チェーン　22-23
脛骨ストレス症候群（TSS）　162, 163f
脛骨粗面　150, 154
頸静脈　49, 54, 65, 78
頸神経叢　48, 48f, 104
痙性斜頸（ST）　58, 63
頸椎　48
頸椎　49
頸動脈　49, 54, 65, 78
頸部　46
頸部　→頭部と頸部
　の筋肉　62f
　の血管　49f
　の構造　47f
　の断面図　47f
頸部後面の筋肉　69, 70, 74, 75, 76
頸部深部の屈筋群　122f
頸部前面の筋肉　71, 71f, 77, 77f, 66, 66f
頸部の脊柱　48
頸部の側面の筋肉　70, 76
血管型胸郭出口症候群　68

血液循環を促すストローク　91, 126, 126f
結合組織　31-32
頸動脈波　49
ケネディ、ジョン・F　34
腱　→種類別
牽引　112
腱炎　107-108
肩甲下筋　87-93, 95, 96, 97, 97f
肩甲下筋へのフリクション　95f
肩甲挙筋　54, 54f, 74, 75, 119, 122f, 125, 125f
肩甲骨　94f, 100-101
肩甲上腕関節　80-82
健康体操　26-27
健康履歴更新　182-183, 183f
言語コミュニケーション　39
肩鎖（AC）関節　80-83
　三角筋へのニーディング　85, 85f
　に働きかける手順　84b
　の損傷　83 f
　へのフリクション　83 f
肩鎖靱帯　82
腱症　107-108
肩帯　80, 81f, 213f, 218f
咬筋　57, 57f, 60, 60f
恒常性　4
硬直がとれていくステージ　83, 87
硬直していくステージ　83, 87, 90
硬直しているステージ　83, 87, 90
後頭下筋　51f, 55, 55f, 69, 69f, 76, 76f, 118
後頭骨下端　69, 76
後頭部　69
後頭部のリリース　67, 67f
広背筋　88, 89, 89f, 96, 119, 124, 124f
後腹壁　216f
後方への湾曲　121-122
後面の組織　74, 74f
股関節　134-157, →大腿部
　の回旋　152
　の筋肉　135-137, 138-140
　の減圧　143-148, 149, 149f
　の伸展　139
　の内転筋　142, 142f
　のバランスを整える　140-148
股関節屈筋　136-137, 138-139, 138f, 147
股関節のバランスを整える　140-148
股関節を減圧する　143-148, 149, 149f
五十肩　→癒着性関節包炎
個人情報更新　184-185, 185f
骨盤　117, 134-135, 220f, 222f
骨盤前傾　16
骨盤部　116
骨膜　162
骨膜炎　162
拳　43f

コンパートメント（筋区画）症候群　163-166, 166f
コンプレッション　146, 146f，→種類別
コンプレッション・ストローク　111, 170

さ

最深層の筋肉　118, 118f
最長筋　127
鎖骨　71, 77, 86, 86f
坐骨神経痛　148
挫傷　159-161
三角筋　84, 85, 85f, 88, 96
仕上げのストローク　67, 67f
指圧　5
シアー　7, 7f
シェークスピア、ウィリアム　26
指関節　44f
軸椎　50
刺激するテクニック　129
姿勢アセスメント　13-16
姿勢アセスメント　13-16, 137
姿勢筋　134-135
姿勢のとり方　137
姿勢の歪み　16f, 17-18, 120-130, 121f
　　後方への湾曲　121-122
　　前方への湾曲　122-130
　　側湾　130
　　と補償　16-19
　　に働きかける　132-133
指節間（IP）関節　43-44
自然発生的な力　8
持続的なストレッサー　9-10
「シックスパック」の腹部　131
膝蓋腱　150, 154
膝蓋骨　138-139, 150, 154
膝蓋靱帯　150
　　膝蓋大腿関節機能障害　148
　　に働きかける手順　153b
斜角筋　55, 55f, 65, 65f, 70, 76, 77, 84
斜頸　58-63, 62f
　　に働きかける手順　64b
尺骨　103-104
尺骨管　104
尺骨神経　104
尺骨神経管　104
収縮弛緩テクニック　37
重力　8
主観的な発見　12-13
手根管症候群　105, 108-112, 112f
　　に働きかける手順　113b
手掌腱膜　115
受動運動　26-27, 109, 129, 145, 145f
受動的関節可動域　24-25, 95
受動的ストレッチ　36

潤滑剤　39
ジョイント・ムーヴメント　30-31, 31f, 56, 66, 72, 72f, 79, 79f，→関節可動域（ROM）
上位交差症候群　14, 15f, 124
小円筋　87-92, 101
上顆炎　107-108
症候群　→種類別
踵骨　174
踵骨棘　172
上部の筋肉　84, 84f
静脈還流　169, 171
静脈の流れ　143-148
上腕筋　104
上腕骨　103-104
上腕三頭筋　104
上腕二頭筋　104
初回アセスメント　192-193, 193f
初回聴取情報フォーム　178-179, 179f
初回聴取フォーム　180-181, 181f
初回の体のアセスメント　13
初回の健康情報聴取のプロセス　13
初回用クライアントの健康履歴　176-177, 177f
ジョンソン、リンドン　34
シリアックス、ジェームズ・ヘンリー　35, 35f
侵害　104
伸筋　109, 111
伸筋腱　110, 110f, 114, 114f
神経　104-105，→種類別
神経型胸郭出口症候群　68
神経筋テクニック　3-4
シンスプリント　162-166
　　下腿部へのマッサージによるアプローチ　166
　　脛骨ストレス症候群　162
　　骨膜炎　162
　　コンパートメント（筋区画）症候群　163-166
　　に働きかける手順　164b
深層6筋　134-135, 136, 137f, 148
靱帯　71, 71f，→種類別
身体アセスメントシート　186-188, 187f
身体的ストレッサー　10
深部の外旋筋　134-135, 136, 152, 152f
深部の棘筋　64, 64f
推進力　19
スウェイバック　16
スウェディッシュのストローク　143-148
スウェディッシュ・マッサージ　3-4, 26-31
　　の動きのないタッチ　27
　　のエフルラージュ　27-28
　　のジョイント・ムーヴメント　30-31
　　のタポートメント　29
　　のヴァイブレーション　30
　　のフリクション　29
　　のペトリサージュ　28
スタティックプレッシャー（静圧）　27
頭痛　50-52

に伴うマッサージの禁忌症　52b
　　に働きかける　52
　　に働きかける手順　53b
　　拘束部分　53, 53f
ストラクチュラル・インテグレーション　3-4, 32
ストラクチュラル・ボディーワーク　31-32
ストリッピング・ストローク　7, 27-28, 54, 55, 59, 60, 65, 70, 74, 76, 78, 109, 111, 125, 127, 128, 143-148, 151, 153, 154, 157, 170
　　胸郭出口症候群の場合　74, 74f, 76, 76f, 78, 78f
　　上部の筋肉の　84, 84f
ストレス　5
ストレスこぶ　10
ストレス反応　9-10
ストレッサー　→種類別
ストレッチ　36-37, →種類別
　　腰筋リリースのための　145, 145f, 147, 147f
　　胸郭出口症候群の場合　75, 75f
　　膝蓋大腿部の機能障害の場合　155, 155f
　　手根管症候群の場合　115f
　　シンスプリントの場合　165, 165f
　　頭痛の場合　56, 56f
　　脊柱過後湾の場合　126, 126f
　　脊柱過前湾の場合　129, 129f
　　足底筋膜炎の場合　175, 175f
　　肘の　111, 111f
　　癒着性関節包炎の場合　91, 91f
ストローク　27-28, →種類別
スポーツマッサージ　26
スライド／スライディング　78, 109, 110, 113, 124, 151, 153, →種類別
精神的ストレッサー　10
整体　26
正中神経　104, 105
静的ストレッチ　5, 36
生理学　22, 40-41
脊髄　48
椎骨からなる脊柱　117
脊柱過後湾　16, 120, 121, 122, 122f, 134-135, 139
　　に働きかける手順　123b
脊柱過前湾　16, 120, 122-130, 130f, 137
　　に働きかける手順　127b
脊柱過前湾の姿勢　140
脊柱起立筋　119, 127, 127f, 130, 130f
脊柱後湾　16, 120, 121
脊柱前腕　16, 120, 122
脊柱側湾　16, 120, 130
脊柱の直線化　122
脊柱の平坦化　122
接地のフェーズ　19
セラピューティック・タッチ　3-4
線維性関節包　102
線維に垂直のストローク　85, 164, 167, 168
前脛骨筋　164, 164f, 167, 167f
仙骨　117, 147

潜在性トリガーポイント　34-35
仙腸(SI)関節　134-135, 148
先天性斜頸　58
前方への湾曲　122-130
前腕　42f, 109, 109f
僧帽筋　53, 74, 75, 84, 119, 122f, 125, 125f
側臥位　49-50, 128, 146
足底筋　173
足底筋膜　172, 174, 174f
足底筋膜炎　172, 172f
　　に働きかける手順　173b
側頭筋　57, 57f, 59, 59f
側方への湾曲　132-133
側方への湾曲　→脊柱側湾
鼠径靱帯　137
組織　53, 53f, 86, →組織のウォーミングアップ, →種類別
組織のウォーミングアップ
　　頸部の　59, 59f, 64, 64f, 69, 69f
　　下腿部のマッサージでの　167, 167f, 169, 169f
　　肩鎖関節に働きかけるための　84, 84f, 86
　　後面の　74, 74f
　　膝蓋大腿部の機能障害に働きかけるための　153, 153f
　　手根管症候群に働きかけるための　113, 113f
　　シンスプリントに働きかけるための　164, 164f
　　脊柱過前湾に働きかけるための　127, 127f
　　足底筋膜炎に働きかけるための　173, 173f
組織のウォーミングアップ
　　体幹部上部の　123, 123f
　　大腿四頭筋に働きかけるための　149, 149f
　　腸脛靱帯炎に働きかけるための　156, 156f
　　頭部に働きかけるための　59, 59f
　　内旋筋に働きかけるための　96, 96f
　　肘に働きかけるための　109, 109f
　　癒着性関節包炎に働きかけるための　88, 88f
　　腰筋リリースのための　144, 144f
　　梨状筋に働きかけるための　151, 151f
組織のクーリングダウン　86
損傷　→種類別
損傷のグレード　82-83
ゾーンセラピー　5

た

体位　49-50, →種類別
体幹筋　215f, 219f
体幹の筋肉群　131
体幹部後面　221f
体幹部上部　123, 123f
大腿筋膜張筋(TFL)　135, 136f, 157, 157f
大腿骨　137, 151
大腿三角　137
大腿四頭筋　138-139, 141f

索引

股関節のバランスを整える　143-148
　と膝蓋大腿部の機能障害　153, 153f
　に働きかける手順　149b
　の機能障害　148
大腿四頭筋腱　138-139, 154
大腿直筋　136-137, 138-139, 153, 155
大腿二頭筋　139
大腿部　215f, 217f, 220f, 222f, →股関節
　の筋肉　135-137, 138-140, 140f
　のバランスを整える　150, 150f, 157, 157f
大腿部前面　215f, 217f
大腿方形筋　136
大殿筋　130f, 135
大転子　151
大内転筋　140
ダイレクト・プレッシャー（直圧）　27
多関節筋　116
縦のストローク　114, 164, 168, 170, 174
縦のスライド　173
縦のフリクション　29, 36, 145
多方向のフリクション　36, 85, 110, 114, 151, 154, 165, 171
タポートメント　26-2, 29, 30f
短内転筋　140
チキソトロピー　33
恥骨筋　140
中間広筋　138-139
肘筋　104
中軸骨格　117 f
中手骨　115
中手指節（MCP）関節　43-44
中枢神経系　48
中足骨　172, 174
中毒性頭痛　50
肘頭突起　103-104
肘部管　104
腸脛（IT）靱帯　135, 136f
　炎　148
　に働きかける手順　156b
腸骨棘　144, 146
腸骨筋　136-137
腸骨稜　128
蝶番関節　→肘
長内転筋　140
腸腰筋群　130f, 136-137
直接静圧　5
直線的な力　7
治療記録　208-209, 209f
治療プラン　13, 190-191, 191f
椎弓板　64
ツボ　56
手　42-44, 108-112, →腕
ディケ、エリザベス　31-32
ディープティシューマッサージ　2, 3f
　感情と　10

のアプローチ　10-11
の原則　39-40, 40b
の効果　11, 11b
のツール　40-45
底屈　165
抵抗を加える関節可動域　95
停止部　125
手首　102
テニス肘　108
電子ツール　45
テンション　5, 5f, 8-10
デーヴィスの法則　121
橈骨管　104
橈骨神経　104
動的ストレッチ　36
頭部前傾　121
頭部と頸部　46-79, →頸
　顎関節症　52-57
　胸郭出口症候群　68-73
　斜頸　58-63
　頭痛　50-52
　片頭痛　50-52
　むち打ち　63-68
頭部（頸部）の手動牽引　66, 66f
ドキュメンテーション　12-13
トラヴェル，ジャネット　34, 34f
トランジショナル・テクニック　37
トランジション・ストローク　169, 169f
トリガーポイント　34-35, 154, 157
トリガーポイント・セラピー　5, 10, 34-35, 164, 167, 168, 224-226, 225f
　胸郭出口症候群の場合　75, 75f, 77, 77f, 78, 78f
　頭痛の場合　53, 53f
　内旋筋への　96, 96f
　むち打ちの場合　70, 70f
　癒着性関節包炎の場合　90, 90f
　梨状筋への　152, 152f
トレガー・メソッド　31-32
トーション　6, 6f

な

内旋筋　92-95
　に働きかける手順　96b
内側広筋　138-139, 153
内側側副（尺側）靱帯　102, 103-104, 150
内側翼突筋　57, 61, 61f
内転筋　140, 142f, 152, 157
内閉鎖筋　136
二関節筋　138-139
日常生活のストレッサー　9
乳様突起　69, 76
ニュートラルな角度　43, 168
人間工学　137
ニーディング・テクニック　6, 7, 53, 85, 85f, 125

猫背　16
捻じる力　6
捻挫　161, 162f
粘性　33
能動運動　26-27, 128, 129, 145, 145f
能動的関節可動域　24, 95

は

場　4
背屈筋　165
背部　116-133
　　胸―骨盤部、解剖学　117-119
　　の筋構成　118
　　の姿勢の歪み　120-130
ヴァイブレーション　30, 30f
薄筋　140
鼻づまり　56
ハムストリングス　139, 142f, 154, 154f
バリスティック・ストレッチ　36
半腱様筋　139
板状筋　70, 76, 77, 119
反復的な動き　102
半膜様筋　139
パーカッション　29
バーンズ、ジョン・F　32-33, 33f
非言語コミュニケーション　39
尾骨　117
腓骨筋　168、168f
膝
　　の関節　148
　　の伸展　138-139
膝の屈曲　139
肘　41-42, 43f
　　に働きかける手順　109b
　　の関節　103f
　　の関節構造　102
　　の筋腱の不調　102
　　の靱帯　102, 103f
肘の関節構造　102
微小外傷　83
微小断裂　162
左足の補償　17f
引っ張り力　5, 6
非特定型胸郭出口症候群　68
腓腹筋　170, 170f, 173, 173f, 175
表層の筋肉　39-40, 118, 129f
表層の筋膜　35
表層の組織　53, 53f
病理学　4
病歴　13
ヒラメ筋　170, 170f, 173
ピンスメント　54, 65, 78, 109
ファニーボーン　104
フェルデンクライス・メソッド　31-32

深いフリクション　29
深さ　38
腹横筋　131
伏臥位　49-50, 145, 169
腹腔　131-132, 144
腹－骨盤部　144, 146
腹斜筋　131-132
浮腫　163
双子筋　136
フラットバック　121
フリクション・テクニック　7, 26-27, 29, 29f,
　　35-36, 127, 128,→種類別
　　底筋膜炎に働きかけるための　174, 174f
　　肩鎖関節損傷への　83f, 85, 85f
　　後頭下筋群への　69, 69f, 76, 76f
　　膝蓋大腿部の機能不全に働きかけるための
　　　154, 154f
　　シンスプリントに働きかけるための　165,
　　　165f
　　靱帯への　71, 71f
　　大腿四頭筋への　150, 150f
　　腰筋リリースのための　146, 146f
　　梨状筋への　151, 151f
振りのフェーズ　19
プルデン、ボニー　34
プロプリオセプティブ・ニューロマスキュラー・
　　ファシリテーション（PNF）　5, 36
ブロードニング・ストローク　27-28, 109, 113,
　　115, 128, 149, 153, 154, 164, 167, 169, 173
平常時姿勢　13
ペイン－スパズム・サイクル　8, 26-27, 28, 29f,
　　64, 69, 74, 86, 109, 113, 123, 127, 129, 144, 149,
　　151, 153, 154, 156, 157, 164, 167, 169, 173
ヘラー、ジョセフ　32
ヘラーワーク　31-32
片頭痛　50-52
　　にともなうまっさーじのきんきしょう　52b
ベンド　7, 8f
扁平な腹部　131
縫工筋　140
保護・安静・冷却・圧迫・挙上（PRICE）の原則
　　82-83
歩行　19
　　アセスメント　148
　　サイクル　19, 20f, 21f
　　分析　20-21
補償パターン　9f, 16-19, 18f
ポストアイソメトリック・リラクセーション
　　（PIR）　5, 87
ボディアライメント　158
ボディマップ　194-196, 195f
ボディメカニクス　40

ま

マイクロムーヴメント　159
マイヤース、トーマス　32
前から見た姿勢アセスメント　14f
曲げる力　7, 8f
マッサージ　→種類別
　スタイル　2
　のツール　45
　のテクニック　→種類別
　マッサージの一般的なアプローチ　26-37
　筋筋膜アプローチ　32-33
　スウェディッシュ・マッサージ　26-31
　ストラクチュラル・ボディワーク　31-32
　ストレッチ　36-37
　段階　37
　トリガーポイント・セラピー　34-35
　フリクション・テクニック　35-36
マッサージのツールとテクニック　38-45
　腕　41-42
　手　42-44
　の原則　39-40
　肘　42-44
マッサージのテクニック　→マッサージのツールとテクニック
慢性コンパートメント（筋区画）症候群　162, 166
慢性的な状態　116
慢性的なストレッサー　9-10
むち打ち　63-68, 68f
　に働きかける手順　69b
メツガー、ヨハン　26-27
問診　12, 13

や

ヤンダ、ウラジミール　131
癒着性関節包炎　83-87, 87f
　に働きかける手順　88b
　のステージ　83
指　45f
指で加える圧　144, 146
指によるコンプレッション　26, 112, 170
指によるストリッピング・ストローク　174
揺らしながらのコンプレッション　127
ようきん　128, 128f, 129, 136-137, 143, 144, 144f

リリースの手順　144b
腰痛　116, 130-131
腰方形筋　128, 128f, 130, 140
翼突筋　58f
横から見た姿勢アセスメント　14f
横のフリクション　35, 54, 59, 65, 69, 71, 76, 77, 78, 123, 124, 125, 145
横方向のストローク　128
鎧　10

ら

ライヒ、ヴィルヘルム　10
離開　61, 61f, 112
梨状筋　136
　に働きかける手順　151b
リフレクソロジー　5
菱形筋　74, 75, 88, 119, 122f, 126, 126f
リリース　→種類別
理論的アプローチ　2-11
　体に加える力への　4-7
　緊張と不快の性質への　8-10
　ディープティシュー・マッサージへの　10-11
輪状靱帯　102
リン、パー・ヘンリック　26-27, 27f
リーフ、スタンリー　34
レングスニング・ストローク　54, 156, 156f
労作性頭痛　50
ロコモーション　158
肋間筋　118
ロルフ、アイダ・ポーリン　31-32, 32f
ロルフィング　31-32
ローテーターカフ（回旋筋腱板）　87-92, 92f, →種類別
　の筋肉　84, 88
　の損傷　87-101

わ

腕尺関節　102
腕神経叢　48, 48f, 55, 65, 104
腕橈関節　102
腕橈骨筋　104
ワード、ロバート　32-33

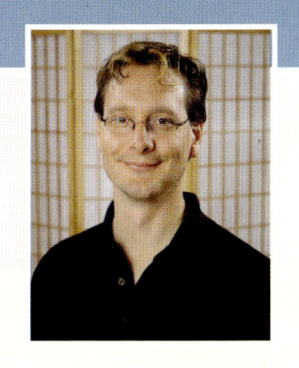

著者について

ジェフリー・シマンセク(Jeffrey A. Simancek)

　理学士。全米治療マッサージ・ボディーワーク認定委員会(NCBTMB)認定マッサージセラピスト。カリフォルニア州認定マッサージセラピスト。全米治療マッサージ・ボディーワーク認定委員会(NCBTMB)認定コンティニュイング・エデュケーション・プロバイダー。健康産業に20年間従事。パーソナルトレーナー、フィットネスセンター経営者、フリーのマッサージセラピスト、マッサージセラピー指導者、マッサージセラピーのカリキュラム作成者の経歴を持つ。グランバレー州立大学にて、おもに運動科学(Exercise Science)を学ぶ。理学療法クリニック、フィットネスセンター、ヨガセンター、カイロプラクティック・オフィス勤務を経て、現在はカリフォルニア州でマッサージセラピストとして個人事業を続けながら、スクールでの指導に当たっている。

校閲者一覧

サンディ・フリッツ（BS、MS、NCTMB）
ヘルス・エンリッチメント・センター・スクール・オブ・セラピューティック・マッサージ　オーナー、ディレクター、ヘッドインストラクター
ミシガン州ラピア

カレン・ミッチェル・ジャクソン（LMT、NCTMB）
セントルイス・カレッジ・オブ・ヘルス・キャリアーズ　プログラム・ディレクター、マッサージセラピー
ミズーリ州セントルイス

ヨランダ・M・カラス（LMT、NCTMB、B.U.S.、MPH）
YADA オーガニック・マッサージ＆スパ LLC　オーナー
ラスムッセン・カレッジ　マッサージセラピー・プログラム・コーディネーター／教職員
ノースダコタ州ビスマーク

エリック・ムン（CMT、NCTMB）
フォーティス・インスティテュート・ウェイン　マッサージセラピー・ディレクター
ニュージャージー州ウェイン

ジョセフ・E・ムスコリーノ（DC）
ニューヨーク州立大学パーチェス・カレッジ　非常勤教授
アート・アンド・サイエンス・オブ・キネシオロジー　オーナー
ニューヨーク州パーチェス

モニカ・J・リノ（AS、LMT）
タッチ・エデュケーション Inc.　全米治療マッサージ・ボディーワーク認定委員会およびフロリダ州認定コンティニュイング・エデュケーション・プロバイダー
フロリダ州オコイー

サンディ・スコット（RMTI-I、LMT、公認ヘルス・インストラクター、BS／AS／AA）
アンサム・カレッジ（アンサム・エデュケーション・グループ）　マッサージセラピー・プログラム・チェアー
ミズーリ州メリーランドハイツ

デブラ・S・ステル（MA、BA、LMT）
エリザベス・アーデン・レッドドア・スパス　ナショナル・トレーニング・ディレクター（ボディサービス）
コネティカット州スタンフォード

バーバラ・G・ホワイト（LMT、MTI、NCTMB）
ボディーワーク・マッサージ・プロフェッショナル協会　有資格マッサージセラピスト、神経筋セラピスト、マッサージインストラクター、セミナースピーカー
テキサス州ポートネチェス

※MS：Master of Science（理学修士）、BS：Bachelor of Science（理学士）、AS：Associate of Science（理系準学士）、MA：Master of Arts（文学修士）、BA：Bachelor of Arts（文学士）、AA：Associate of Arts（文系準学士）、B.U.S：Bachelor of University Studies、MPH：Master of Public Health（公衆衛生学修士）、NCTMB：Nationally Certified in Therapeutic Massage and Bodywork（米国認定治療マッサージ・ボディーワーク・プラクティショナー）、LMT：Licensed Massage Therapist（有資格マッサージセラピスト）、CMT：Certified Massage Therapist（認定マッサージセラピスト）、DC：Doctor of Chiropractic（カイロプラクティック博士）、RMTI-I：Registered Massage therapy Instructor Level 1（登録マッサージセラピー・インストラクター、レベル1）、MTI：Massage Therapy Instructor（マッサージセラピー・インストラクター）

ガイアブックスは
地球の自然環境を守ると同時に
心と身体の自然を保つべく
"ナチュラルライフ"を提唱していきます。

著者：
ジェフリー・A・シマンセク　(Jeffrey A. Simancek)
プロフィールはP.223参照。

翻訳者：
橙花 美紀　(とうか みき)
青山学院大学理工学部経営工学科卒業。橙花美紀名義の訳書は本書が初めて。千代美樹(せんだい みき)名義の訳書に『世界のベストマッサージテクニック』『マッサージバイブル』(いずれもガイアブックス)など。

DEEP TISSUE MASSAGE TREATMENT, SECOND EDITION
ディープティシュー・マッサージ療法 第2版

発　　行　2013年11月15日
発 行 者　平野 陽三
発 行 所　株式会社ガイアブックス
　　　　　〒169-0074 東京都新宿区北新宿 3-14-8
　　　　　TEL.03(3366)1411　FAX.03(3366)3503
　　　　　http://www.gaiajapan.co.jp

Copyright GAIABOOKS INC. JAPAN2013
ISBN978-4-88282-892-1 C3047

落丁本・乱丁本はお取り替えいたします。
本書を許可なく複製することは、かたくお断わりします。
Printed in China

ガイアブックスの本

筋骨格系の触診マニュアル　DVD2枚付き

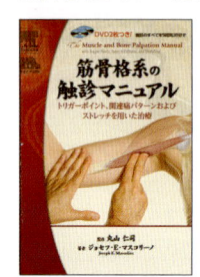

トリガーポイント、関連痛パターンおよび
ストレッチを用いた治療

ジョセフ・E・マスコリーノ　著
丸山 仁司　監修

筋骨格系の触診にトリガーポイントやストレッチ、徒手療法などを取り入れたオールカラー実践教本。触診の基本に必要な、筋肉の付着部、作用、身体力学なども網羅。触診テクニックが身につく実演DVD2枚付き（各160分）。

本体価格 8,000 円

手技療法とオステオパシーにおける
トリガーポイントと筋肉連鎖

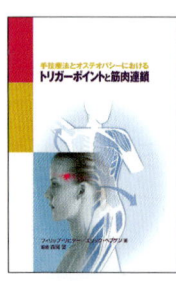

痛みを訴える患者に効果的な療法
トリガーポイントの理論と実践

フィリップ・リヒター／エリック・ヘブゲン　著
森岡 望　監修

よく見落とされる、痛みの原因となっている筋肉組織。多くある、筋肉組織とトリガーポイントの存在が原因の運動器の痛み。豊富な写真とともに解剖学的な概要を解説、トリガーポイントとその痛みの領域の正確な位置が簡単にわかる。

本体価格 3,800 円